Die Zeitfalle

Die Zeitfalle

Der Klassiker für Zeitmanagement
in Neuausgabe

von

Alec Mackenzie
Greenwich, N.Y.

Aus dem Amerikanischen übertragen von
Ursel Reineke und Beate Uhlenbrock

11. Auflage 1995

I. H. Sauer-Verlag GmbH
Heidelberg

Originaltitel: The Time Trap

Authorised translation from English language edition published by AMACOM.
A Division of American Management Association, New York, NY.

ISBN 0-8144-5669-2

Library of Congress catalog card number: 89-46217

1. Auflage 1974 · ISBN 3-7938-7494-X
10. Auflage 1991 · ISBN 3-7938-7050-2
11. Auflage 1995 · ISBN 3-7938-7136-3
(42.–47. Tausend)

Die Deutsche Bibliothek – CIP-Einheitsaufnahme

Mackenzie, R. Alec:
Die Zeitfalle : der Klassiker für Zeitmanagement in Neuausgabe / von Alec Mackenzie. Aus dem Amerikan. übertr. von Ursel Reineke und Beate Uhlenbrock. – 11., unveränd. Aufl., (42.–47. Tsd.). – Heidelberg : Sauer, 1995
Einheitssacht.: The time trap <dt.>
ISBN 3-7938-7136-3

ISBN 3-7938-7136-3

Satz: Mitterweger Werksatz GmbH, 68723 Plankstadt

Druck und Verarbeitung: Wilhelm & Adam, Werbe- und Verlagsdruck GmbH, 63150 Heusenstamm

∞ Gedruckt auf säurefreiem, alterungsbeständigem Papier, hergestellt aus chlorfrei gebleichtem Zellstoff

Printed in Germany

Vorwort

Seit nunmehr über fünfundzwanzig Jahren untersuche ich, wie wir unsere Zeit verwenden. Im Verlauf dieser Zeit habe ich in gut vierzig Ländern Kurse und Seminare zum Thema „Zeitmanagement" durchgeführt, an denen etwa 50000 Menschen aus praktisch allen wichtigen Branchen und Berufssparten teilnahmen. Ich habe Führungskräften aus mehreren hundert Unternehmen weltweit Möglichkeiten zur Verbesserung der Zeitnutzung innerhalb ihrer Firmen aufgezeigt. Im Vorfeld der von mir zum Thema Zeitmanagement verfaßten sechs Bücher und gut sechzig Artikel habe ich Hunderte von Geschäftsleuten zu ihren Zeitproblemen befragt.

Die bemerkenswerteste Erkenntnis aus meinen zahllosen Diskussionen über Zeitmanagement mit so vielen unterschiedlichen Menschen besteht darin, daß sich die Probleme ähneln. Im großen und ganzen sind unsere Probleme im Umgang mit der Zeit wohl gleichartig gelagert. Eine Rechtsanwältin neigt ebenso sehr wie ein Schulrektor dazu, sich zuviel vorzunehmen – und bei dem Versuch, sämtlichen Verpflichtungen nachzukommen, in Schwierigkeiten zu geraten. Einem Verkaufsleiter geschieht es nur allzu leicht, daß sein ganzer Tag durch Telefonanrufe zersplittert wird – und genauso kann es der Geschäftsführerin eines Kosmetiksalons ergehen. Der Inhaber einer Druckerei in Perth Amboy überläßt einem anderen ein wichtiges Projekt ebenso ungern wie der Leiter eines Forschungslabors in Amsterdam. Der Finanzchef eines multinationalen Unternehmens der Unterhaltungsbranche ist durch den Personalmangel in seinem Bereich völlig überlastet – ebenso geht es dem Inhaber eines kleinen Einzelhandelsgeschäfts, dessen einzige Angestellte soeben gekündigt hat.

Was all diesen Menschen Schwierigkeiten bereitet, sind recht ähnliche „Zeitverschwender". Dies ist meine Bezeichnung für alle Faktoren, die Sie daran hindern, Ihre Ziele möglichst effektiv zu erreichen. Zur Veranschaulichung seien die Zeitverschwender von Menschen aus unterschiedlichen Verhältnissen und Ländern aufgeführt, die in den verschiedensten Unternehmen die unterschiedlichsten Positionen bekleiden. Von einigen wenigen Ausnahmen abgesehen, zeigt sich, daß es nahezu unmöglich ist, eine genauere

Differenzierung der Zeitverschwender vorzunehmen. Werfen Sie einmal einen Blick auf folgende Liste:

1. Der Versuch, zuviel auf einmal zu erledigen
2. Bummelei
3. Alles selbst erledigen wollen (d. h. nicht delegieren)
4. Die Unfähigkeit, nein zu sagen
5. Mangelnde Selbstorganisation (überhäufter Schreibtisch)

Läßt sich erkennen, wer diese Liste von Zeitproblemen aufgestellt haben könnte? War es vielleicht der Leiter der Buchhaltung? Der Art Director? Der stellvertretende Leiter der Marketingabteilung? Der Nachwuchsmanager in einer Bank? Der Inhaber eines Geschäfts für Kfz-Ersatzteile? Die Sekretärin einer Krankenhausstation? Oder könnte diese Aufstellung vielleicht sogar von Ihnen selbst stammen? Tatsächlich entstammt sie einer Zusammenstellung der zehn „Spitzenreiter" unter den Zeitverschwendern, die eine Gruppe von vierzig Vorstandsvorsitzenden der Elektroindustrie erstellte. Sie haben dieselben Probleme im Umgang mit der Zeit wie alle anderen auch.

Fest steht, daß alle Menschen gleich sind – zumindest in ihrem Umgang mit der Zeit. Ich empfinde diese Tatsache als eine gute Nachricht, denn schließlich läßt sich daraus folgern, daß wir voneinander lernen können. Genau hier liegt auch der Hauptzweck dieses Buches – ein Meinungs- und Erfahrungsaustausch, zu dem Geschäftsleute aus der ganzen Welt beigetragen haben.

Eine Grundlage dieses Buches möchte ich mit dem Begriff „internationales Zeitverschwender-Profil" umschreiben. Es umfaßt Daten über Zeitprobleme, die von vielen Geschäftsleuten auf der ganzen Welt zusammengetragen wurden. Dieses Profil entstand im Zuge unserer Zusammenarbeit mit Unternehmen zur Verbesserung der Zeitnutzung – denn immer wieder wurde die Frage laut: „Wo sollen wir bloß anfangen? Was sollen wir uns nur als erstes vornehmen?" Die naheliegende Antwort lautete: „Beginnen Sie mit Ihren Hauptproblemen." Daher machten wir uns als erstes daran festzustellen, wo diese Hauptprobleme lagen.

Zu diesem Zweck benennen sämtliche Teilnehmer eines unternehmensinternen Zeitmanagement-Kurses zunächst ihre zehn persönlichen Hauptprobleme im Umgang mit der Zeit, die sie einer Liste mit vierzig möglichen Antworten entnehmen. Als nächstes nehmen sie eine Gewichtung vor: Dem jeweiligen persönlichen Hauptproblem weisen die Teilnehmer eine 10 zu, das zweitgrößte Problem erhält eine 9, und so weiter. Zusammen ergeben diese Gewichtungen ein „Profil" des Gesamtunternehmens. Die Bemühungen konzentrieren sich dann auf die Probleme, die zuoberst auf der Liste stehen. Das gleiche Verfahren wenden wir in unseren Seminaren an: Die Teilnehmer werden darum gebeten, ihre persönlichen Zeitprobleme der Reihenfolge nach aufzulisten.

Im Verlauf der Zeit haben wir sämtliche Unternehmensprofile sowie die individuellen Ranglisten aller Seminarteilnehmer zusammengefaßt und auf diese Weise eine globale Aufstellung der häufigsten Zeitprobleme erarbeitet. Diese Aufstellung kann von einem Land zum nächsten etwas unterschiedlich ausfallen. Im allgemeinen leiden jedoch alle Menschen in ähnlichem Ausmaß unter den gleichen Problemen.

Im Teil 2 werden die zwanzig wichtigsten Zeitverschwender dargestellt. Dabei handelt es sich nicht nur um eine Bestandsaufnahme, denn für jedes Problem werden auch praktische, realistische, bewährte Lösungen aufgezeigt. Hier erweist es sich als äußerst vorteilhaft, daß sich nicht nur die Probleme überall auf der Welt gleichen, sondern auch die Lösungen. Man kann daher von den Erfahrungen anderer profitieren, die bereits mit den gleichen Zeitproblemen gerungen haben, mit denen man selbst zu kämpfen hat.

Sie mögen nun versucht sein, gleich in den zweiten Teil einzusteigen und mit der schrittweisen Bekämpfung Ihrer wichtigsten Problembereiche zu beginnen. Dieser Versuchung sollten Sie jedoch widerstehen. Zeitmanagement ist ein sehr komplexes Problem mit zahlreichen Wechselwirkungen und einander überlappenden Folgen. Unsere Gewohnheiten in einem Bereich können sich auf unser Verhalten in einem anderen Bereich auswirken. Ein Flickwerk von Veränderungen wird – bestenfalls – ein Flickwerk von Ergebnissen hervorbringen.

Ich möchte Sie daher dringend bitten, das Buch von Anfang an durchzuarbeiten – beginnend mit Teil 1. Dieser Teil wird Sie mit den Grundsätzen vertraut machen, die dafür sorgen, daß alles andere funktioniert. Teil 1 steckt den Rahmen ab – das „Wie" und „Warum". Teil 2 wird sich mit den Details befassen – dem „Was". Wenn Sie versuchen, die Dinge in umgekehrter Reihenfolge anzugehen, wird Ihre Vorgehensweise erheblich weniger effektiv sein. Dieses Vorgehen läßt sich mit dem Bau eines Ferienhauses vergleichen, bei dem Sie – da Sie sich bereits mit Buntglasfenstern auskennen – mit dem Badezimmerfenster beginnen, ohne Bauplan, ohne Konstruktionszeichnungen, ohne Fundament, ohne Finanzierungs- und ohne Zeitplan. Zwar hätten Sie am Ende wahrscheinlich ein hübsches Fenster – es ist jedoch fraglich, ob es jemals in das Haus passen würde.

Teil 1 versucht, die Frage zu beantworten, weshalb Zeitmanagement nach all den Jahren noch immer ein Problem darstellt. Hier befassen wir uns mit dem überaus mächtigen Einfluß der menschlichen Natur und den Schwierigkeiten beim Erlernen neuer Gewohnheiten. In diesem Teil wird auch eine Erweiterung unseres Verständnisses von Zeitmanagement erforderlich sein. Es geht dabei nicht um Zeit an sich, sondern um die Vorteile, die eine bessere Zeitnutzung für unser Leben bewirkt. Dieser „Durchbruch“ betrifft vor allem vier Bereiche: Produktivität, Streßverhütung, Gleichgewicht zwischen Berufs- und Privatleben und Fortschritte beim Erreichen unserer Ziele.

Vor diesem Hintergrund wird es dann um die Grundlagen der Übernahme der Verantwortung für Ihre eigene Zeit gehen. Wir werden das Grundprinzip des Zeitmanagement – das Setzen von Zielen – kennenlernen und die Bedeutung der Fähigkeit zum Setzen von Prioritäten erkennen, die in der realen Welt mit ihrer Tendenz zur kontinuierlichen Veränderung aller Dinge äußerst wichtig ist. Ich werde Ihnen das Instrument vorstellen, das der wichtigste Einzelfaktor für ein effektives Zeitmanagement ist: ein schriftlicher Tagesplan und ein darauf aufbauendes Gesamtplanungssystem.

In Teil 1 werden also sämtliche allgemeinen Konzepte dargestellt, mit denen Sie vertraut sein sollten, ehe es in Teil 2 um die Details gehen wird.

In Teil 2 werden Ihnen die zwanzig wichtigsten Zeitverschwender begegnen. Jeder Zeitverschwender wird in drei Schritten behandelt – Definition des grundlegenden Problems, Untersuchung der Ursachen und Vorstellung von Lösungsstrategien. In vielen Fällen werden Sie eine typische Szene „miterleben“, in der der betreffende Zeitdieb ein Problem darstellt – oder in Kürze eines verursachen wird.

Viele von uns geraten in Zeitprobleme, weil wir in bestimmten Situationen einfach nicht wissen, was wir sagen sollen. Deshalb kann es vorkommen, daß wir schließlich „ja" sagen, obwohl wir das gar nicht vorhatten. Beispielsweise lassen wir uns von anderen stören, weil wir sie nicht verletzen wollen; wir akzeptieren die unklaren Anweisungen unseres Vorgesetzten, weil wir Angst haben, uns zu blamieren . . . und geraten dadurch immer stärker ins Hintertreffen. Teil 2 wird Ihnen Hilfestellung leisten. Dieser Part bietet Dutzende von realitätsgetreuen Kurz-Szenarios. In ihnen wird genau beschrieben, was Sie sagen müssen, um die jeweilige Situation zu verbessern. Einige Szenarios sind für Vorgesetzte, andere für Mitarbeiter konzipiert.

Jedes der in Kapitel 2 beschriebenen „Zeit-Themen" endet mit einer „Kurz-Bilanz" unter der Überschrift „Prüfen Sie sich selbst". Sie ermöglicht Ihnen eine Bewertung Ihrer Fortschritte für die einzelnen Zeitverschwender. Sie sollten sich jeweils diese Fragen stellen und Ihre Selbsteinschätzung notieren. Dadurch werden Sie erkennen, welche Fortschritte Sie insgesamt bei jedem Zeitproblem erzielt haben und auf welche spezifischen Aspekte Sie sich konzentrieren sollten. Sie sollten dann eine Zeitlang an Ihrem Maßnahmenplan arbeiten und sich dann erneut einer Selbstbilanz unterziehen, um festzustellen, welche Verbesserungen Sie erzielt haben.

In Teil 2 finden sich außerdem Abbildungen von Karteikarten als visuelle Hervorhebung bestimmter Techniken. Ihr Zweck besteht darin, wichtige Schlüsselideen zu markieren und ein rasches Wiederauffinden dieser Ideen zu gewährleisten, damit Sie beim Zurückblättern erneut darauf zugreifen können.

Teil 3 schließt den Kreis. Nach der Auseinandersetzung mit den einzelnen Zeitverschwendern und der Durchführung der jeweiligen Selbst-Bilanzen führt Sie Teil 3 durch den Prozeß der Entwicklung Ihres eigenen Maßnahmeplans mit dem Ziel, die Zeitverschwender aus Ihrem Leben zu verbannen.

Der Anhang enthält eine zusammenfassende Übersicht über die zwanzig wichtigsten Zeitverschwender mit einer kompletten Aufstellung der Ursachen und Lösungen. Außerdem bietet er zusätzliche Hinweise, die im Hauptkapitel nicht enthalten sind.

Wer das Gefühl hat, von der Zeit beherrscht zu werden, statt sie selbst zu beherrschen, wer in der Vergangenheit bereits erste vorsichtige Versuche unternommen hat, um seine Zeit in den Griff zu bekommen, jedoch mit den Ergebnissen unzufrieden war, wer seine Zeit bestmöglich nutzen möchte – der sollte weiterlesen. Ich wünsche alles Gute zu einer produktiveren und befriedigenderen Zeitnutzung.

A. M.

Dank

Die Aufgabe, den einen oder die beiden Menschen herauszugreifen, die den größten Beitrag zum Erscheinen dieses Buchs geleistet haben, mag nahezu unlösbar erscheinen. Unzählige Menschen haben an meinen Seminaren teilgenommen, meine Bücher und Artikel gelesen, meine Kassettenprogramme angehört und Filme angesehen und dazu ihre Kommentare abgegeben oder Fragen gestellt. Sie alle waren für mich eine Quelle der Erkenntnis.

Dennoch fiel mir die Erfüllung dieser Aufgabe leicht. Bereits in den Anfängen meiner Tätigkeit auf diesem Gebiet leistete Billie Sorensen mir wichtige Unterstützung. Sie wurde zu einer geschätzten Kollegin bei der Durchführung von Seminaren auf der ganzen Welt. Billie war immer eine Quelle der Inspiration für mich. Sie führte wichtige Forschungsarbeiten durch und arbeitete bei Veröffentlichungen zum Thema Zusammenarbeit zwischen Führungskraft und Sekretärin eng mit mir zusammen.

Mein Schlußmanuskript wurde von Marty Stuckey, einer begabten, in der Formulierung hervorragenden Lektorin, überarbeitet. Mit ihrem unübertroffenen Scharfsinn und ihrer treffenden Ausdrucksweise verbesserte sie die Lesbarkeit und Effektivität des Manuskripts. Mein besonderer Dank gilt daher Billie und Marty.

Inhaltsverzeichnis

Teil I

Zeitmanagement für die neunziger Jahre – nach all den Jahren noch immer in der Zeitfalle

Kapitel 1: Warum stellt Zeitmanagement noch immer ein Problem dar?

„Ich hatte einfach nicht genügend Zeit."

Oh doch, das hatten Sie schon. Sie hatten alle Zeit, die es gab. Sie hatten genauso 24 Stunden, genauso 1 440 Minuten wie alle anderen auch. Was Ihnen fehlte, waren Techniken zum Management der Ihnen zur Verfügung stehenden Zeit.

Haben Sie sich je gesagt: Mein Tag hat einfach nicht genügend Stunden?

Stimmen Sie der folgenden Aussage zu? Will man, daß etwas richtig erledigt wird, muß man sich selbst darum kümmern.

Verspüren Sie häufig ein Gefühl der Frustration, weil es Ihnen nicht gelingt, wichtige Aufgaben abzuschließen? Kommt es vor, daß Sie auf die Uhr schauen und mit einem Gefühl der Panik feststellen, daß es beinahe 17 Uhr ist und Sie mit der Arbeit an den Projekten, die Sie sich für den heutigen Tag vorgenommen hatten, noch nicht einmal begonnen haben?

Kommt es bei wichtigen Projekten, z. B. einem Jahresabschlußbericht, vor, daß Sie Nächte und Wochenenden durcharbeiten müssen, um sie fertigzustellen? Gelingt es Ihnen dennoch manchmal nicht, die Fristen einzuhalten?

Haben Sie je beschlossen, ein weiteres wichtiges Projekt anzunehmen, obwohl Sie sich bereits überlastet fühlten, weil Sie glaubten, das Projekt sei zu wichtig, als daß man es jemand anderem übertragen könne?

Haben Sie das unbestimmte Gefühl, daß mit Ihrer Art und Weise, Dinge zu erledigen, etwas nicht stimmt, ohne genauer definieren zu können, um was es sich dabei handelt?

Wenn Sie die Mehrzahl dieser Fragen mit „ja" beantworten, haben Sie in der Tat ein Problem im Umgang mit der Zeit. Trösten Sie sich – es geht nicht nur Ihnen so. Die meisten Menschen haben Schwierigkeiten mit dem Zeitmanagement.

Wieso eigentlich? Schließlich ist „Zeitmanagement" beileibe keine neue Idee. Seit Veröffentlichung der „Zeitfalle" im Jahre 1972 wurden wir mit einer Fülle von Informationen zum Thema „Zeit" überhäuft. Dutzende von Büchern und Hunderte von Artikel wurden zu diesem Thema verfaßt. Zeitschriften von der „Business Week“ bis hin zum „Progressive Farmer“ veröffentlichen laufend neue Artikel mit „neuen“ Ideen für eine bessere Zeitnutzung. Psychologie-Magazine berichten über wissenschaftliche Untersuchungen zur Manager-Motivation, Manager-Journale diskutieren Produktivität und Effektivität, Veröffentlichungen für bestimmte Berufszweige leisten konkrete Beratung; Zeitschriften für jedermann bieten eine Fülle von Zeitspar-Tips.

All das ist jedoch erst der Anfang. Das Angebot an Zeitmanagement-Seminaren und -Workshops ist beinahe unerschöpflich. Meinen Schätzungen zufolge erhält jeder, der in einem mittleren oder großen Unternehmen eine führende Stellung innehat, mindestens einmal wöchentlich Werbeunterlagen über Zeitmanagement-Seminare zugesandt. Auch wer nicht die Zeit hat, an einem solchen Seminar teilzunehmen, braucht nichts zu befürchten. Es gibt buchstäblich Hunderte von Programmpaketen zum Selbststudium: Videobänder, Filme, Hörkassetten für Autofahrer und Lernbausteine jedweder Art.

Auch das ist jedoch noch nicht alles. Ein ganzer Industriezweig ist entstanden, um denjenigen zu helfen, die „einfach nicht in der Lage zu sein scheinen, sich zu organisieren“. In jedem Schreibwarengeschäft werden Sie heutzutage ein umfangreiches Sortiment an Schreibtischkalendern, Taschenkalendern und Notizblöcken für alles, was Sie „heute zu erledigen“ haben, finden – ganz zu schweigen von den zahllosen kompletten „Organizer“-Systemen in Kunstledereinband mit Kugelschreiberlasche, Kleinrechner-Tasche und Tabs in bunten Farben zum Eintragen von Informationen in jede nur erdenkliche Kategorie.

Mit der zunehmenden Verbreitung der Personal Computer ist es vielen von uns zudem möglich geworden, diesen Ansatz noch ein großes Stück weiterzuverfolgen und Zeitmanagement-Software zu verwenden, um all die Einzelheiten festzuhalten, die wir früher einfach in unseren Terminkalender, unsere Liste mit zu erledigenden Dingen oder unser Organisationssystem einzutragen pflegten. Diese Software-Systeme ermöglichen es uns nunmehr, unseren Terminkalender automatisch auf den neuesten Stand zu bringen, Besprechungen mit Geschäftspartnern zu koordinieren, Projektfristen zu überwachen und unsere private Zeitnutzung festzuhalten – all das in einem atemberaubenden Tempo.

Dennoch sitzen wir nach all diesen Jahren noch immer in der Zeitfalle. Trotz der Fülle von Informationen und dieser Vielzahl wunderbarer neuer Instrumente stöhnen wir noch immer: „Die Zeit reicht einfach hinten und vorne nicht aus!“ Wieso? Weshalb müssen Sie noch immer feststellen, daß Sie klassische Zeitmanagement-Fehler begehen, obwohl Sie es doch wirklich besser wissen? Die Antwort darauf ist ebenso einfach wie kompliziert: Die Ursache dafür liegt im menschlichen Wesen begründet.

Der mächtige Einfluß der menschlichen Natur

Die grundlegenden Ursachen vieler Probleme im Umgang mit der Zeit lassen sich auf einige mächtige Tendenzen in der Natur des Menschen zurückführen. Praktisch alle Zeitmanagement-„Regeln“ laufen den Gesetzen der menschlichen Natur zuwider. Dieser starke psychische Einfluß bereitet uns Schwierigkeiten bei der Erledigung der Dinge, die wir zu erledigen haben. Betrachten wir einige Fallen, in denen uns die menschliche Natur gefangenhält.

Martin weiß alles über Delegation. Schließlich ist Delegation ein Eckpfeiler jeder Führungstätigkeit. Als ihm die Verantwortung für ein neues Projekt übertragen wird, weiß er daher genau, daß er es an die wirklich kompetente Systemanalytikerin der Abteilung delegieren sollte, deren Terminkalender Zeit dafür bietet. Dennoch zögert Martin. Er war selbst einmal als Systemanalytiker tätig und weiß daher genau, wie diese Aufgabe zu erledigen ist. Ihm ist jedoch nicht bewußt, daß sein Zögern einem unbewußten Drang nach psychischer Geborgenheit entspringt. Es wäre für Martin erheblich befriedigender, diese Aufgabe – mit der er sich genau auskennt – selbst zu erledigen, als das Projekt an eine Mitarbeiterin zu delegieren und zu betreuen, denn mit dieser Aufgabe ist er nicht sehr vertraut. Vielleicht ist er auch ein wenig eifersüchtig auf die Fähigkeiten der neuen Analytikerin. Hinzu kommt, daß er seine gegenwärtige Stellung erst vor kurzem angetreten hat und ihm daher daran liegt, den Eindruck einer Führungskraft zu erwecken, die erstklassige Leistungen erbringt. Was wäre dafür wohl besser geeignet als dieses wichtige neue Projekt?

Sarah ist Texterin in einer Werbeagentur und ist daher daran gewöhnt, mit Terminen und Fristen zu leben. Sie versteht es, sich auf die gestellte Aufgabe zu konzentrieren und ihre Arbeit unter großem Zeitdruck zu erledigen. Sie hat nur ein Problem – unerwartet hereinschneiende Besucher. Zumeist handelt es sich dabei um Texter-Kollegen, häufig auch um den Art Director, mit dem sie gewöhnlich im Team zusammenarbeitet. Irgendwie hat sie das ungute Gefühl, daß diese unangemeldeten Besucher ihr Zeit rauben. Sie weiß jedoch einfach nicht, was sie dagegen unternehmen soll. Sie sagt sich, daß sie sich Zeit für Gespräche mit dem Art Director nehmen muß, da sie sich gegenseitig auf gute Ideen bringen und einige ihrer besten Arbeiten aus einem einfachen Gespräch heraus entstanden sind. Schaut ein Kollege unangemeldet bei Sarah herein, um Dampf über eine frustrierende Aufgabe abzulassen, schiebt sie ihre Arbeit beiseite: „Wir Texter müssen zusammenhalten." Außerdem ist da noch der Leiter der Kreativgruppe – ihr Vorgesetzter. Er möchte mit Sarah über das Manuskript für die Tonbandaufnahmen am kommenden Donnerstag sprechen. Der Werbetext für die Zeitung ist heute unbedingt fertigzustellen – aber er ist ihr Chef. Sie wird also nach der Besprechung mit ihm noch härter arbeiten.

Josh ist der Inbegriff eines „netten Kerls". Ein Blick genügt, um zu erkennen, wie hilfsbereit er ist. Er übernimmt bereitwillig die Koordination für die Weihnachtsfeier der Abteilung. Er gehört der Arbeitsgruppe für die langfristige Unternehmensplanung an. Er hat eine wichtige Funktion in der Schule übernommen, die seine Kinder besuchen. Heute nun hat ihn eine Kollegin darum gebeten, ihr die neue Buchhaltungs-Software zu erklären. All diese Extraaufgaben bedeuten, daß John Überstunden machen muß, um seine eigenen Aufgaben erledigen zu können. Er ist jedoch anderen einfach gern behilflich. Außerdem bietet sich seiner Meinung nach hier schließlich auch eine Möglichkeit, befördert zu werden. Wären seine Kollegen denn gekränkt, wenn er nein sagen würde?

Das eigene Ich. Der Wunsch, anderen einen Gefallen zu tun. Die Angst, andere zu verletzen. Die Angst vor neuen Herausforderungen. Neugier. Unsicherheit. Stolz auf die eigenen Fähigkeiten; Neid auf die Fähigkeiten anderer. Ehrgeiz. Perfektionismus. All diese Wesenszüge sind nur allzu menschlich – und viel zu gefährlich für Ihre Versuche, einen produktiven und vernünftigen Umgang mit der Zeit zu finden. Wollen Sie die Kontrolle über Ihre eigene Zeit gewinnen, müssen Sie diese mächtigen Neigungen als solche erkennen und sich zu einer Veränderung Ihrer Verhaltensweisen zwingen. Vielleicht wird Ihnen die völlige Beseitigung dieser Wesenszüge nicht gelingen, zumindest aber können Sie sie unter Kontrolle bringen.

Meiner Auffassung nach liegt hier der Grund, weshalb die Fülle von Informationen, die in den letzten zwanzig Jahren über uns hereingebrochen ist, unsere Zeitprobleme nicht gerade erfolgreich gelöst hat – der Schwerpunkt liegt im allgemeinen auf den Symptomen statt auf den Ursachen. Ehe man ein Problem beseitigen kann, muß man es zunächst einmal verstehen. In Teil 2 werden wir damit beginnen, den zwanzig größten Zeitverschwendern zu Leibe zu rücken. Dort werden Sie erkennen, daß wir vor der Beschreibung einer Lösung jeweils die Ursachen der einzelnen Probleme untersuchen werden. Häufig stehen diese Ursachen in einem mehr oder weniger starken Zusammenhang mit dem menschlichen Wesen.

Wer hat Schuld?

Bei ihren Bemühungen um eine Verbesserung ihres Zeitmanagement bereitet ein bestimmter Aspekt manchen Menschen besondere Schwierigkeiten: die Tatsache zu akzeptieren, daß viele ihrer Zeitprobleme ihnen selbst zuzuschreiben sind. Auch dieser Aspekt ist auf die menschliche Natur zurückzuführen. Niemand ist gern dazu bereit, Schwächen einzugestehen. Statt dessen fällt es uns erheblich leichter, anderen die Schuld zuzuschieben. Wer über seine größten Zeitprobleme spricht, denkt unweigerlich an die Dinge in seinem Arbeitsumfeld, auf die er selbst keinen Einfluß hat – oder keinen Einfluß zu haben glaubt. Natürlich sind immer viele Sündenböcke zur Hand: Unangemeldete Besucher, Besprechungen, unzureichende Arbeitsmaterialien, nicht den Erwartungen entsprechende Leistungen anderer, Papierkrieg, unzureichende Informationen, Unterbrechungen durch das Telefon, Krisen verschiedenster Art.

Dennoch liegt die wahre Ursache all dieser Zeitverschwender in dem Menschen begründet, der es zuläßt, daß seine Zeit auf diese Weise verschwendet wird. Sollte es Ihnen schwerfallen, das zu glauben, betrachten Sie folgendes Beispiel: Der weltweit größte Einzelfaktor für Zeitverschwendung sind Störungen durch das Telefon. Wer noch nie darüber nachgedacht hat, wird sagen: „Das ist doch wirklich nicht meine Schuld, schließlich werde ich von all diesen Menschen angerufen." Gewiß – aber Sie lassen diese Störungen zu, denn Sie nehmen den Anruf entgegen. Die Frage ist lediglich, weshalb Sie das zulassen. Werfen Sie einen Blick auf folgende Analysen und stellen Sie fest, welche davon auf Sie zutreffen:

- Sie wollen nicht unhöflich sein.
- Sie wollen, daß man Sie für einen Manager hält, der für andere „erreichbar" ist.
- Sie vermuten, daß der Anruf wichtig sein wird und daher eine legitime Unterbrechung darstellt.
- Sie schätzen persönliche Gespräche.
- Sie lassen sich gern über alles auf dem laufenden halten.
- Sie glauben, die Antwort auf die Frage des Anrufers besser zu kennen als andere.

Sie sehen also, daß die menschliche Natur, dieser alte Plagegeist, Sie in zwei Fallen gelockt hat: Zunächst verleitet Ihr Stolz – oder ein anderer Wesenszug – Sie dazu, Anrufe entgegenzunehmen und sich unterbrechen zu lassen, und dann wälzen Sie die Schuld für die Störung auf den Anrufer ab. Das wirklich Ironische daran ist, daß Unterbrechungen durch das Telefon zu den Problemen gehören, die noch am leichtesten lösbar sind. Zunächst ist es jedoch erforderlich, das Problem nüchtern und sachlich zu betrachten.

Bei einem Zeitmanagementseminar für eine Gruppe von Vorstandsmitgliedern bat ich die Teilnehmer einmal gleich zu Beginn des Seminars, ihre größten Zeitverschwender aufzulisten. Die folgenden fünf Zeitdiebe wurden am häufigsten genannt. Beachten Sie, daß es sich in allen Fällen um extern erzeugte Zeitverschwender handelt. Die Vorstände schieben die Schuld auf andere ab:

1. Unzureichende Informationen
2. Probleme von Mitarbeitern
3. Telefon
4. Routinemäßige Aufgaben
5. Besprechungen

Später wurde in dem Seminar ein Film gezeigt, der einen normalen Arbeitstag eines Unternehmensleiters darstellt, an dem dieser auf vielerlei Weise Zeit verschwendet. Die Seminarteilnehmer wurden gefragt, ob sie in der Lage seien, neue Zeitverschwender zu benennen, und stellten daraufhin folgende Liste auf. Diese

Liste läßt erkennen, daß es sich um selbsterzeugte Zeitverschwender handelt. Auf der Grundlage ihrer neuen Einsichten erkannten die Vorstände nun, daß die Schuld bei ihnen selbst zu suchen ist.

1. Der Versuch, zuviel auf einmal zu tun
2. Unrealistische Einschätzung des Zeitbedarfs
3. Bummelei
4. Mangelndes Zuhören
5. Die Unfähigkeit, nein zu sagen.

Alte Gewohnheiten, neue Gewohnheiten

Ein weiterer Grund, weshalb viele Menschen Schwierigkeiten mit der Anwendung der Technik für gutes Zeitmanagement haben, besteht darin, daß diese Techniken ihren persönlichen Verhaltensmustern zuwiderlaufen. Kommt Ihnen folgende Situation bekannt vor? Ein Kollege schreibt sich für einen Kurs oder ein Seminar über Zeitmanagement-Techniken ein und kehrt voller Begeisterung und Entschlossenheit zurück. Etwa zwei Wochen später verfällt er jedoch allmählich wieder in seine alten Gewohnheiten zurück.

Ich kenne diese Situation. In all den Jahren meiner Tätigkeit als Veranstalter von Zeitmanagement-Seminaren hatte ich viele Stammkunden. Ein Teilnehmer erklärte mir einmal fröhlich: „Tja, ich nehme an, ich hab's einfach nicht geschafft." Bei diesem Teilnehmer kam der Wunsch nach Verbesserungen einfach nicht gegen seine tief verwurzelten, lebenslangen Gewohnheiten an. Fortschritte beim Zeitmamagement erfordern es, sich seinen Gewohnheiten entschlossen zu stellen und den Willen aufzubringen, an ihren Veränderungen zu arbeiten.

Gewohnheiten sind etwas wirklich Erstaunliches. Nur wenigen von uns gelänge es wohl, eine sachliche Erklärung dafür abzugeben, weshalb wir bestimmte Dinge auf diese und keine andere Weise erledigen. Wir haben sie so lange auf genau diese Art und Weise erledigt, daß wir nicht mehr darüber nachdenken. Hegen Sie Zweifel, sollten Sie einmal folgenden Test versuchen: Welchen Schuh ziehen Sie morgens beim Anziehen zuerst an – den rechten oder den linken? Versuchen Sie morgen einmal, den anderen zuerst anzuziehen. Ich habe das selbst probiert und hatte das bohrende Gefühl, daß etwas einfach nicht stimmte. Ich verspürte den absurden Drang innezuhalten, meine Schuhe wieder auszuziehen und den „richtigen“ Schuh zuerst anzuziehen.

Geht es nun um unser Zeitnutzungsmuster, können sich Gewohnheiten als besonders heimtückisch erweisen. Sam liest morgens als erstes die Post; so hat er es immer gehalten. Alicia führt zwei Terminkalender – einen für berufliche, den anderen für private Termine. Damit begann sie, als man ihr zum Abschied von ihrer ersten Arbeitsstelle zwei Terminkalender schenkte. Mary hat eine feste Routine für ihre Korrespondenz. Sie schreibt ihre Briefe und Hausmitteilungen zunächst handschriftlich auf liniertes Papier (sie behauptet, auf diese Weise besser denken zu können), läßt sie dann von ihrer Sektetärin abtippen, überarbeitet diesen Entwurf noch einmal, geht dann die endgültige Version nochmals auf eventuelle Tippfehler durch, und erst dann unterschreibt sie.

Können Sie die Fehler entdecken, die diese Menschen begehen? Wahrscheinlich enthält Sams Post nichts, das nicht bis zum Nachmittag warten könnte. Er sollte die erste Arbeitsstunde auf die Aufgabe mit höchster Priorität verwenden. Mary könnte die auf ihre Korrespondenz verwendete Zeit auf ein Drittel reduzieren, wenn sie

1. ihrer Sekretärin die Routinekorrespondenz und den Entwurf von Antworten auf einfache Anfragen überließe,
2. die Kunst des Diktierens lernen würde,
3. sich von der Vorstellung verabschiedete, daß jeder Brief 100%ig perfekt sein muß, und
4. sich darauf verließe, daß ihre Sekretärin keine Tippfehler macht.

Alicia gibt selbst zu, daß es immer wieder zu Terminüberschneidungen kommt, aber sie schreibt dies ihrer eigenen Nachlässigkeit zu und erkennt nicht, daß das eigentliche Problem in ihrem System begründet liegt.

Es ist schwierig, sich alte Gewohnheiten ab- und neue anzugewöhnen – es ist jedoch wichtig. Glücklicherweise gibt es ein bewährtes Verfahren zur Annahme neuer Gewohnheiten – und es funktioniert auch. Dieses Verfahren wird in Teil 3 ausführlich beschrieben, denn Sie werden es für die Erstellung Ihres Maßnahmeplans zur Erzielung von Veränderungen benötigen.

Verbindungen herstellen

Ein weiterer Aspekt beim Zeitmanagement, der einigen Menschen Erfolgsschwierigkeiten bereitet, liegt in der Komplexität dieses Prozesses, der zahlreiche miteinander verknüpfte Elemente umfaßt. Manchmal wissen wir einfach nicht, an welchem Faden wir zu ziehen haben. Auch wer die besten Absichten hegt, fühlt sich manchmal aus Unwissenheit darüber, wo er anzufangen hat, einer Sache nicht gewachsen.

Die Klärung einer Situation und Definition der wirklich daran beteiligten Zeitverschwender kann sich gelegentlich als eine Aufgabe erweisen, die uns überfordert. In Teil 2 (Zeit-Thema 5) werden Sie mit einer Situation konfrontiert, in der Sie in die Falle einer Unterhaltung mit einem Geschäftspartner geraten, der Sie um „nur eine Minute" Ihrer Zeit ersucht hat, woraufhin Sie zu einer wichtigen Besprechung zu spät kommen. In eben dieser Szene lassen sich etwa ein halbes Dutzend Zeitmanagement-Fehler aufspüren. Überschlagen sich die Ereignisse, sind wir uns nicht immer völlig im klaren über unsere Situation.

Sie sollten an dieser Stelle kurz innehalten und einen Blick auf die Liste der zwanzig Zeitverschwender werfen, die zu Beginn von Teil 2 aufgeführt sind. Beachten Sie die Verbindung zwischen dem Versuch, zuviel auf einmal zu erledigen, und dem Versuch, alles selbst zu erledigen (d.h. ineffektive Delegation). Der Wunsch, alles selbst zu erledigen, statt an einen Mitarbeiter zu delegieren, könnte wiederum aus der Auffassung resultieren, daß der Mitarbeiter der Aufgabe nicht gewachsen sei. Ein weiteres Beispiel: Wer nicht nein sagen kann, wird unangemeldeten Besuchern, Unterbrechungen durch das Telefon oder zur Aufwärtsdelegation neigenden Mitarbeitern – d.h. Mitarbeitern, die dazu neigen, ihre Probleme auf den Vorgesetzten abzuladen – immer auf Gedeih und Verderb ausgeliefert sein. Bedenken Sie auch folgendes: Ein bekannter Zeitverschwender ist mangelnde Selbstdisziplin. Es handelt sich dabei um ein klares, eigenständiges Problem, das dennoch gleichzeitig mit einer Reihe anderer Probleme verbunden ist – dem Unvermögen, angemessen zu planen, mit mangelnder Selbstorganisation sowie Bummelei.

Zu Beginn des Prozesses zur Erlangung der Kontrolle über Ihre Zeit-Gewohnheiten werden diese zahlreichen Wechselbeziehungen Sie möglicherweise gelegentlich frustieren. Lassen Sie sich dadurch nicht entmutigen. Im Verlauf der Jahre habe ich folgende Erfahrung gemacht: Entwickelt man einen Maßnahmenplan, arbeitet man regelmäßig daran und konzentriert sich dabei auf die Hauptschwierigkeiten, wird sich schließlich alles von selbst fügen. In diesem Zusammenhang gibt es eine gute Nachricht: Nicht nur Probleme, sondern auch die Lösungen stehen in Verbindung zueinander. Entscheiden Sie sich beispielsweise dafür, Ihre Bemühungen auf die Entwicklung einer stärkeren Selbstdisziplin zu konzentrieren, werden Sie fast automatisch und unausweichlich auch dem Problem der Bummelei ein Ende bereiten.

Falsche Vorstellungen von Zeitmanagement

Ein weiterer Aspekt des Problems besteht darin, daß sich viele falschen Vorstellungen über Wesen und Funktionsweise des Zeitmanagement hingeben. Sie sollten sich fragen, ob Ihnen manche der folgenden Vorstellungen bekannt vorkommen:

- *Zeitmanagement ist doch nichts anderes als gesunder Menschenverstand. Ich bin beruflich recht erfolgreich, also muß mein Zeitmanagement doch wohl stimmen.* Das mag zwar zutreffen – es ist jedoch sehr viel wahrscheinlicher, daß Sie trotz Ihrer Zeitmanagement-Techniken Erfolg haben. Wie würden Sie reagieren, wenn ich Ihnen Methoden zur Verdopplung Ihrer Produktivität aufzeigen würde? Wie groß könnte Ihrer Auffassung nach das Mehr an Erfolg sein, das sich erreichen ließe? Zwar sind beinahe alle Lösungen für Zeitmanagement-Probleme einfach, es ist jedoch weniger einfach, die für die tatsächliche Verwirklichung dieser Lösungen notwendige Selbstdisziplin aufzubringen. Der gesunde Menschenverstand ist heutzutage keineswegs mehr eine Selbstverständlichkeit.

- *Ich arbeite unter Druck viel besser. Zeitmanagement würde diesen Vorteil zunichte machen.* Niemand arbeitet besser unter Druck. Tatsächlich erreichen Sie lediglich das unter den herrschenden Umständen Bestmögliche. Diese Behauptung ist gewöhnlich nur eine unterbewußte Begründung für Trödelei. Schieben Sie mit der Begründung, unter Druck besser arbeiten zu können, eine wichtige Aufgabe bis zur letzten Minute auf, bleibt keine Zeit für Planung, die bessere Ergebnisse ermöglichen würde.

Gleichzeitig lassen Sie auf diese Weise auch keinen Spielraum für die Korrektur von Fehlern, das Beschaffen fehlender Informationen oder die Verwirklichung besserer Ideen, die Ihnen möglicherweise zu spät kommen und nicht mehr berücksichtigt werden können. Sie erledigen Ihre Aufgabe und fühlen sich womöglich wie ein Held – in Wahrheit haben Sie jedoch gerade nur gut genug, nicht „besser" gearbeitet. Durch den Verzicht auf Zeitmanagement verwehren Sie sich selbst die Chance, Außergewöhnliches zu leisten.

- *Ich führe einen Terminkalender und eine Liste mit zu erledigenden Dingen. Ist das nicht genug?* Je nach Art und Weise ihrer Verwendung kann eine „Zu-erledigen"-Liste ein einziges Chaos bewirken. Ihr Terminkalender zeigt Ihnen zwar, wo Sie heute stehen, das hilft Ihnen jedoch für den nächsten Monat nicht viel weiter. Im übrigen ist jeder Rückgriff auf ein in der Vergangenheit liegendes Projekt gewöhnlich so gut wie ausgeschlossen. Das beste Zeitmanagement-Instrument ist ein integriertes System, das es Ihnen gestattet, auf Informationen zurückzugreifen, den Fortgang von Projekten zu verfolgen, sich auf Ihre Ziele zu konzentrieren und wichtige Entscheidungen aufzuzeichnen.

- *Zeitmanagement wird viel zu ernst genommen; wo bleibt da der Spaß am Leben?* Sollten Dauerstreß, vergessene Termine, versäumte Fristen und nächtelanges Durcharbeiten Ihre Vorstellung von Lebensfreude ausmachen, bleibt Ihnen das selbstverständlich freigestellt. Sie sollten die Dinge jedoch einmal andersherum betrachten: Könnten Sie sich vorstellen, wie Sie zwei zusätzliche Stunden am Tag (zu denen Ihnen gute Zeitmanagement-Techniken mit Leichtigkeit verhelfen können) mit Spaß und Freude ausfüllen könnten?

- *Zeitmanagement beschneidet meine Freiheit – und ich bin ein sehr spontaner Mensch.* Wahre Freiheit fußt auf Disziplin. Angenommen, Sie erhielten plötzlich die Gelegenheit, eine Woche bei Freunden in Florida zu verbringen, müßten die Reise jedoch in zwei Tagen antreten. Sind Sie so gut organisiert, daß Sie in einem derartigen Fall Ihre Arbeit umplanen und die Reise antreten könnten? Das wäre wahre Freiheit.

- *Zeitmanagement mag für bestimmte Arten von Arbeit zwar recht nützlich sein, meine Arbeit ist jedoch sehr kreativ. Ich kann mich nicht an eine Routine binden.* Beim Zeitmanagement geht es nicht vorwiegend um Routine, sondern um Selbstdisziplin. Ein effektives Zeitmanagement verschafft Ihnen die Zeit für Kreativität. Ihr Kopf bleibt frei von den Problemen und langweiligen Details, die jeder Kreativität im Weg stehen.

- *All das Zeug, das man bei einem Zeitmanagement-Seminar lernt, bedeutet eine Menge Arbeit. Ich habe einfach nicht die Zeit, all das zu tun.* Sie haben nicht die Zeit, es zu lassen. Ein Zeittagebuch zu führen und einen Tagesplan zu erstellen, mag für Sie zwar etwas Neues sein; diese Aufgaben sind jedoch an sich nicht sehr zeitintensiv, sobald man gelernt hat, wie sie zu erledigen sind. Wenige Minuten können Ihnen Stunden einsparen.

In diesem Zusammenhang gibt es eine Anekdote von einem Mann, der dabei war, Bäume zu fällen, um einen Zaun errichten zu können. Ein alter Farmer kam vorbei, schaute ihm eine Weile zu und sagte dann ruhig: „Die Säge ist ein bißchen stumpf, stimmt's?“

„Kann schon sein“, entgegnete der Mann.

„Wär's nicht besser, sie zu schärfen?“

„Später vielleicht. Ich kann jetzt nicht aufhören – ich muß zuerst all diese Bäume fällen.“

Zeitmanagement ist Selbstmanagement

Die größten Fehlinterpretationen gibt es vielleicht zum Konzept „Zeitmanagement“ selbst – denn Zeit läßt sich nicht managen, zumindest nicht in gleicher Weise wie andere Ressourcen.

In der Wirtschaft geht es um vernünftiges Management von fünf Arten von Ressourcen: Kapital, physische und menschliche Ressourcen, Information und Zeit. Die ersten vier lassen sich auf vielerlei Weise manipulieren. So lassen sich beispielsweise Humanressourcen managen – Personal kann man aufstocken oder abbauen; man kann die Zusammensetzung verändern, indem mehr Personal eines bestimmten Typs eingestellt und anderes freigesetzt wird; man kann Beschäftigte aus der Produktion abziehen und umschulen. Auch Kapitalmanagement ist möglich. Man kann es investieren, es in den Bau neuer Produktionsstätten stecken oder ein Tochterunternehmen damit ausstatten. Braucht man mehr, kann man Unternehmensanteile verkaufen, ein Darlehen aufnehmen, den Preis des Endprodukts erhöhen.

Die unsichtbare Ressource Zeit ist jedoch etwas Einzigartiges, denn sie ist ein endliches Gut. Sie ist nur begrenzt vorhanden und läßt sich – allen Versuchen zum Trotz – nicht vermehren. Man kann die Uhr nicht schneller oder langsamer gehen lassen. Die Zeit ist die einzige Ressource, die man im gleichen Augenblick ausgeben muß, in dem man sie empfängt. Sie ist mit einer festgelegten Geschwindigkeit zu nutzen: sechzig Sekunden pro Minute, sechzig Minuten pro Stunde.

Der Begriff „Zeitmanagement" als solcher ist daher eine irreführende Bezeichnung, denn wir können kein Zeitmanagement, sondern lediglich Selbstmanagement in Relation zur Zeit betreiben. Wir haben keine Kontrolle darüber, wieviel Zeit uns zur Verfügung steht – wir können lediglich unseren Umgang mit der Zeit unter Kontrolle bringen. Wir haben nicht die Wahl, ob, sondern lediglich, wie wir unsere Zeit nutzen wollen. Haben wir Zeit verschwendet, ist sie unwiederbringlich verloren.

Kapitel 2: Neue Perspektiven: Zeitmanagement – der wahre Sinn und Zweck

Zeit – sie schien uns einst ein frei verfügbares und flexibles Gut. Heute ist sie jedoch flüchtig und knapp geworden. Aus diesem Grund messen wir ihren Wert heute mit einem ganz anderen Maß. In Florida wurden einem Arzt 90 Dollar dafür in Rechnung gestellt, daß er einen Patienten warten ließ. In New York zahlen Menschen 20 Dollar pro Stunde dafür, daß man ihre Einkäufe erledigt – per Katalog: Für 1 500 Dollar kann man sich zusätzlich zum Autotelefon ein Telefaxgerät in seinem Fahrzeug installieren lassen, um jederzeit unmittelbar für schriftliche oder mündliche Nachrichten erreichbar zu sein. Es scheint, als habe heute jeder moderne Verkäufer eine Visitenkarte, auf der neben der Telefonnummer auch die Funktelefon- und die Telefaxnummer verzeichnet sind.

Was hat uns all das gebracht? Jedenfalls nicht mehr Zeit. Wir wissen bereits, daß es „mehr" Zeit nicht gibt. Es ist auch nicht ein Mehr an Freiheit. Bezahlt man jemanden dafür, die Wäsche abzuholen, während man selbst Überstunden im Büro macht, tauscht man lediglich eine Pflicht gegen eine andere ein. Das Ergebnis ist auch nicht mehr innere Ruhe. Wohin man auch blickt, überall sieht man völlig erschöpfte Eltern, überarbeitete Arbeitnehmer, Familien beim Versuch der Koordinierung mehrerer hektischer Zeitpläne. Wir scheinen eine Nation zu sein, die keine Zeit mehr hat.

Viele Menschen haben, fürchte ich, Sinn und Zweck des Zeitmanagement einfach nicht verstanden. Mit Hilfe guter Zeitmanagement-Techniken lassen sich mindestens eine, wahrscheinlich sogar zwei Stunden täglich einsparen – die eigentliche Frage lautet jedoch: Was werden Sie mit diesen beiden zusätzlichen Stunden anstellen? Werden Sie ein weiteres Projekt annehmen und damit erneut in fieberhafter Eile arbeiten müssen?

Der Wert guter Zeitmanagement-Techniken liegt nicht in der Kontrolle über die Zeit an sich, sondern vielmehr in der Möglichkeit, seine Zeit zur Erzielung von mehr Lebensqualität zu nutzen. Dieses Kapitel wird sich ausführlich mit den vier folgenden, wichtigen Themenbereichen befassen:

1. *Streß.* Durch Zeitmanagement läßt sich ein Großteil der Streßbelastung vermeiden, der Menschen in der Wirtschaft heutzutage ausgesetzt sind.
2. *Gleichgewicht.* Gute Gewohnheiten im Umgang mit der Zeit können es uns ermöglichen, ein ausgeglicheneres Leben zu führen, das genügend Zeit und Energie für Arbeit, Zuhause, Familie und unser eigenes Ich bietet.
3. *Produktivität.* In der Wirtschaft läßt sich Zeit mit Produktivität gleichsetzen. Eine effektive Zeitnutzung steigert automatisch die Produktivität.
4. *Ziele.* Fortschritte bei der Verwirklichung privater und beruflicher Ziele erfordern Zeit. Nichts läßt sich erreichen, wenn man keine Zeit dafür hat.

In allen vier Bereichen werden Erfolge überhaupt erst durch Zeit möglich. Meines Wissens wurde der Faktor Zeit jedoch bislang nicht in direkte Beziehung zu diesen wichtigen Ergebnisbereichen gesetzt. Aus diesem Grund bezeichne ich sie gelegentlich auch als die vier „Durchbruchs"-bereiche.

Von diesem erweiterten Blickwinkel aus läßt sich erkennen, daß der wahre Wert des Zeitmanagement in einer Verbesserung unseres Lebens liegt – auf sämtlichen Ebenen. Der Kern dessen, wozu uns Zeitmanagement verhelfen will, ist nicht mehr Zeit, sondern ein schöneres Leben.

Weniger Streß durch Zeitbeherrschung

Wir alle wissen, daß wir in Streß geraten, wenn uns die Zeit ausgeht. Wir versuchen, zuviel in zuwenig Zeit zu erledigen. Entscheidungen werden unter Zeitdruck gefällt, Maßnahmen unter Druck ergriffen. Unser Versuch, alles zu erledigen, führt unweigerlich zu Überstunden. Die Produktivität nimmt ab. Fristen werden versäumt. Spannung baut sich auf. Im gleichen Maße erregen sich die Gemüter. Der Streß eskaliert. Diese Art von Streß kennen wir gewiß alle. Weniger bewußt ist uns jedoch die enge Verbindung des Zeitfaktors mit diesem Problem.

Alle Gedanken und alle Maßnahmen erfordern Zeit. Wo Zeit erforderlich ist, besteht immer auch die Möglichkeit der Zeitverschwendung. Braucht man für eine Aufgabe länger, als man eigentlich sollte, hat man Zeit verschwendet. Gerät man durch diese Zeitverschwendung in Gefahr, zu einem späteren Zeitpunkt nicht mehr genügend Zeit für die Erledigung einer anderen Aufgabe zu haben, nimmt der Streß plötzlich noch erheblich zu. Wir sehen also, daß jeder Zeitverschwender ein potentieller Streßfaktor ist.

Dadurch läßt sich ein neuer Ansatz für Streßmanagement erschließen. Statt zuzulassen, daß wir ständig unter Streß stehen, und uns dann Techniken zur Streßbewältigung anzueignen, konzentrieren wir uns auf eine effektivere Zeitnutzung. Dadurch läßt sich der durch Zeitknappheit verursachte Streß größtenteils verhindern. Zeitmanagement ist daher in höchstem Maße immer auch Streßmanagement.

Dieser Gedanke ist so einfach, daß er leicht übersehen wird. Denken wir jedoch einmal einen Augenblick lang über seine wahre Bedeutung nach. In den letzten Jahren ist viel über Streßmanagement geschrieben worden, vor allem über Streß am Arbeitsplatz und die dadurch verursachten Kosten für die Wirtschaft. Geschäftsinhaber und Spitzenmanager sind so besorgt darüber, daß sie kostenintensive Maßnahmen zur Abhilfe ergreifen – beispielsweise die Einbeziehung externer Berater, die für alle Beschäftigten Kurse und Seminare über Techniken zum Streßabbau anbieten. Ein weiteres Beispiel ist die Einrichtung von Sport- und Erholungsstätten vor Ort oder die Mitgliedschaft in kommunalen Erholungszentren, um den Beschäftigten den Abbau von Spannungen zu ermöglichen.

Auf einer sachlicheren Ebene verbindet man Streß heute direkt mit ernsten Gesundheitsproblemen, vor allem mit dem Auftreten von Herz- und Schlaganfällen. In der Wirtschaft sind die dadurch verursachten Verluste besonders schwer, denn die Unternehmen sind in zweifacher Hinsicht betroffen: zum einen durch rasch ansteigende Kosten der Betriebskrankenkassen und zum anderen durch den schockierenden Verlust vielversprechender Nachwuchsführungskräfte. Neue, erbittert geführte Auseinandersetzungen flammen auf, denn Beschäftigte in den USA verklagen heutzutage ihre Arbeitgeber auf Schadenersatz für „streßbedingte Berufsunfähigkeit" – und gewinnen solche Prozesse.

Wieviel besser wären wir doch beraten, unsere Energie darauf zu verwenden, Streß erst gar nicht aufkommen zu lassen. Natürlich sind nicht alle Streßfaktoren zeitbedingt, aber doch ein sehr hoher

Prozentsatz. Abhilfe ist möglich. Beseitigen Sie die Situation, die den Streß bedingt, und Sie werden keinen Streß mehr haben. Sie werden mir gewiß zustimmen, daß das sehr einfach klingt.

Gleichgewicht zwischen Berufs- und Privatleben

Sind Sie arbeitssüchtig? Ist das wirklich so schlimm?

In letzter Zeit haben wir viel von Arbeitssucht gehört. Nicht immer klang das negativ. Es stellt sich jedoch die Frage, ob alle dasselbe unter Arbeitssucht verstehen. Wird ein neuer Begriff für eine interessante Erscheinung geprägt und setzt daraufhin eine breite Diskussion darüber ein, dauert es häufig nicht lange, bis die Konturen der ursprünglichen Definition sich verwischen. Ziemlich rasch stellen wir fest, daß wir nur eine vage Vorstellung dessen haben, was wirklich gemeint ist.

Was ist überhaupt ein Arbeitsbesessener? Üblicherweise galten ständige Überstunden als Erkennungsmerkmal für Arbeitssucht. Heute jedoch wird diese Vorstellung nicht mehr unangefochten akzeptiert. Alle Arbeitssüchtigen machen Überstunden. Nicht jeder, der Überstunden macht, ist jedoch arbeitssüchtig. Viele Menschen arbeiten aus anderen Gründen länger – häufig einfach deshalb, weil ihnen keine andere Wahl bleibt. Ich kenne eine bemerkenswerte junge Frau, eine alleinstehende Mutter mit vier Kindern, die zwei Stellen hat. An einer Arbeitsstelle geht sie einer sehr anspruchsvollen und anstrengenden pflegerischen Tätigkeit nach. Sie arbeitet zwölf Stunden täglich, fünf Tage pro Woche – aber ist sie deswegen als arbeitssüchtig zu bezeichnen? Ihrer Meinung nach ist das nicht der Fall. „Ich tue schließlich nur, was ich tun muß."

Der Grund für Überstunden kann auch einfach darin liegen, daß viele Menschen nicht wissen, wie sie ihre Arbeit in der regulären Arbeitszeit erledigen sollen. (Sie haben Glück – ihrer Arbeitssucht ist am leichtesten abzuhelfen.) Natürlich macht auch jeder von uns bei einem Großprojekt gelegentlich Überstunden. Wir sprechen hier jedoch von einem chronischen Zustand – wenn Überstunden zur Gewohnheit werden. Überstunden können Anzeichen für Arbeitswut sein. Wir müssen jedoch der Sache auf den

Grund gehen und nach den Ursachen für die Überstunden forschen.

Daneben stellt sich die Frage, ob jemand, der seine Arbeit wirklich liebt, arbeitssüchtig ist. „Ich liebe meine Arbeit wirklich sehr, daher investiere ich den Großteil meiner Energie in meinen Beruf. Was ist daran so schlimm?“ Nichts, solange man noch einen Teil seiner Energie für sich selbst und seine Familie reserviert. Für die Frage der Arbeitswut ist es irrelevant, ob man seine Arbeit liebt. Das gleiche gilt auch für den Ehrgeiz. Besonders hart zu arbeiten, was mit besonders langen Arbeitszeiten verbunden sein kann, kann Bestandteil eines persönlichen Karriereplans sein und ist nicht mit Arbeitswut gleichzusetzen, solange man darauf bedacht ist, in anderen Lebensbereichen einen entsprechenden Ausgleich zu schaffen.

Was ist mit den Super-Erfolgreichen, die wirklich hart arbeiten? Sind sie arbeitssüchtig? Nicht unbedingt. Wer hart arbeitet, genießt gewöhnlich seine Arbeit und zieht große Befriedigung aus den erzielten Ergebnissen. Tatsächlich werden solche Menschen gelegentlich als die „gesunden“ Arbeitssüchtigen bezeichnet – sie verfügen über große Energie und viel Lebensfreude; sie neigen dazu, länger zu leben, mehr zu leisten, beruflich und privat aktiver zu sein und allgemein ihr Leben stärker zu genießen als andere Menschen.

Der Unterschied zwischen (aus den unterschiedlichsten Gründen anfallenden) einfachen Überstunden und Arbeitssucht liegt in der Frage, ob es sich um zwanghaftes Verhalten handelt wie bei der Alkohol- oder Drogenabhängigkeit, der Spielsucht oder sonstigen Süchten. Wirklich Arbeitsbesessene sind süchtig nach Arbeit. Sie verspüren den Zwang, ständig beschäftigt zu sein, und vergraben sich daher unter Papierbergen. Dabei fühlen sie sich zu routinemäßiger, zeitaufwendiger Arbeit hingezogen. Es ist ihnen gleichgültig, ob das Ergebnis dieser Arbeit für ihr Unternehmen von Bedeutung ist.

Dieser Sucht können die unterschiedlichsten Ursachen zugrunde liegen: beispielsweise der Wunsch, seinen persönlichen Problemen zu entkommen; eine zerbrochene Ehe, wegen der man nicht nach Hause gehen will; der Wunsch, sein schwaches Selbstwertgefühl zu steigern oder sich in dem Gefühl zu bestärken, sein Leben im Griff zu haben. Ungeachtet der unterbewußten Motivation ist das Ergebnis jedoch letzten Endes immer das gleiche: übertrieben lange Arbeitszeiten für den Betroffenen selbst und eine große Belastung für seine Familie.

Sind Sie arbeitssüchtig? Hinter dieser bereits zu Beginn dieses Abschnittes gestellten Frage verbirgt sich eine Falle. Alle Arten von Suchtverhalten sind durch das Ableugnen der Betroffenen gekennzeichnet. Wirklich Arbeitsbesessene glauben daher nie, arbeitssüchtig zu sein. Es gibt jedoch einige Anzeichen dafür. Dr. *Marilyn Machlowitz,* Management-Psychologin und Expertin auf dem Gebiet der Arbeitssucht, hat ein Testverfahren entwickelt, mit dessen Hilfe sich dieses Phänomen messen läßt. Folgender Ausschnitt dieses Testverfahrens soll es Ihnen ermöglichen, sich selbst zu prüfen[1]:

Unterziehen Sie sich dem Arbeitssucht-Test

1. Stehen Sie jeden Morgen früh auf, gleichgültig wann Sie schlafen gegangen sind?
2. Lesen oder arbeiten Sie beim Mittagessen, wenn Sie allein essen?
3. Fällt es Ihnen schwer, nichts zu tun?
4. Sind Sie tatkräftig und lieben den Wettbewerb?
5. Arbeiten Sie am Wochenende und an Feiertagen?
6. Können Sie jederzeit und überall arbeiten?
7. Fällt es Ihnen schwer, Urlaub zu nehmen?
8. Haben Sie Angst vor dem Ruhestand?

Wenn Sie mindestens fünf dieser Fragen mit „ja“ beantwortet haben, sind Sie möglicherweise arbeitssüchtig.

Ist das jedoch wirklich so schlimm? Die Beantwortung dieser Frage ist etwas komplizierter. Dr. *Machlowitz* definiert Arbeitsbesessene als Menschen, bei denen „der Wunsch, lange und hart zu arbeiten, in ihrem Wesen verankert ist, und deren Arbeitsgewohnheiten fast immer über die Anforderungen ihrer Arbeit und die Erwartungen der Menschen, mit denen oder für die sie arbeiten, hinausgehen“[2]. Denken wir einen Augenblick lang darüber nach.

1 *Marilyn Machlowitz,* Workaholics: Living With Them, Working With Them (Reading, Mass.: Addison-Wesley, 1980), S. 17 – 20. Nachdruck mit Genehmigung der Verfasserin.

2 *Machlowitz,* Workaholics, S. 137.

Es mag durchaus etwas Gutes sein, die von Ihrem Vorgesetzten an Sie gestellten Anforderungen zu übertreffen. Die Anforderungen, die die Aufgabe an Sie stellt, zu übertreffen, ist jedoch selten gut.

Dr. *Charles Garfield,* Psychologieprofessor an der Medizinischen Fakultät der Universität von Kalifornien in San Francisco, ist für seine Untersuchungen von Menschen bekannt, die Spitzenleistungen erbringen. Seine Kommentare zum Thema Arbeitssucht sind daher besonders sachlich. „Arbeitsbesessene sind süchtig nach Arbeit, nicht nach Ergebnissen", so Dr. *Garfield.* „Sie arbeiten um der Arbeit willen und neigen dazu, keine besonders wichtigen Leistungen zu erbringen. Ein Arbeitsbesessener wird nie derjenige sein, der eine Entdeckung macht, den Lagebericht verfaßt oder ins Spitzenmanagement aufsteigt"[3]. Erbringen Arbeitssüchtige Leistungen für ihr Unternehmen? Diese Frage wird von Dr. *Garfield* bejaht – allein schon aufgrund des ungeheuren Volumens der von ihnen geleisteten Arbeit. Bis sie jedoch die Karrieremitte erreichen, besteht ihre Leistung nur noch aus der Bewältigung zunehmend größerer Berge von Details.

Wahrscheinlich hat genau dieser Aspekt der Persönlichkeit eines Arbeitsbesessenen – die Feststellung, daß seine Leistungsfähigkeit durch seine Konzentration auf unwesentliche Kleinigkeiten eingeschränkt wird – eine allmähliche Veränderung der Einstellung in den Vorstandsetagen auf der ganzen Welt bewirkt. Ein Mitarbeiter, der jeden Abend Überstunden macht, einen prall gefüllten Aktenkoffer mit nach Hause nimmt und auch samstags zum „Aufräumen" im Büro erscheint, wäre früher gewiß als loyaler, engagierter Mitarbeiter, der sich mit Leib und Seele seiner Arbeit verschrieben hat, bezeichnet worden. Heute dagegen erweckt ein solcher Mitarbeiter großes Mißtrauen. Die ihn beobachtenden höheren Führungskräfte wissen, daß ein solcher Mitarbeiter bestenfalls lediglich unorganisiert ist, schlimmstenfalls jedoch dem Unternehmen sogar Schaden in Form von Fehlern, Fehlurteilen oder vertanen Chancen zufügt.

Noch ist diese Einstellungsänderung relativ neu und nicht allgemein verbreitet. Noch immer fassen manche Menschen die Bezeichnung „arbeitssüchtig" als Kompliment auf. Die Mehrzahl der modernen Spitzenmanager weiß es jedoch besser. Sie wissen, daß

---

3 *Charles Garfield,* zitiert in: Why Workaholics Work, Newsweek, 27. April 1981.

Überstunden Müdigkeit bewirken, die wiederum Fehler verursacht. Sie wissen, daß Mitarbeiter, die noch spät abends im bereits völlig menschenleeren Bürogebäude „schwer arbeiten", sich aller Wahrscheinlichkeit nach mit den falschen Dingen befassen. Sie wissen, daß ein überfüllter Aktenkoffer und ein mit den unterschiedlichsten Akten überhäufter Schreibtisch keine Anzeichen für Loyalität sind, sondern vielmehr mangelhafte Delegationsfähigkeit signalisieren. Sie wissen, daß die klaren, frischen und kreativen Gedanken, die einen innovativen Geist charakterisieren, sehr viel wahrscheinlicher von einem Mitarbeiter kommen, der es versteht, sich zu entspannen und wieder Energie aufzutanken, nicht aber von einem geistig und emotional völlig ausgelaugten Mitarbeiter.

Überstunden haben zweierlei Folgen: Zum einen führen sie zu der Annahme, man habe für die Erledigung einer Aufgabe mehr Zeit, und bewirken daher eine Verringerung des Arbeitstempos; zum anderen verursachen sie Müdigkeit, so daß die Arbeit nicht so zügig vorankommt. Beide Folgen führen zu einem Effektivitätsverlust und zum Auftreten von Fehlern, wodurch wiederum neue Überstunden entstehen. Um 17 Uhr nach Hause zu gehen, ist kein Verbrechen, sondern für gut organisierte Menschen eine Selbstverständlichkeit. Es kennzeichnet leistungsfähige, produktive Mitarbeiter.

Sollten Sie also all diese Überstunden in dem Glauben machen, Ihren Chef dadurch ungeheuer zu beeindrucken, unterliegen Sie einem schweren Irrtum mit schwerwiegenden Folgen. Abgesehen davon, daß Ihre Überstunden Ihnen keine Pluspunkte bei Ihrem Vorgesetzten einbringen, opfern Sie außerdem auch eine Ihrer besten Quellen zur Unterstützung Ihrer beruflichen Ziele: Familie und Freundeskreis – sofern sie überhaupt noch existieren.

Arbeitssucht hat auch für die Familien der Betroffenen schwerwiegende Folgen. Scheidungen, zerbrochene Beziehungen, entfremdete Kinder mit schweren Verhaltensstörungen – diese Erscheinungen sind in den Familien Arbeitssüchtiger sehr häufig anzutreffen. Abgesehen von dem Leid, das diese Sucht Ihrer Familie auferlegt, sollten Sie auch den Bumerang-Effekt bedenken. Früher oder später werden die Spannungen in Ihrer Familie wie ein Bumerang zu Ihnen zurückkommen und Ihre Arbeitseffektivität erheblich beeinträchtigen.

Ist es mir gelungen, Sie davon zu überzeugen, daß Arbeitssucht nichts Gutes ist? Wunderbar. Fragen wir uns nun, welchen Ausweg es gibt. Die Schaffung eines Gleichgewichts zwischen Privat- und Berufsleben wird dem einen leichter, dem anderen schwerer fallen. Manche Menschen werden dafür eine professionelle Beratung benötigen. Der Heilungsprozeß verläuft jedoch im wesentlichen immer gleich: Sie müssen sich Ziele setzen, die ein Gleichgewicht zwischen unterschiedlichen Bereichen Ihres Lebens widerspiegeln, und Sie müssen eine bessere Nutzung Ihrer Zeit erlernen.

Damit kommen wir zum Bindeglied zwischen Zeit und Arbeitssucht. Zeit stellt sowohl den Schlüssel zum Erkennen des Problems (alle Arbeitssüchtigen machen Überstunden) als auch den Schlüssel zu einer Lösung dar. Wenn Sie dieses Buch genau durcharbeiten und alle Grundsätze eines effektiven Zeitmanagement wirklich umsetzen, können Sie lernen, Ihre Überstunden unter Kontrolle zu bringen. Davon bin ich zutiefst überzeugt, da ich diesen Prozeß bereits unzählige Male habe beobachten können.

Der Prozeß der Zielsetzung wird im folgenden Kapitel aus dem Blickwinkel der Schaffung eines Gleichgewichts beschrieben. Der Schlüssel zum Erfolg liegt hier in einer Erweiterung Ihres Horizonts: Ziele sollten nicht ausschließlich auf Ihr Berufsleben beschränkt bleiben. Sie sollten sich auch Ziele stecken, die Ihren Partner, Ihre Kinder und Freunde, Ihre persönliche Entspannung, körperliche Fitneß, intellektuelle Weiterentwicklung, Beteiligung am gesellschaftlichen Leben und geistige Bereicherung betreffen.

Persönliche Produktivität

Viele Jahre lang war es für Wirtschaft und Industrie der Vereinigten Staaaten eine Selbstversändlichkeit, die führende Weltwirtschaftsmacht zu sein. Wie wir wissen, ist das heute nicht mehr der Fall. Nahezu täglich werden wir mit Prognosen konfrontiert, die besagen, daß die Vereinigten Staaten eine zweitklassige Weltmacht sein werden, werden können oder bereits geworden sind. Nie zuvor in unserer Geschichte gab es einen derart starken Konkurrenzkampf auf den Weltmärkten wie heute. Nie zuvor war daher auch das Streben nach einem Wettbewerbsvorteil von größerer Bedeutung. Auf der ganzen Welt durchlaufen die Unternehmen einen schwierigen und gelegentlich schmerzhaften Anpassungsprozeß. Begriffe wie „Management des Personalabbaus", „Gesundschrumpfen" oder „Umstrukturieren", die vor wenigen Jahren noch nahezu unbekannt waren, sind heute in aller Munde.

Bei der Diskussion möglicher Lösungen fällt am häufigsten der Begriff der „Produktivität". Wirtschaftsmagazine, Seminare, Messen und Ausstellungen sowie Fachkonferenzen befassen sich mit der Frage, wie sich der Wettbewerbsvorteil wieder zurückgewinnen läßt. Jedesmal stößt man auf eine Variante der gleichen Antwort: Die Lösung liegt in einer Steigerung der Produktivität. Wovon ist hier überhaupt die Rede?

Produktivität beschreibt das Verhältnis von Ressourcen zu Ergebnissen – von Aufwand zu Leistung. Häufig wird Produktivität als Formel ausgedrückt:

Produktivität = Leistung : Aufwand

Nach dieser Formel gibt es in der Praxis zwei Möglichkeiten zur Produktivitätssteigerung: eine Steigerung der Leistung bei konstantem Aufwand oder eine Verringerung des Aufwandes bei konstanter Leistung.

Für uns liegt der Wert dieser Formel in der Möglichkeit, das Ausmaß von Veränderungen rasch messen zu können. Zur Veranschaulichung der Formel seien einige Zahlenbeispiele angeführt.

Nehmen wir einmal ein Unternehmen, das wir DD nennen wollen, da es „Dingsdas" herstellt. Angenommen, es kann 9 240 Dingsdas (Leistung) in 840 Arbeitsstunden (Aufwand) produzieren. In diesem Fall beträgt das Produktivitätsniveau 11, denn die Arbeitnehmer können 11 Dingsdas pro Stunde herstellen. DD wendet ein bestimmtes Maß an Ressourcen – 840 Stunden Produktionszeit – zur Herstellung einer bestimmten Menge an Ergebnissen auf. Im vorliegenden Fall handelt es sich um ein ganz konkretes Produkt bzw. 9 240 Stück dieses Produktes:

Produktivität = 9 240 Dingsdas (Leistung)
: 840 Stunden (Aufwand) = 11

Nehmen wir nun an, es gelänge DDs Hauptkonkurrenten, ihm einige Kunden wegzuschnappen. Die Firmenleitung glaubt, ihre alten Kunden durch eine Preissenkung der Dingsdas zurückgewinnen zu können, die sich wiederum durch eine Verringerung der Produktionskosten erreichen läßt. DD bieten sich nun zwei Ansatzpunkte zur Verringerung der Herstellungskosten:

A) Die Belegschaft mehr Dingsdas pro Stunde produzieren lassen (Leistungssteigerung bei konstantem Aufwand), oder
B) Personal abbauen und die Produktivität der Beschäftigten durch Weiterbildungsmaßnahmen steigern, so daß sie ebenso viele Dingsdas fertigen wie zuvor die größere Belegschaft (Aufwand bei konstanter Leistung verringern).

Diese beiden Ansätze lassen sich durch folgende Formeln ausdrücken:

A) Produktivität = 10 080 Dingsdas : 840 Stunden = 12
B) Produktivität = 9 240 Dingsdas : 770 Stunden = 12

DD könnte nun die Konkurrenz weit hinter sich lassen, wenn es ihm gelänge, Ansatz C) zu verwirklichen: eine Verbesserung beider Seiten der Produktivitätsformel, d. h. eine Steigerung der Produktion bei gleichzeitiger Verringerung der Belegschaft:

C) Produktivität = 11 088 Dingsdas : 770 Stunden = 14,4

Sie mögen nun glauben, 14,4 Dingsdas pro Stunde sei im Vergleich zu 11 ein nur unerheblich besseres Ergebnis – angesichts der gegenwärtig geringen weltweiten Nachfrage nach Dingsdas. Wie wäre das Ergebnis jedoch zu bewerten, wenn es sich um Computerchips oder Autos handelte? Selbstverständlich stehen die Dingsdas für derartige Produkte. Die zugegebenermaßen äußerst vereinfachte Dingsda-Geschichte ist in Wahrheit eine Allegorie des modernen industriellen Fortschritts.

Gewiß haben Sie bereits erkannt, daß Produktivität das Instrument ist, das der japanischen Industrie zu derart phänomenalen Zuwächsen verholfen hat. Als vor einigen Jahren erstmals ein Vergleich zwischen den Vereinigten Staaten und Japan angestellt wurde, gab es allen Grund zur Beunruhigung. Auf beiden Seiten der Produktivitätsformel wurden die USA von Japan übertroffen. Die Qualität japanischer Erzeugnisse (Leistung) übertraf die unserer Produkte bei weitem. Gleichzeitig lagen die Kosten auf der Aufwandsseite in Japan erheblich unter denen in den Vereinigten Staaten. Die japanische Automobilindustrie behauptet beispielsweise, lediglich fünf Managemant-Ebenen aufzuweisen. Dem stehen elf Ebenen in der amerikanischen Autoindustrie gegenüber.

In jüngster Zeit haben wir in einigen Bereichen Fortschritte erzielen können. Zum Zeitpunkt der Veröffentlichung dieses Buches weist das produzierende Gewerbe in den Vereinigten Staaten eine jährliche Produktivitätssteigerung von 3,5 % auf. Der Dienstleistungssektor hinkt dagegen seit 1979[4] mit einer Steigerungsquote von nur 0,5 % hinterher. Da der Dienstleistungsbereich über 70 % unserer Volkswirtschaft ausmacht, liegt hier ein wirklich dringendes Problem.

Welche Rolle kommt nun dem Faktor Zeit in diesem Schema zu? Erinnern wir uns daran, daß die Aufwandsseite der Formel sämtliche für die Produktion der Leistungsseite aufzuwendenden Ressourcen umfaßt – einschließlich der unsichtbaren Ressource Zeit. Die Leistungsseite der Formel repräsentiert „gebundene" Zeit, d. h. Zeit in Form von Ergebnissen. In den beiden obigen Szenarien A und B manipulierte das Dingsda-Unternehmen im Grunde den Zeitfaktor, indem es ihm gelang, die Arbeiter zu einer raschen Produktion von Dingsdas zu bewegen. Moderne Zeitmanagement-Techniken bieten die Chance einer Verbesserung beider Seiten der Formel: eine Produktionssteigerung (gesteigerte Leistung) bei geringerem Zeitaufwand (verringerter Aufwand).

Tatsache ist, daß heutzutage der Großteil der Arbeit von Unternehmen nicht mehr in Produktionshallen, sondern in Büros erfolgt. Wir produzieren heute mehr Aktennotizen, mehr Marketing-Pläne und mehr Budgetpläne als Dingsdas. Der Schwerpunkt unserer Überlegungen zur Produktivität ist daher auf das Individuum zu verlagern. Wenn die Verfasser der Aktennotizen, die stellvertretenden Leiter der Marketing-Abteilung und die Mitarbeiter der Finanzabteilungen lernen, bei all ihren Aufgaben bessere Ergebnisse mit weniger Zeitaufwand zu erzielen, können die Folgen für unsere amerikanische Wirtschaft beträchtlich sein.

In diesem Bereich läßt sich vieles unternehmen. Arbeitspsychologen glauben seit langem, daß Führungskräfte bei der Erledigung bestimmter Aufgaben lange nicht so produktiv sind, wie sie sein könnten. Häufig liegt ihr Produktivitätsgrad bei lediglich 30 %. Zwar liegen noch keine erschöpfenden Untersuchungen zu diesem Bereich vor, doch die verfügbaren Daten stützen die These, daß der durchschnittliche Manager seine Produktivität zu 70 % nicht ausnutzt. Ich persönlich habe in den vielen Jahren meiner Untersuchungen der amerikanischen Wirtschaft die feste Überzeugung

---

4 *Gene Korentz,* Economic Trends, Business Week, 22. Mai 1989, S. 28.

gewonnen, daß die These stimmt: Die meisten nutzen ihre Effektivität den Großteil der Zeit nur etwa zu einem Drittel aus.

Meine Erhebungen belegen beispielsweise, daß Manager durchschnittlich sechs Minuten auf jedes Telefongespräch verwenden. Führen sie eine Zeitlang ein detailliertes Zeittagebuch und überprüfen dann speziell diesen Bereich, ziehen die meisten von ihnen den Schluß, daß sie alle wichtigen Punkte in zwei Minuten hätten abhandeln können. Selbst wenn es ihnen lediglich gelänge, den Zeitaufwand bei gleichen Ergebnissen auf drei Minuten zu halbieren, ließe sich ihre Produktivität verdoppeln und eine knappe Ressource – Zeit – einsparen.

Ist Ihnen je aufgefallen, daß Sie am letzten Arbeitstag vor Ihrem Urlaub die Arbeit von drei normalen Arbeitstagen bewältigen können? Bedarf es noch eines weiteren Beweises dafür, daß die meisten Menschen den Großteil der Zeit nur mit einem Drittel ihrer Produktivität arbeiten? Natürlich erwartet niemand, daß Sie bei Ihrer Arbeit ständig Höchstleistungen erbringen. Gelänge es Ihnen jedoch, Ihre Kapazität wenigstens zu zwei Dritteln auszulasten, würden Sie damit Ihre Leistungen gegenüber dem jetzigen Stand verdoppeln. Sie könnten die Arbeit zweier Tage an einem einzigen Tag erledigen!

Aus der Führungsetage einer kanadischen Fluggesellschaft kommt ein bemerkenswertes Beispiel für eine Produktivitätssteigerung. Der Vorstandsvorsitzende hatte die Angewohnheit, täglich eine etwa eineinhalbstündige Besprechung ohne festgelegte Tagesordnung durchzuführen. Es überrascht nicht, daß alle zehn Spitzenmanager des Unternehmens „Besprechungen" an die Spitze ihrer Liste der wichtigsten Zeitverschwender setzten. Nach dem Erlernen besserer Konferenztechniken wurden die Besprechungen umstrukturiert. Mitarbeiterbesprechungen wurden nicht mehr täglich anberaumt, sondern nur noch einmal wöchentlich. Ihre Dauer wurde auf eine Stunde begrenzt; eine feste Tagesordnung wurde erstellt und eingehalten. Diese Maßnahmen führten zu einer erheblichen Verringerung der auf Besprechungen verwendeten Zeit: von wöchentlich siebeneinhalb Stunden auf nur noch eine Stunde. Innerhalb von sechs Monaten lernten alle Betroffenen außerdem, eine Tagesordnung als das mächtige Instrument zu nutzen, das sie in der Tat sein kann. Dadurch ließen sich außerdem die Ergebnisse der Besprechungen verdoppeln. Die Gesamtproduktivität der Mitarbeiterbesprechungen stieg also um das Fünfzehnfache.

Ursprüngliche Produktivität = 100 (Ausgangsergebnisse)
: 7,5 Stunden = 13
Gesteigerte Produktivität = 200 (verdoppelte Ergebnisse)
: 1 Stunde = 200
200 : 13 = 15,38
Ausmaß der Produktivitätssteigerung: 1 538 %

Ein weiteres Beispiel stammt aus dem Krankenhaussektor. Der Leiter eines Krankenhauses und die Mitglieder seines Leitungsteams führten eine Woche lang ein Zeit-Tagebuch und stellten fest, daß sie täglich beinahe zwei Stunden als Folge ihrer Politik der „offenen Tür" verloren. Sobald einem von ihnen eine besondere Idee kam, unterbrach er die anderen willkürlich bei der Arbeit. Die Teilnahme an einem Zeitmanagement-Seminar führte zur Erarbeitung einer Neudefinition des Konzepts „offene Tür" – die neue Bedeutung lautete, für andere „erreichbar" zu sein. Die einstmals offenen Türen wurden geschlossen, um Zeit für konzentriertes, ungestörtes Arbeiten zu gewinnen. Die Mitglieder des Teams setzten regelmäßige Zeiten zur Erörterung der in der Zwischenzeit aufgetretenen Fragen fest.

Die „verlorene" Zeit ging unmittelbar von zwei auf weniger als eine halbe Stunde täglich zurück, so daß der gewöhnliche Arbeitstag nicht mehr lediglich sechs, sondern nunmehr siebeneinhalb „effektive" Arbeitsstunden umfaßte. Darüber hinaus schätzten die Teammitglieder, daß sie in jeder der konzentrierteren Arbeitsstunden 50 % mehr leisteten als in den früheren, von ständigen Unterbrechungen geprägten Arbeitsstunden.

Hier liegt eine weitere wertvolle Erkenntnis im Hinblick auf Zeitmanagement. Hat man einmal erkannt, daß Zeitmanagement quantifizierbar ist und sich die Auswirkungen auf die Produktivität messen lassen, liegen die Vorteile des Erlernens einer effektiveren Zeitnutzung klar auf der Hand. In der Folge kommt es zu einer allmählichen Verschiebung des Verständnisses des Konzepts „Zeitmanagement" – es wird nicht mehr als Selbstzweck, sondern zunehmend als Mittel zur Produktivitätssteigerung begriffen.

Der Großteil dieses Buchs befaßt sich damit, Ihnen Möglichkeiten zur Verbannung der größten Zeitverschwender aufzuzeigen. Die oben beschriebene Ausweitung Ihres Verständnisses von Zeitmanagement soll es Ihnen ermöglichen, Zeitverschwender zunehmend als Störer Ihrer Produktivitätsziele zu begreifen. Zur besseren Veranschaulichung sollten Sie sich einige konkrete Ziele setzen.

So verfuhr eine Gruppe von Spitzenmanagern, mit denen ich einmal arbeitete. Sie stellten fest, welche fünf Zeitverschwender ihnen die größten Probleme bereiteten, und maßen die Menge verschwendeter Zeit. Sie setzten sich dann quantifizierte Ziele für eine Verbesserung der Situation und wählten Techniken zur Erreichung dieser Ziele sowie Instrumente zum Messen der verbesserten Ergebnisse. Auch wenn Sie selbst von anderen Zeitverschwendern betroffen sind, können Sie das von dieser Gruppe verwendete Verfahren auf Ihre eigene Situation übertragen. Um Ihnen den Einstieg in diesen Prozeß zu ermöglichen, sei im folgenden der Plan zum Bekämpfung der ersten beiden Zeitverschwender dargestellt.

1. *Krisenmanagement:* Krisen vorhersehen und Schritte zu ihrer Verhütung ergreifen. Dadurch läßt sich die derzeit für die Reaktion auf Krisen verwendete Zeit unter Aufrechterhaltung gleicher Ergebnisse (100 %) halbieren. Produktivitätsziel : 200.

   Produktivität (P) = Resultate (R) : Zeit (Z) = 100 : 0,5 = 200

2. *Unterbrechungen durch das Telefon:* Durch spezifische Kontrollmaßnahmen die auf Telefonieren verwendete Zeit auf ein Viertel (25 %) reduzieren. Lernen, effektiver zu telefonieren: Eine 50 %ige Steigerung der erzielten Resultate anpeilen. Gesamtproduktivitätsziel : 600

   P = R : Z = (150 : 0,25) = 600

Angesichts des heutzutage vorherschenden Konkurrenzdrucks ist folgende Beschwerde in den Unternehmen recht häufig zu hören: „Soeben erst ist unser Personalbestand um 10 % gekürzt worden, und denoch erwartet man von uns sogar noch eine Steigerung der Produktion. Wie sollen wir das bloß schaffen?“ Eine äußerst wichtige Lösung für dieses Problem haben wir gerade kennengelernt: besseres Zeitmanagement. Wer sich ernsthaft bemüht, kann täglich zwei Stunden einsparen. Das macht wöchentlich zehn Stunden und monatlich vierzig Stunden aus. Es entspricht einer zusätzlichen Woche im Monat oder zwölf Extra-Wochen im Jahr und somit drei Monaten zusätzlicher Arbeitszeit jährlich pro Mitarbeiter. Stellen Sie sich einmal vor, was Ihr Unternehmen leisten könnte, wenn jeder Mitarbeiter pro Kalenderjahr fünfzehn Monate Arbeitszeit zur Verfügung hätte!

Ziele erfolgreich verwirklichen

„Wer nicht weiß, wohin er geht, für den spielt es keine Rolle, welchen Weg er nimmt.“ Zu diesem bekannten Sprichwort würde ich noch hinzufügen: „... und es spielt ebenfalls keine Rolle, wie lange er braucht, um dorthin zu gelangen.“

Wer keine Zeit hat, dessen Lebensweg verläuft planlos, gedankenlos und ineffektiv. Selbst einfachste Ziele erfordern Zeit zu ihrer Verwirklichung. Diese Verbindung zwischen Zeitmanagement und erfolgreicher Verwirklichung von Zielen stellt das vierte „Durchbruchsgebiet“ dar. Auch hier existieren wieder klare Beweise dafür, daß ein sorgfältiger Umgang mit der Ressource Zeit meßbare Ergebnisse zeitigt.

Ziele sind eine – überaus starke – Möglichkeit, sich zu einer Leistungssteigerung zu motivieren. Kein anspruchsvolles Ziel ist jedoch je ohne Zeitaufwand erreicht worden. Zu den Aufgaben des Zeitmanagement gehört es sicherzustellen, daß die zur Verwirklichung der Ziele erforderliche Zeit vorhanden ist.

Im Laufe der Jahre sind mir zahlreiche Verkäufer begegnet, die außerordentliche Ergebnisse erzielten, weil sie sich anspruchsvolle Ziele gesteckt hatten, die häufig sogar über das von ihnen selbst für möglich Gehaltene hinausgingen. Die meisten berichteten mir, der Schlüssel zur Verwirklichung derartiger Ziele bestehe darin, die Kontrolle über die eigene Zeitnutzung zu erreichen, um sich so voll und ganz auf die Verkaufsziele konzentrieren zu können. Ein Finanzberater lieferte ein bemerkenswertes Beispiel dafür. Er setzte sich zwei anspruchsvolle Ziele: eine Verdopplung seines Einkommens und seines Urlaubs mit der Familie innerhalb von zwei Jahren. Im ersten Jahr steigerte er sein Einkommen von 80 000 auf 120 000 Dollar und nahm vier statt der üblichen zwei Wochen Urlaub. Im zweiten Jahr erreichte er sein Einkommensziel von 160 000 Dollar und nahm sechs Wochen Urlaub. Auf die Frage, wie er das geschafft habe, antwortete er: „Durch Zeitmanagement“.

Die Verwirklichung Ihrer Ziele erfordert also Zeit. Gleichzeitig wirkt jedoch auch noch eine zweite Kraft: das Setzen von Zielen bringt mehr Zeit.

Da die Natur des Menschen nun einmal ist, wie sie ist, neigen wir dazu, unsere Zeit ziemlich planlos zu verbringen, wenn wir an einem bestimmten Tag kein besonders Ziel zu erreichen haben. Haben wir dagegen mehrere wichtige Ziele, die wir für wirklich bedeutend halten – und kennen wir außerdem einige wenige Zeitmanagement-Grundsätze – , können wir an dem gleichen Tag enorme Leistungen vollbringen. Der Schlüssel liegt in der Konzentration der Bemühungen auf die wirklichen Prioritäten. Tagesziele, auf die sich unser Handeln konzentrieren kann, bilden die Grundlage für die erfolgreiche Verwirklichung der Ziele durch besseres Zeitmanagement.

Den Menschen mit den größten Zeitproblemen fehlen gewöhnlich klare Ziele. Wer keine Ziele hat, hat im Grunde gar keine Zeitprobleme, da er ohnehin nirgendwohin unterwegs ist. Wer jedoch Ziele hat, muß zu ihrer Verwirklichung die Kontrolle über seine Zeit erlangen, um sie erreichen zu können. Man benötigt Zeit, um Ziele zu verwirklichen. Man benötigt Ziele, um wirkliche Fortschritte beim Zeitmanagement erreichen zu können. Diese symbiotische Beziehung ist von so grundlegender Bedeutung für Ihren Erfolg beim Zeitmanagement, daß sie es verdient, ausführlich und als eigenständiges Thema behandelt zu werden. Ihr wird sich das nächste Kapitel widmen.

Der wahre Sinn und Zweck von Zeitmanagement

Zu Beginn dieses Kapitels versprach ich Ihnen, daß Sie mit Hilfe guter Zeitmanagement-Techniken zwei Stunden täglich einsparen können. Ich möchte jedoch nochmals die bereits zu Beginn des Kapitels von mir gestellte Frage aufgreifen: Was werden Sie mit diesen zwei Stunden anfangen? Die Vorteile, die Sie durch Zeitmanagement erzielen können, bleiben sinnlos, solange Sie über keinen Plan zur Nutzung dieser Vorteile zu einem bestimmten Zweck verfügen.

Ein Bekannter von mir kaufte sich vor einigen Jahren ein Haus in einer ländlichen Gegend in Pennsylvania. Auf dem Grundstück befanden sich einige Kirschbäume, und im ersten Sommer freute er sich sehr über das Obst. Dann jedoch erwachte in ihm das Interesse herauszufinden, ob er die Kirschernte wohl ein wenig steigern könnte. Im Verlauf des Winters las er sich einiges an Wissen zu diesem Thema an. Er ist ein sehr gründlicher Mensch, so daß es ihm im darauffolgenden Jahr gelang, die Kirschernte zu verdoppeln. Er hatte sich jedoch keine Gedanken darüber gemacht, was er mit all diesen Kirschen anstellen sollte. So kam es, daß die meisten auf dem Boden verfaulten. (Allerdings war es kein völliger Verlust – sondern ein Fest für die Vögel der gesamten Umgebung.)

Zeitmanagement befaßt sich nicht mit Zeit als einem Abstraktum, sondern damit, was wir mit Hilfe von Zeit leisten können. In diesem Kapitel haben wir ein neues Verständnis einiger Möglichkeiten zur Verbesserung unseres Lebens durch Zeitmanagement erlangt. Wer eine effektivere Nutzung der ihm zur Verfügung stehenden Zeit erlernt, kann dadurch mehr Zeit für seine Familie gewinnen, Streß vermeiden, seine persönliche Produktivität steigern und seine Ziele erfolgreicher verwirklichen.

Die Kontrolle über seine Zeit zu erlangen, bedeutet, sich damit abzufinden, daß das Problem gewöhnlich bei einem selbst und nicht bei anderen liegt. Es bedeutet, sich der Mühe zu unterziehen, eingefahrene Gewohnheiten zu ändern. Es bedeutet, sich gegen die negativen Züge der menschlichen Natur durchzusetzen. Das ist keine leichte Aufgabe. Sie ist jedoch zweifellos der Mühe wert, denn der zu erwartende Nutzen ist äußerst groß.

Kapitel 3: Kontrolle durch Planung

Es ist 7.30 Uhr. Paul Barrington ist früher als gewöhnlich zur Arbeit gefahren, um ein wenig zusätzliche Zeit für die Arbeit an seinem Vorschlag zur Einrichtung zweier neuer Stellen in seiner Abteilung zu gewinnen. Im Fahrstuhl trifft er Chris, die Expertin für Beziehungen zur Regierung. Sie fragt ihn, ob sie sich heute mit ihm treffen kann, um weiteres Material für ihren Bericht an den Regierungsunterausschuß für Wohnungsbau zu erhalten. Paul überfliegt im Geist seinen Terminkalender und schlägt dann vor, die Besprechung um 10.30 Uhr abzuhalten. Als er aus dem Fahrstuhl tritt, beschließt er, rasch hinunter in den Computerraum zu laufen, um festzustellen, ob das erwartete Telefax aus Österreich über Nacht angekommen ist. Auf dem Weg dorthin kommt er an der Cafeteria vorbei und geht hinein, um rasch eine Tasse Kaffee zu holen, die ihn am Schreibtisch „in Gang bringen" soll. In der Cafeteria wird er in eine Diskussion über die gestrige Pressekonferenz des Bürgermeisters verwickelt. Schließlich macht sich Paul auf den Weg in sein Büro, läuft dabei jedoch dem Leiter einer anderen Abteilung in die Arme. Dieser bittet ihn, ihm bei der Kontaktaufnahme zu dem Computerberater behilflich zu sein, dessen Hilfe Paul vor drei Jahren in Anspruch genommen hat. „Klar", erwidert Paul, „ruf mich später an. Aber, übrigens, warte mal. Da ist noch etwas, das du über ihn wissen solltest ..."

Als er schließlich in der Nähe seines Büros angelangt ist, winkt ihm seine Sekretärin bereits verzweifelt zu. Pauls Chef hat an diesem Morgen bereits dreimal angerufen und wartet nun wirklich dringend darauf, daß Paul zu ihm hinaufgeht. Wie es sich herausstellt, ist die Angelegenheit gar nicht von solcher Dringlichkeit. Paul nutzt jedoch die Gelegenheit, um ein anderes Thema mit seinem Vorgesetzten zu besprechen. Als die Angelegenheit schließlich ausdiskutiert ist, sind bereits eineinhalb Stunden vergangen, ehe Paul an seinem eigenen Schreibtisch sitzt. Sein Plan, an dem Personalvorschlag zu arbeiten, muß nun für eine Weile zurückgestellt werden, denn eine Reihe von Telefongesprächen ist eingegangen. Er beginnt mit den Rückfragen, aber viele der Gesprächspartner sind zur Zeit nicht zu erreichen, so daß er ihnen eine Nachricht hinterläßt. Dabei vergißt er seine für 10.30 Uhr angesetzte Besprechung mit Chris und muß für den Nachmittag erneut einen Termin dafür einplanen.

Nach dem Mittagessen unternimmt Paul den tapferen Versuch, sich durch die Morgenpost zu arbeiten. Ehe es ihm jedoch gelingt, die Durchsicht zu beenden, schneit Howard herein, um ihn zu fragen, was er wegen des Harriston Grain-Projekts unternehmen soll. Als Chris hereinkommt, versucht er, ihre Fragen zu beantworten, während er gleichzeitig auf seinem überhäuften Schreibtisch nach den benötigten Unterlagen sucht. Er muß die Besprechung abbrechen, da seine Sekretärin hereinkommt, um ihm mitzuteilen, daß man ihn um Teilnahme an der Besprechung der Arbeitsgruppe des Vorstandsvorsitzenden gebeten hat. Nach Abschluß dieser Besprechung nimmt sich Paul nochmals etwa eine Stunde Zeit für Rückrufe an diejenigen Gesprächspartner, die auf seinen Anruf hin zurückgerufen haben, und gibt schließlich auf. Gegen 18 Uhr kehrt ein völlig erschöpfter Paul nach Hause zurück, fragt sich, wo der Tag nur geblieben ist, und ob es ihm morgen wohl gelingen wird, seinen Vorschlag zur Personalaufstokkung in der Abteilung zu entwerfen.

Pauls Problem besteht darin, zugelassen zu haben, daß andere Menschen über seinen Arbeitstag bestimmen. Ohne klaren Tagesplan ist er ständig gnadenlos denjenigen Dingen ausgeliefert, die seine Aufmerksamkeit zuerst – oder am lautstärksten – beanspruchen.

In diesem Kapitel wenden wir das Konzept der Planung – einer wichtigen Management-Funktion – auf Zeit an. Seinen Tag zu planen, statt seine Gestaltung der Willkür anderer zu überlassen, ist das wichtigste Einzelteil im Zeitmanagement-Puzzle. Kurz gesagt, verläuft der Planungsprozeß wie folgt:

1. Fernziele und die damit verbundenen Nahziele setzen.
2. Auf der Grundlage der langfristigen Bedeutung und kurzfristigen Dringlichkeit den Fern- und Nahzielen Prioritäten zuordnen.
3. Seine persönliche Leistungskurve kennenlernen und auf der Grundlage der besten Arbeitszeiten einen „idealen Arbeitstag" entwerfen.
4. Mit Hilfe dieser drei Bausteine – Ziele, Prioritäten, idealer Tag – einen Tagesplan erstellen und schriftlich festhalten.

Keine Ihrer Bemühungen um besseres Zeitmanagement wird sich für Sie wertvoller erweisen als dieser schriftliche Tagesplan. Ohne ihn sind Sie gnadenlos den Anforderungen anderer an Ihre Zeit ausgeliefert. Haben Sie dagegen einen Tagesplan, wissen Sie jederzeit, wo Sie stehen und stehen sollten. Ein weiterer, ebenso wichtiger Aspekt ist, daß Sie wissen, wie Sie mit neuen Dingen umzugehen haben, die im Verlauf des Tages auf Sie zukommen werden – was unvermeidbar der Fall sein wird.

Ziele

Sollte es Ihnen wie den meisten Menschen gehen, läßt der Gedanke an Ziele ein gewisses Gefühl der Unbehaglichkeit bei Ihnen aufkommen. Dabei handelt es sich um das gleiche vage Schuldgefühl, das Sie auch im Zusammenhang mit guten Neujahrsvorsätzen empfinden – man faßt diese Vorsätze aus dem Gefühl heraus, daß man so verfahren sollte, da dies irgendwie von einem erwartet wird. Die Erfahrung hat Sie jedoch gelehrt, daß diese guten Vorsätze dazu neigen, sich früher oder später (gewöhnlich früher) in Wohlgefallen aufzulösen. Daher bemühen Sie sich – bestenfalls – halbherzig um ihre Verwirklichung.

Ebenso verfahren wir auch mit unseren Zielen – sofern wir überhaupt etwas unternehmen. „Beruflicher Erfolg". „Eine gute Ausbildung für meine Kinder". Ein halbherzig gestecktes Ziel kann Sie halbwegs dahin führen, wohin Sie wollen... aber ich persönlich bezweifle, daß es dazu kommen wird. Viel wahrscheinlicher ist, daß ein solches Ziel Sie auf Ihrem Weg bis zur ersten Gabelung bringt – und schon schlagen Sie eine andere Richtung ein.

Weshalb scheint der Gedanke, sich Ziele zu stecken, derart bedrohlich zu sein? Der Grund dafür kann in Versagensängsten liegen. (Durch das Setzen dieses Zieles lege ich mich fest. Was aber soll ich unternehmen, wenn ich es nicht verwirklichen kann?) Viele weitere Gründe sind denkbar: Angst vor dem Erfolg. Unsicherheit über die Vorgehensweise. Angst vor dem Unbekannten. Sorge angesichts der mit dem gesamten Unterfangen verbundenen Risiken. All diese Gefühle sind sehr verbreitet. Sie sollten sich jedoch von ihnen nicht behindern lassen, sondern ebenso verfahren wie bei anderen Wesenszügen der menschlichen Natur, die ebenfalls dazu tendieren, Sie bei der Erzielung von Erfolgen zu behindern: sich der Situation und Ihrer Gefühle bewußt werden – und sich dann an die Arbeit machen.

Das Setzen von Zielen für wichtige Erfolge in Ihrem beruflichen wie auch privaten Leben kostet Sie nichts. Das Unvermögen, sich derartige Ziele zu stecken, kann Sie dagegen sehr teuer zu stehen kommen. Sie haben nur dieses eine Leben und befinden sich mitten darin. Die Entscheidung, Erfolg zu haben oder sich treiben zu lassen, liegt bei Ihnen selbst. Der Unterschied liegt im Setzen oder Nichtsetzen von Zielen.

Unternehmensziele

Die Planung Ihrer Ziele erstreckt sich teilweise auf Leistungen, die für Sie als Individuum (auf privater und auf beruflicher Ebene) von Bedeutung sind. Andere Ziele werden Ihnen durch die strategische Planung Ihres Unternehmens gesetzt bzw. stehen damit in Verbindung. Diese Ziele werden wiederum von den Plänen und Prioritäten Ihres Vorgesetzten für Sie und andere Mitglieder des Teams bestimmt bzw. mitbeeinflußt.

In einer idealen Welt würden sämtliche Mitarbeiter über die langfristige Unternehmensplanung unterrichtet. Alle Vorgesetzten würden die Unternehmensziele als Grundlage für die Festlegung der Prioritäten ihrer jeweiligen Abteilung nutzen und alle Betroffenen über diese Prioritäten informieren. In der realen Welt geschieht das jedoch nicht immer.

Sollte Ihr Vorgesetzter keine klaren Ziele zu haben scheinen, auf denen die Prioritäten für die Übertragung von Aufgaben an Sie fußen, müssen Sie etwas unternehmen. Sie sollten um einen Termin für eine Besprechung bitten und für Ihr Anliegen so eintreten:

„Sie haben mich wissen lassen, daß ich meine Arbeit gut erledige, und ich schätze Ihr Vertrauen sehr. Dennoch hat sich bei mir ein gewisses Gefühl der Unsicherheit eingestellt, da ich mir nicht immer sicher bin, an den richtigen Dingen zu arbeiten – d.h. also an denjenigen Dingen, auf deren Erledigung Sie Wert legen. Hier liegt wahrscheinlich auch der Grund dafür, weshalb ich Sie so häufig unterbrechen muß, um zu erfahren, welche Aufgabe Sie für die wichtigste des Tages halten.

Ich glaube, eine Antwort für dieses Problem gefunden zu haben. Ich habe sämtliche Ziele aufgelistet, die meiner Auffassung nach in den nächsten drei Monaten am wichtigsten für mich sein werden. Für jedes dieser Ziele habe ich eine Erledigungsfrist gesetzt. Sollten Sie mit dieser Liste einverstanden sein, werde ich Sie nicht mehr stören, um Ihre Zustimmung zu meiner Arbeit einzuholen. Ich glaube, auf diese Weise mehr für Sie erledigen zu können. Zudem werden beide Seiten die Gewißheit haben, daß es sich dabei um Aufgaben handelt, die Sie für die wichtigsten halten. Sollte es Ihnen also nichts ausmachen, Ihre Zustimmung zu diesem Plan zu geben, werde ich ihn hierlassen und morgen vor der Mitarbeiterbesprechung wieder abholen."

Wenn Sie nicht sogleich eine positive Antwort erhalten, sollten Sie immer wieder nachhaken, bis Sie die Zustimmung erhalten. Darin liegt gewissermaßen die wichtigste Versicherungspolice für Ihre Arbeit. Sollte von oben die Anordnung zu einem „10%igen Personalabbau" erfolgen, werden diejenigen Mitarbeiter als letzte davon betroffen sein, die auf besondere Leistungen verweisen können. Wurden diese Leistungen aber nie schriftlich festgehalten, ist nicht zu erwarten, daß sich ein Vorgesetzter daran erinnern wird.

Der Zielsetzungsprozeß

Vor einigen Jahren nutzten meine Frau und ich eine Geschäftsreise, um ein paar Tage Urlaub im Südosten der Vereinigten Staaten anzuhängen. Bei zwei verschiedenen Gelegenheiten lernten wir zwei junge Menschen kennen. Sie waren ungefähr gleichaltrig, etwa Mitte Zwanzig; ansonsten waren sie jedoch völlig verschieden. Wir kamen nur kurz mit ihnen ins Gespräch, denn es handelte sich um Zufallsbekanntschaften, wie man sie auf Reisen macht. Dennoch habe ich bei diesen Gesprächen etwas Wichtiges über Ziele gelernt.

Eine war Bedienung in einem Restaurant. Ihr Akzent verriet, daß sie aus Europa kam. Rasch erfuhren wir, daß sie Deutsche war. Ich fragte sie nach dem Grund ihres Aufenthaltes in den Vereinigten Staaten.

„Ich möchte in fünf Jahren mein eigenes Unternehmen leiten und habe mir überlegt, daß mir ein MBA-Abschluß dabei von großem Nutzen sein wird."

„Sie haben sich also hier für einen Postgraduierten-Studiengang eingeschrieben?"

„Nein, ich habe mich an der hiesigen Universität für bestimmte

Mathematik- und Betriebswirtschaftskurse eingeschrieben. Ich brauche sie für das Postgraduierten-Studium und habe nur ein Semester Zeit dafür."

„Weshalb arbeiten Sie aber ganztags als Kellnerin?"

„Um das Geld für dieses letzte Semester zu verdienen."

Unsere zweite Begegnung war ein junger Mann, der an der Tankstelle arbeitete, an der wir tankten. Seine Sprechweise ließ darauf schließen, daß er ziemlich gebildet war. Aus Neugier stellte ich ihm daher einige Fragen. In der Tat verfügte er über eine hohe Bildung – er hat ein Collegestudium absolviert und bereits die Kurse für eine Promotion erfolgreich abgeschlossen, seine Doktorarbeit jedoch nie zu Ende geschrieben. Als ich ihn nach seinen Plänen für sein Leben fragte, antwortete er mir: „Ich möchte mir im Wald eine Hütte bauen und im Einklang mit der Natur leben." Hatte er je allein an einem einsamen Ort gelebt? Nein. Hatte er je zuvor irgendetwas selbst gebaut? Nein. Verfügte er über die finanziellen Mittel, jemanden für den Bau der Hütte zu bezahlen? Nein. Besaß er Land? Nein. Verfügte er über einen Plan zur Verwirklichung seines Ziels, die Hütte zu bauen? Nein.

Diese beiden jungen Menschen hatten Ziele – welcher von ihnen hat jedoch wohl die besseren Chanchen, sein Ziel zu verwirklichen? Bei einer Wette würde ich auf die Kellnerin setzen. Sie liefert ein gutes Beispiel dafür, wie der Zielsetzungsprozeß verlaufen sollte: Es gilt, mit einem Fernziel zu beginnen und davon ausgehend Nahziele zu entwickeln. Der junge Mann ist dagegen ein Beispiel dafür, wie man es nicht machen sollte. Im Grunde sagt er: „Ich habe einen Traum, unternehme jedoch nichts zu seiner Verwirklichung. Ich nehme die Dinge einfach, wie sie kommen. Ich warte ab, was geschieht, und mache dann von da aus weiter." Wir haben bereits gesehen, wohin ihn diese Einstellung gebracht hat, und es ist ziemlich klar abzusehen, wohin sie ihn führen wird.

Der Zielsetzungsprozeß beginnt mit einem spezifischen Fernziel: „Mein eigenes Unternehmen in fünf Jahren." Ausgehend von diesem Ziel wird die Planung für die nähere Zukunft, bis auf den heutigen Tag, erarbeitet, indem eine Reihe kurzfristigerer Ziele gesteckt wird. Man steckt sich also ein hohes Ziel und unterteilt es dann in kleinere, leichter zu erledigende Unterziele – was gewiß nichts Neues für Sie ist. Ein bedeutendes Ziel kann nahezu unerreichbar erscheinen. Es liegt in weiter Ferne. Ein Nahziel scheint dagegen leichter erreichbar, eher zu verwirklichen zu sein. Daher scheuen wir nicht davor zurück, es anzugehen. Dadurch steigt wiederum die Wahrscheinlichkeit, unser größeres Ziel erfolgreich zu verwirklichen. Betrachten wir zwei Beispiele dieses Prozesses – bei denen es sich zum einen um ein privates, zum anderen um ein berufliches Ziel handelt.

Planung eines privaten Ziels. Da Sie sich für die Angelegenheiten Ihres Gemeindewesens interessieren, beschließen Sie, Vorstandsmitglied einer bestimmten, von Ihnen besonders geschätzten gemeinnützigen Organisation zu werden. Eine Einschätzung Ihrer besonderen Stärken läßt Sie zu dem Schluß gelangen, daß Ihre Talente am besten genutzt würden, wenn Sie für den Finanzbereich zuständig wären, und daß für die Erreichung dieses Ziels ein Zeitraum von drei Jahren vernünftig erscheint. Sie stecken sich das Ziel, innerhalb von zwei Jahren den Vorsitz im Ausschuß für Mittelbeschafffung zu übernehmen und diese Aufgabe besser zu erledigen als sämtliche Vorgänger in diesem Amt. Weiter planen Sie, bis Jahresende im gegenwärtigen Ausschuß für Mittelbeschaffung mitzuarbeiten und Ihre Aufgabe außerordentlich gut zu erledigen. Diese Woche werden Sie den derzeitigen Ausschußvorsitzenden anrufen und ihm Ihre freiwillige Mitarbeit bei der Jahresauktion anbieten. Morgen und übermorgen werden Sie Kontakt zu den Organisatoren früherer Auktionen aufnehmen und Termine für einen Besuch bei ihnen ausmachen, um Ideen zu sammeln. Heute werden Sie im Büro der Organisation anrufen, um die notwendigen Namen und Telefonnummern in Erfahrung zu bringen. Beachten Sie, daß Sie von einem spezifischen Ziel ausgegangen sind: in drei Jahren Vorstandsmitglied für den Finanzbereich zu werden. Ohne dieses Fernziel wäre keine der anderen Entscheidungen sinnvoll gewesen.

Planung eines beruflichen Ziels. Als Bestandteil der langfristigen Planung hat Ihr Unternehmen angekündigt, daß in drei Jahren eine neue Abteilung eingerichtet werden soll. Sie würden gern die Leitung des Informationsdienstes dieser neuen Abteilung übernehmen. Sie wissen, daß Sie sich mit anderen Mitarbeitern Ihres Unternehmens einen harten Konkurrenzkampf um diese Stelle liefern werden. Seit gut einem Jahr leiten Sie eine Sektion Ihrer Abteilung. Eine Beförderung zum Abteilungsleiter würde einen beträchtlichen Aufstieg in relativ kurzer Zeit darstellen – es wäre in

Ihrem Unternehmen zwar kein einmaliges, jedoch ein ziemlich ungewöhnliches Vorkommnis. Sie werden einen offensiven Plan benötigen.

Ihr Plan sieht daher Ziele vor, die mit den formalen Ausbildungsvoraussetzungen Ihres Unternehmens für Führungspositionen verbunden sind. Sie beschließen, innerhalb von zwei Jahren die notwendigen Qualifikationen für eine Position als Abteilungsleiter zu erwerben. Sie planen, in einem Jahr zum stellvertretenden Abteilungsleiter befördert zu werden. Die dafür erforderlichen Qualifikationen werden Sie innerhalb der nächsten sechs Monate erwerben. Bis zum Ende dieser Woche werden Sie mit dem Personalchef gesprochen haben und seinen Rat für das Erreichen dieser Ziele und die Teilnahme an den dazu erforderlichen Kursen einholen. Heute werden Sie den Personalchef anrufen, um einen Termin für das Gespräch zu vereinbaren.

Was sind Ziele?

Viele Menschen denken nicht weiter über die Bedeutung des Begriffs „Ziel“ nach. Genauer betrachtet hat dieser Begriff zwei verschiedene Bedeutungen. Zum einen beschreibt er Fernziele. Ihre Verwirklichung erfordert je nach Berufssparte, Industriezweig oder individueller Situation einen unterschiedlich langen Zeitraum. Da ein Baum zum Wachstum fünfzig Jahre benötigen kann, wird sich die langfristige Planung in der Holzwirtschaft erheblich von der Planung in anderen Industriezweigen unterscheiden. Daneben beinhaltet der Begriff auch Nahziele, die sich auf kürzere Zeiträume erstrecken. Bei beiden oben erwähnten Beispielen gingen wir von einem Fernziel aus und erarbeiteten davon ausgehend abgestufte Nahziele.

Eine Definition, die beide Bedeutungen umfaßt, lautet: Fern- und Nahziele sind im voraus festgelegte Endergebnisse. Entscheidend ist, daß man sich im voraus festlegt. Man schießt nicht einfach drauflos und bezeichnet dann das zufällig Getroffene als Ziel. Ihr Ziel kann beispielsweise darin bestehen, die Produktivität Ihrer Sektion in den bevorstehenden sechs Monaten um 15 % zu steigern, bis zum Jahresende sechs neue Kunden für Ihr Unternehmen zu gewinnen, im kommenden Jahr Ihr Einkommen um 30 % zu steigern, bis zu einem bestimmten Zeitpunkt zum Vorstandsmitglied befördert zu werden, im übernächsten Sommer mit Ihrer

Familie Urlaub in Europa zu machen, innerhalb von drei Jahren ein Eigenheim zu erwerben.

Effektive Ziele müssen bestimmte Merkmale aufweisen:

- *Ein Ziel muß anspruchsvoll sein.* Dieses Merkmal ist die wichtigste Eigenschaft von allen. Ein anspruchsvolles Ziel motiviert uns dazu, unser Bestes zu geben. Vor nicht allzu langer Zeit hatten wir in einem Zeitmanagement-Seminar einen Teilnehmer, der sich noch nie ernsthaft Ziele gesetzt hatte. Im Vorjahr hatten sich seine Umsätze auf 12,3 Millionen Dollar belaufen, und für das kommende Jahr hatte er sich ein Ziel von 13 Millionen Dollar gesetzt – was nicht gerade eine beträchtliche Steigerung darstellte. Nach der Diskussion über Ziele im Rahmen des Seminars beschloß er noch am gleichen Tag, sein Ziel für das kommende Jahr auf 15 Millionen Dollar anzuheben. Sechs Monate später rief er mich an, um mir von seinen Erfolgen zu berichten. Das Geschäft lief so gut, daß er sein Ziel auf 17 Millionen Dollar angehoben hatte. „Wenn alles weiterhin so gut läuft, könnte ich sogar 20 Millionen erreichen."

„Warum lautet Ihr Ziel dann nicht 20 Millionen?", fragte ich.

Machen Sie sich die Verwirklichung Ihrer Ziele nicht zu leicht – sonst machen Sie sich selbst etwas vor.

- *Ein Ziel muß erreichbar sein.* Sie dürfen sich keine unrealistischen Ziele setzen. Es würde Sie nur frustieren, so daß Sie schließlich möglicherweise aufgeben. Ziele, die eindeutig unerreichbar sind, untergraben die Arbeitsmoral und zerstören die Motivation.

- *Ein Ziel sollte spezifisch und meßbar sein.* Wie wollen Sie feststellen, ob Sie Ihr Ziel erreicht haben, wenn es vage und unspezifisch war? „Mehr delegieren" ist kein meßbares Ziel – wieviel und was genau wollen Sie wann und an wen delegieren? „Mehr Zeit für die Familie" ist kein ausreichend spezifisches Ziel. Betrachten Sie zum Vergleich einmal folgendes Ziel: „Vier Abende pro Woche rechtzeitig zum Abendessen mit den Kindern wieder zu Hause sein; samstags nach 12 Uhr mittags nicht mehr arbeiten; einmal im Monat ein Wochenendausflug mit der ganzen Familie." Mit derart spezifischen Zielen peilen Sie etwas Konkretes an und können feststellen, ob Sie Erfolg haben.

- *Jedes Ziel muß mit einer Frist versehen werden.* Andernfalls wird man es nicht ernst nehmen. Fristen erfüllen eine äußerst nützliche Funktion bei der Zielsetzung. Sie vermitteln ein Gefühl der Dringlichkeit und ermöglichen die Feststellung der Fortschritte. Diese beiden Elemente führen zu einer beträchtlichen Steigerung der Wahrscheinlichkeit, daß das Ziel auch wirklich erreicht wird. Ein Ziel ohne Erledigungsfrist bleibt ein Traum.

● *Ziele sollten mit denjenigen vereinbart werden, die für ihre Verwirklichung zuständig sind.* Werden die für das Erreichen eines Zieles Zuständigen am Zielsetzungsprozeß beteiligt, werden sie sich für das Ziel begeistern und engagieren. Wer möchte schließlich die Erfahrung machen, daß seine Ziele unerreicht bleiben? Werden die Betroffenen nicht so einbezogen, daß sie die gesetzten Ziele als ihre „eigenen" Ziele betrachten, kann man bestenfalls darauf hoffen, daß sie aus einem Pflichtgefühl heraus mitarbeiten. Wirkliches Engagement ist nicht zu erwarten.

● *Ein Ziel sollte schriftlich festgehalten werden.* Andernfalls kann es allzu leicht in Vergessenheit geraten. Versucht man, sich das Ziel zu merken, kann es vorkommen, daß sich das Ziel jedesmal ändert, wenn man es sich wieder in Erinnerung ruft. Wer sich ernsthaft Ziele setzt, hält sie schriftlich fest und behält sie außerdem sichtbar vor Augen, um sich regelmäßig daran zu erinnern.

● *Ein Ziel sollte flexibel sein.* Sollten sich aus Gründen, auf die Sie keinen Einfluß haben, bestimmte, für Ihr Ziel relevante Bedingungen ändern, sollten Sie das Ziel überprüfen. Klammern Sie sich nicht hartnäckig an etwas, das unmöglich geworden ist. Die Umstände können eine Korrektur Ihrer Ziele nach oben oder auch nach unten erforderlich machen. Lassen Sie mich jedoch folgenden Warnhinweis geben: Sie sollten Ihre Ziele nicht vorschnell nach unten korrigieren, sobald sich die externen Bedingungen in negativer Weise verändern. Möglicherweise lassen sich die negativen Auswirkungen durch geschickteres Vorgehen ausgleichen.

Zeit und Ziele

Das Setzen spezifischer Ziele stellt den ersten Schritt zu einem effektiven Zeitmanagement dar. Diese Tatsache ist äußerst wichtig und wird häufig übersehen. Wie Sie noch sehen werden, beginnt Ihr Tagesplan – jenes wunderbare Instrument, das die Zeit zu Ihrem Freund statt zu Ihrem Feind macht – mit Ihren Zielen. Behalten Sie fürs erste folgenden entscheidenden Punkt vor Augen:

Sie sollten Ihren Tag so organisieren, daß Sie Ihre Zeit weitestgehend auf Handlungen verwenden, die Ihnen bei der Verwirklichung Ihrer Ziele helfen.

Je mehr Fortschritte Sie bei Ihren Bemühungen zur Erlangung der Kontrolle über Ihre Zeit erzielen werden, desto stärker werden Sie auch den Wunsch verspüren, sich Ziele für die eingesparte Zeit zu setzen. Spaßeshalber sollten Sie dann einmal versuchen, für eine gewisse Zeit diesen Zielen höchste Priorität einzuräumen. Ich denke, das Ergebnis wird Ihnen gefallen.

Ihre Ziele bilden den Kernpunkt, der über die Verwendung Ihrer Zeit bestimmt. Es darf wohl erneut darauf hingewiesen werden, daß auch hier beträchtliche Wechselwirkungen bestehen. Mit zunehmenden Erfolgen im Sinne einer effektiven Zeitnutzung werden Sie feststellen, daß Sie immer größere Fortschritte bei der Verwirklichung Ihrer Ziele machen. Dadurch wiederum werden Sie einen noch größeren Anreiz erhalten, Ihre Ziele in den Vordergrund zu stellen oder sie vielleicht sogar noch höher zu stecken.

Prioritäten

Viele Menschen verwechseln Nah- oder Fernziele mit Prioritäten. Einfach ausgedrückt sind Prioritäten Ziele, die in die Reihenfolge ihrer Bedeutung gebracht worden sind. Betrachten Sie Ihre Ziele und ordnen Sie sie nach ihrer Bedeutung – das oberste Ziel hat höchste Priorität für Sie. Das zweitoberste Ziel hat zweithöchste Priorität, und so weiter.

Vor kurzem protestierte jemand: „Aber ich habe ausschließlich Prioritäten! Ich schwimme in Prioritäten und weiß nicht, wo ich anfangen soll.“ Meine Antwort lautet: „Zwar mag es sich um lauter Prioritäten handeln, doch nicht alle von ihnen haben höchste Priorität. Relativ rasch können Sie lernen, zwischen Ihren Prioritäten zu unterscheiden.“

Der Begriff „Priorität“ umfaßt zwei Aspekte: langfristige Bedeutung und kurzfristige Dringlichkeit. Von langfristiger Bedeutung ist eine Aufgabe, auf die Sie beispielsweise nach einem Jahr in dem sicheren Bewußtsein zurückblicken können, daß es wichtig war, dafür Zeit aufgewendet zu haben. Hat Ihre PR-Agentur einen Großkunden und fünf kleinere Kunden, ist die Entwicklung des Kommunikationsplans für den Großkunden eine Aufgabe von großer langfristiger Bedeutung. Kurzfristige Dringlichkeit kennzeichnet Aufgaben, die unabhängig von ihrer Bedeutung sofort erledigt werden müssen. Anmeldetermin für das Ferienlager ist heute. Zwar mag die Teilnahme an dem Zeltlager nicht von langfristiger Bedeutung sein (auch wenn Ihre Tochter hier sicherlich anderer Meinung ist), doch hat die Anmeldung heute zu erfolgen, wenn diese Aufgabe überhaupt erledigt werden soll.

Prioritätenmatrix

Die beiden Aspekte des Begriffs „Priorität“ können eine unterschiedlich starke Ausprägung haben. Die langfristige Bedeutung mancher Aufgaben ist eher gering, während andere lediglich eine „gewisse“ Dringlichkeit aufweisen. Manche Aufgaben sind weder von langfristiger Bedeutung noch von kurzfristiger Dringlichkeit, wogegen andere wiederum beides sind. Der unterschiedliche Grad der Ausprägung dieser beiden Aspekte läßt sich zahlenmäßig erfassen. Eine Kombination dieser Zahlen ermöglicht es dann, eine Rangordnung der gesamten Aufgaben zu erstellen. Das von mir selbst verwendete System weist den Aufgaben mit höchster Bedeutung oder größter Dringlichkeit eine 1 zu. Aufgaben von mittlerer Bedeutung oder Dringlichkeit erhalten eine 2, und für geringe Bedeutung oder Dringlichkeit vergebe ich eine 3. Betrachten wir die Funktionsweise dieses Systems.

Nehmen wir an, Sie sind Marketing-Koordinator in einem mittelgroßen Architektur- und Ingenieurbüro. Es ist Donnerstagnachmittag, und nach Beendigung Ihres morgigen Arbeitstages werden Sie in Urlaub fahren. Bis dahin haben Sie noch folgende fünf Aufgaben zu erledigen:

1. Dias über das Bank-Projekt sortieren.
2. Die audiovisuelle Ausrüstung für die für nächste Woche angesetzte Vorstellung des neuen Projekts überprüfen.
3. Den neuen Ingenieur in die Präsentationstechniken einführen.
4. Das Angebot für ein Umspannwerk an das Amt für öffentliche Versorgungseinrichtungen überprüfen und fristgerecht einreichen.
5. Eine Besprechung mit der Grafik-Designerin über einen neuen Firmenschriftzug führen.

Sie sollten nacheinander alle Aufgaben analysieren. Die Dias über das Bank-Projekt sind vor allem für das Dia-Archiv bestimmt. Aller Wahrscheinlichkeit nach werden sie in nächster Zeit nicht benötigt. Bedeutung : 3; Dringlichkeit : 3. Die Präsentation des Projekts für den neuen Kunden ist äußerst wichtig. Ihr Unternehmen hat die ersten beiden Ausschreibungsrunden überstanden, und es handelt sich um ein Großprojekt. Bedeutung : 1; Dringlichkeit : 1. Der neue Ingenieur wird zwar an der Präsentation in der kommenden Woche wahrscheinlich nicht mitwirken, muß aber dennoch eingearbeitet werden. Bedeutung : 2; Dringlichkeit : 3. Das Amt für öffentliche Versorgungseinrichtungen hat Baumaßnahmen am neuen Umspannwerk ausgeschrieben. Sie schätzen die Chancen, daß die Entscheidung zugunsten Ihres Unternehmens ausfallen wird, als sehr gering ein, doch die Frist für die Vorlage der Angebote ist Freitag, 16 Uhr. Bedeutung : 3; Dringlichkeit : 1. Die Designerin möchte Ihnen einige grobe Entwürfe für den neuen Schriftzug vorlegen. Sie erwartet Ihre Reaktion, um während Ihrer Abwesenheit an dem Projekt weiterarbeiten zu können. Bedeutung : 2; Dringlichkeit : 1.

Als nächstes gilt es, die Zahlen unter Verwendung einer Prioritätsmatrix ähnlich der hier dargestellten zu addieren und festzustellen, welche Reihenfolge sich dabei für die Erledigung der Aufgaben ergibt. Es zeigt sich, daß dem ersten Punkt auf Ihrer ursprünglichen Liste mit „zu erledigenden" Dingen die niedrigste Priorität einzuräumen ist. Sie planen daher, sich damit zuletzt zu beschäftigen. Sollte eine neue Aufgabe Ihre Aufmerksamkeit in Anspruch nehmen, werden Sie möglicherweise keine Zeit zum Sortieren der Dias finden. Da jedoch diese Aufgabe die geringste Priorität hat, ist der Aufschub bis zur Rückkehr aus dem Urlaub recht unwesentlich.

Es liegt auf der Hand, daß Sie nicht täglich eine Prioritätsmatrix erstellen, Aufgaben auflisten und Zahlen addieren werden. Zumeist werden Sie diese analytische Aufgabe eher intuitiv und häufig recht zügig erledigen. Ich habe diese Matrix entwickelt, um zu beweisen, daß Prioritäten relativ sind und systematisch gesetzt werden sollten, statt willkürlich festgelegt zu werden. Sie brauchen diese Technik nur wenige Male zu praktizieren, um sie zu beherrschen. Sie wird sich als äußerst nützlich für Ihre eigene Planung erweisen.

Beispiel einer Prioritätenmatrix

Aufgabe	Langfristige Bedeutung	Kurzfristige Dringlichkeit	Gewichtung	Priorität
1. Dias Bank	*3*	*3*	*6*	*5*
2. AV-Anlage	*1*	*1*	*2*	*1*
3. Einarbeitung	*2*	*3*	*5*	*4*
4. Vorschlag Amt f. öff. Versorg.	*3*	*1*	*4*	*3*
5. Logo	*2*	*1*	*3*	*2*

Prioritäten und Zeit

Im Verlauf dieses Kapitels werden Sie erfahren, wie Fern- und Nahziele sowie Prioritäten in einen Planungsprozeß eingehen, der in einem schriftlichen Tagesplan gipfelt. Im folgenden sei jedoch zunächst die Bedeutung unseres Verständnisses von Prioritäten erläutert.

Eine Managerin in einem technischen Beratungsunternehmen, die mit dem Konzept der Prioritäten bestens vertraut war, hatte ihre wichtigsten Tagesaufgaben in der Reihenfolge ihrer Bedeutung aufgelistet:

1. Vorschlag für das neue Projekt
2. Leistungsbeurteilung
3. Mitarbeiterbesprechung
4. Beantwortung der Korrespondenz

Mit Hilfe eines Zeit-Tagebuchs (das Sie im nächsten Kapitel kennenlernen werden) notierte sie dann, wieviel Zeit sie tatsächlich im Verlauf des Tages auf die einzelnen Aufgaben verwendete.

Vorschlag für das neue Produkt	10 %
Leistungsbeurteilung	20 %
Mitarbeiterbesprechung	35 %
Beantwortung der Korrespondenz	35 %

Der Aufgabe mit höchster Priorität hatte sie die geringste Aufmerksamkeit gewidmet!

Hier liegt meiner Auffassung nach eine der wichtigsten Funktionen von Prioritäten. Sie sind Richtschnur für die Planung unseres Tages und zeigen uns, worauf wir unsere Energie konzentrieren sollen.

Zu seiner Zeit als Vorstandsvorsitzender von Bethlehem Steel stellte Charles Schwab einem Unternehmensberater namens Ivy Lee eine ungewöhnliche Aufgabe. Er sollte ihm eine Möglichkeit aufzeigen, mehr zu erledigen. Er versprach: „Sollte es funktionieren, werde ich Ihnen einen angemessenen Preis dafür zahlen."

Lee reichte Schwab ein Stück Papier und bat ihn aufzuschreiben, was er am folgendem Tag zu erledigen habe. Als Schwab die Liste abgeschlossen hatte, forderte Lee ihn dazu auf, die Aufgaben nach ihrer wirklichen Bedeutung zu ordnen. Schwab legte die Reihenfolge fest, und Lee sagte ihm: „Beginnen Sie morgen früh sofort mit der Arbeit an Ihrer Aufgabe mit höchster Priorität. Bleiben Sie an dieser Aufgabe, bis sie abgeschlossen ist. Nehmen Sie sich dann die Aufgabe Nummer 2 vor. Fangen Sie nichts anderes an, ehe Sie dieseAufgabe abgeschlossen oder zumindest weitestgehend vorangebracht haben. Gehen Sie dann zu Nummer 3 über, und so weiter. Sollten Sie nicht alles termingerecht erledigen können, braucht Sie das nicht zu beunruhigen. In jedem Falle werden Sie sich um alle wichtigsten Angelegenheiten gekümmert haben, ehe Sie sich von weniger wichtigen Dingen ablenken lassen.

Das Geheimnis liegt darin, Tag für Tag auf diese Weise zu verfahren. Schätzen Sie die relative Bedeutung der zu erledigenden Aufgaben ab, setzen Sie Prioritäten, halten Sie Ihren Maßnahmenplan schriftlich fest und halten Sie ihn ein. Gehen Sie an jedem Arbeitstag so vor. Haben Sie sich von dem Wert dieses Systems überzeugt, lassen Sie es Ihre Mitarbeiter ausprobieren. Testen Sie das System, so lange Sie wollen. Zahlen Sie mir dann einfach den Betrag, den Ihnen diese Idee wert ist.

Wenige Wochen später schickte Schwab Lee einen Scheck über 25 000 Dollar. Später bezeichnete er Lees Ratschlag als die Lektion, von der er in seiner gesamten beruflichen Laufbahn am stärksten profitiert habe.

Der ideale Tag

Möglicherweise glauben Sie, bei Ihrer Arbeit derart häufig mit Unterbrechungen, Krisen und ungewöhnlichen Problemen konfrontiert zu werden, daß es einen „typischen" Arbeitstag nicht gebe. Doch wir alle haben mehr oder weniger regelmäßig bestimmte wichtige Aufgaben zu erledigen. Lehrer haben ihren Unterricht zu planen. Abteilungsleiter haben regelmäßige Besprechungen mit ihren Sektionsleitern einzuberufen. PR-Berater entwickeln Kommunikationskampagnen für ihre Kunden. Mitarbeiter der Finanzabteilung erstellen vierteljährliche Berichte für die Aufsichtsbehörde. Derartige Aufgaben können Elemente umfassen, die täglich zu erledigen sind: Beispielsweise hat der PR-Mann während einer Kampagne täglich eine Pressemitteilung zu verfassen oder der Finanzmanager bei der Vorbereitung eines Berichts täglich die Zahlen einer Abteilung zu prüfen. Täglich sind auch Telefonanrufe zu erledigen bzw. ist die Korrespondenz zu bearbeiten.

Wer entscheidet darüber, wann, zu welcher Tageszeit Sie diese Dinge erledigen?

An dieser Stelle ist auch das Konzept unserer persönlichen Leistungskurve aufzugreifen. Die meisten Menschen haben zu bestimmten Zeiten mehr Energie und sind kreativer als zu anderen Zeiten. Sie fallen beispielsweise unmittelbar nach der Mittagspause in ein „Mittagsloch", während sie gegen 16 Uhr ein zweites Leistungshoch verzeichnen. Sie sollten sich selbst über mehrere Tage hinweg beobachten. Kommen Sie morgens schlecht in Schwung, oder erbringen Sie Ihre besten Leistungen gleich morgens als erstes? Zeichnen Sie Ihre persönliche Leistungskurve, an der sich Ihre Tagesplanung zu orientieren hat. Sie sollten Ihre besten Arbeitszeiten für die wichtigsten Aufgaben reservieren und täglich zur gleichen Zeit an diesen Aufgaben arbeiten.

Der ideale Tag stellt im Grunde eine Schablone für Ihren Tagesplan dar. Er weist bestimmte Zeitblöcke für wichtige Aufgabenkategorien auf. Zur Erstellung des einzelnen Tagesplans werden diese Hauptkategorien dann mit konkreten Aufgaben ausgefüllt. Als Beispiel sei im folgenden die Tagesplanung von Frank Sullivan, dem ehemaligen Vorstandsvorsitzenden eines großen Versicherungsunternehmens, dargestellt. Er reservierte einen Großteil seines Tages für Besprechungen mit Mitarbeitern seines Unternehmens, die Rücksprache mit ihm halten mußten.

Frank Sullivans idealer Tag

6:00 – 6:30	Anfahrt und Diktat
6:30 – 7:00	Gottesdienst
7:00 – 8:00	Stille Stunde, Organisation
8:00 – 8:30	Besprechung mit dem Vorstandsassistenten
8:30 – 9:00	Durchsicht der Post
9:00 – 11:00	Besprechungen nach Vereinbarung
11:00 – 12:00	Telefonate
12:00 – 14:00	Zeit möglichst folgendermaßen verwenden: 12:00 – 13:00 Mittagessen mit VIPs 13:00 – 14:00 Mitarbeiterbesprechung, oder 12:00 – 14:00 Mittagessen außer Haus
14:00 – 15:30	Besprechungen nach Vereinbarung
15:30 – 16:00	Diktierte Korrespondenz unterzeichnen, Post sichten, etc.
16:00 – 17:00	Telefonate
Anmerkung:	Freitage möglichst für Planung, dringende Angelegenheiten und zum Aufarbeiten unerledigter Aufgaben freihalten.

Dieses Konzept des idealen Tags ist ein äußerst wirksames Zeitmanagement-Instrument. Sollte Ihnen dieser Ansatz noch nicht bekannt sein, werden Sie sich ein wenig darin üben müssen, ihn vollständig in Ihre Planung einzubeziehen. Beachten Sie, daß Sie als erstes die regelmäßig auftretenden Hauptkategorien Ihrer Arbeit aufzulisten haben, um Zeitblöcke zu erstellen, die Sie ihnen widmen wollen.

Frank Sullivans idealer Tag enthält ein weiteres wertvolles Instrument: die stille Stunde (7:00 bis 8:00 Uhr). Teil 2 (Zeit-Thema 3) wird ausführlich darauf eingehen. Fürs erste sei zumindest festzuhalten, daß die stille Stunde ihren festen Platz auf dem Zeitplan hat. Ihr wird ein besonderer Zeitblock reserviert, damit sie auch wirklich eingehalten wird.

Alles zusammenfügen

Fassen wir zusammen. Sie wollen mit Ihrem Leben etwas anfangen und sich nicht einfach nur treiben lassen. Aus diesem Grund haben Sie sich Fernziele für Ihr Berufs- und Privatleben gesetzt. Davon ausgehend haben Sie eine Reihe von damit verbundenen Nahzielen entwickelt. Ihre Nahziele sind genau definiert und mit einer Erledigungsfrist versehen. Die schrittweise Verwirklichung dieser Nahziele bringt Sie der Verwirklichung Ihres Fernziels immer näher.

Als nächstes haben Sie das Konzept der „Prioritäten“ kennengelernt und eine Technik zur Auflistung Ihrer Aufgaben in der Reihenfolge ihrer Priorität durch Zuweisung der jeweiligen numerischen Gewichtung erlernt. Gemeinsam bilden diese beiden Bausteine die Grundlage Ihrer Zeitplanung: Fern- und Nahziele setzen, sie nach Prioritäten ordnen, Zeitplan entsprechend erstellen.

Den dritten Baustein Ihres Tagesplans bildet der „ideale Tag“, das „Gerüst“ für Ihren Tagesplan, das bestimmte Zeitblöcke umfaßt, die den wichtigsten Aufgabenkategorien zugeordnet werden. Ihr persönlicher idealer Tag wird sich von dem anderer Menschen unterscheiden, da er Ihre persönliche Leistungskurve widerspiegelt. Dadurch wird gewährleistet, daß Sie die Aufgaben höchster Priorität zu den Zeiten erledigen, in denen Sie ein Leistungshoch verzeichnen.

Der Denkprozeß verläuft wie folgt:

1. Mit Fern- und Nahzielen beginnen.
2. Die Tagesaufgaben diesen Zielen zuordnen.
3. Den Tagesaufgaben entsprechend ihrem Beitrag zu Ihren Gesamtzielen Prioritäten zuweisen.

4. Die Aufgaben nach Priorität und erforderlichem Aufmerksamkeitsgrad zeitlich einplanen.
5. Nach Plan vorgehen und sich bei Krisen und Unterbrechungen von dem Plan leiten lassen.

Der ehemalige Präsident der American Management Association, Larry Appley, formulierte es so: „Letzten Endes geht es darum, zu wissen, wohin man gehen will, den besten Weg dorthin zu planen und die Ereignisse so zu steuern, daß sie dem Plan entsprechen."

Das System, das ich persönlich für das nützlichste halte, gibt einen sichtbaren Überblick über die gesamte Woche. Jeder Wochentag wird in drei Abschnitte mit den Bezeichnungen „Ziele", „Termine" und „Zu erledigen" unterteilt. Mit Hilfe der Schablone des „idealen Tags" reservieren Sie in dem Abschnitt für „Termine" bestimmte Zeiten für wichtige Aufgaben. Abgesehen davon tragen Sie natürlich jeweils zu den entsprechenden Zeiten Besprechungen, Rückrufe, Fristen und Kontrolltermine zur Überprüfung des Fortgangs eines Projekts ein. Die genaue Art Ihres Plans, das Format und das konkret verwendete Kalendersystem sind weniger wichtig als die Tatsache, daß Sie überhaupt solch ein System verwenden.

Wenn es Ihnen ernst damit ist, Ihre Zeit effektiver zu nutzen, tun Sie sich selbst den größten Gefallen damit, Dinge im voraus zu planen. Ein schriftlicher Tagesplan ist die wirksamste Einzelstrategie beim Zeitmanagement. Dennoch erstellt nicht einmal jeder Zehnte einen solchen Plan. Die übrigen neun werden auch weiterhin jeden Abend nach Hause gehen und dabei vor sich hin murmeln: „Wo ist der Tag bloß geblieben?"

Kapitel 4: Veränderungen vornehmen — hier und jetzt beginnen

„Ich weiß einfach nicht, wo meine Zeit immer bleibt."

Dann ist es an der Zeit, es herauszufinden. Die Zeit löst sich nicht einfach auf wundersame Weise in Nichts auf. Sie „bleibt" dort, wohin Sie sie ziehen oder treiben lassen. Möglicherweise entscheiden auch andere darüber, wenn Sie das nicht verhindern. Wie wollen Sie die Kontrolle über Ihre Zeitnutzung erlangen, wenn Sie nicht wissen, wo Ihre Zeit bleibt?

Sie sollten daher innehalten und noch einmal zum Anfang von Teil 2 zurückschlagen. Gleich zu Beginn finden Sie die Auflistung der zwanzig wichtigsten Zeitverschwender. Mit ziemlicher Sicherheit haben Sie dann oder wann mit jedem von ihnen schon einmal zu tun gehabt. Zweifellos stellen jedoch einige von ihnen ein größeres Problem für Sie dar als andere. Wollen Sie Ihr Zeitmanagement effektiver gestalten – und das ist schließlich das grundlegende Ziel dieses Buchs – , müssen Sie feststellen, welche Zeitverschwender Ihnen die größten Probleme bereiten. An diesen Zeitdieben haben Sie dann zu arbeiten. Probleme lassen sich erst beseitigen, wenn sie identifiziert worden sind.

Die Bestimmung Ihrer Zeitprobleme erfordert es, Ihre tatsächliche Zeitnutzung festzustellen. Diese Maßnahme bildet den entscheidenden ersten Schritt zu einer effektiveren Zeitnutzung. Das einzige angemessene Instrument dafür ist ein Zeit-Tagebuch, also die detaillierte Aufzeichnung all dessen, dem Sie im Verlauf eines Arbeitstages einen Teil Ihrer Aufmerksamkeit widmen.

An diesem Punkt lassen sich viele Menschen abschrecken. Sie glauben, ziemlich gut zu wissen, was sie Tag für Tag tun, und meinen daher, diesen Teil auslassen zu können. Hätte ich mit jedem, der diese Auffassung vertrat, auch nur um einen einzigen Dollar gewettet, hätte ich mich schon vor langer Zeit zur Ruhe setzen können. Tatsache ist, daß niemand eine realistische Vorstellung davon hat, wo seine Zeit bleibt, solange er nie ein Zeit-Tagebuch geführt hat. Das Ergebnis überrascht immer.

Unser Gedächtnis spielt uns gern kleine Streiche. Wir neigen dazu, die vielen kleinen Unterbrechungen zu vergessen und nicht zu bemerken, wieviel Zeit sie uns zusammengenommen rauben.

Irgendwie übersehen wir auch gern, wieviel Zeit wir für die vielen persönlichen Schwätzchen zwischendurch verwenden – „Das ist doch wirklich nicht so wichtig“. Uns ist ebenfalls nicht bewußt, wieviel Zeit wir auf Tätigkeiten verwenden, die keinerlei Ergebnis hervorbringen – beispielsweise die vergebliche Suche nach Akten oder Anrufe bei Gesprächspartnern, die nicht an ihrem Platz sind –, denn jede einzelne dieser Handlungen erscheint für sich genommen völlig unbedeutend. Addieren wir jedoch all diese Handlungen, werden wir klar damit konfrontiert, wieviel Zeit wir täglich verschwenden. Ein Zeit-Tagebuch konfrontiert Sie mit der Realität Ihres Umgangs mit der Zeit.

Eine weitere, häufig zu hörende Klage lautet, das Führen eines Zeit-Tagebuchs erfordere zuviel Zeit. Sollten Sie der Auffassung sein, viel zu beschäftigt zu sein, um auch noch ein Zeit-Tagebuch führen zu können, sind Sie ipso facto genau die Art von Mensch, die es nötig hat. Erinnern Sie sich noch an die in Kapitel 1 erwähnte Geschichte mit dem Baumfäller, der glaubte, keine Zeit für eine Arbeitspause zum Schärfen seiner Säge zu haben? Sie werden es vielleicht nicht glauben, aber das Führen eines Zeit-Tagebuchs erfordert nicht viel Zeit – nahezu gar keine Zeit, wenn Sie Ihr Zeit-Tagebuch ständig zur Hand haben und Ihre Tätigkeiten immer sofort eintragen. Zudem läßt sich Sie auf diese Art und Weise sicherstellen, daß Sie nichts vergessen werden.

Eine dritte, weitverbreitete Klage ist häufig zu hören, wenn jemand soeben zum ersten Mal Buch über seinen Arbeitstag geführt hat und gequält protestiert: „Ich weiß, es sieht wirklich übel aus, aber ich kann alles erklären. Heute war einfach kein normaler Tag. Normalerweise geht nicht soviel schief.“ In den vielen Jahren meiner Tätigkeit als Veranstalter von Zeitmanagement-Seminaren ist mir noch kein „normaler“ Tag untergekommen. Ein Verkäufer, der völlig überrascht über die Entdeckung war, daß er nur 19 Prozent seiner Zeit auf seine Aufgabe mit höchster Priorität verwendet hatte, sagte: „Wenn ich auf einen normalen Tag warten will, werde ich vorher längst tot sein.“

Ein detailliertes Zeit-Tagebuch ist unerläßlich, denn der schmerzliche Prozeß der Änderung unserer Gewohnheiten erfordert mehr Anstrengung als nur die Beobachtung der Erfahrungen anderer. Wir brauchen den Anreiz, der der überraschenden Entdeckung entspringt, wieviel Zeit wir selbst verschwenden. Ein Zeit-Tagebuch ist die einzige Möglichkeit, um an die von uns benötigten Informationen zu gelangen.

Führen eines Zeit-Tagebuchs

Mindestens drei Tage lang sollten Sie äußerst gewissenhaft und detailliert Buch über Ihre gesamten Tätigkeiten führen. Besser ist es, eine ganze Woche lang so zu verfahren, vor allem wenn Ihre Arbeit einem gewissen Rhythmus folgt und bestimmte Dinge an bestimmten Wochentagen zu erledigen sind. Folgende spezifischen Schritte sind durchzuführen:

- Das Tagesdatum notieren. Drei bis sechs wichtige Tagesziele auflisten – Dinge also, die Sie zu erledigen haben. Schlagen Sie erforderlichenfalls nochmals in Kapitel 3 nach, in dem Ziele und Prioritäten beschrieben werden. Für jedes der Ziele eine Erledigungsfrist setzen.

- Im Verlauf des Tages jede Tätigkeit aufzeichnen. Sobald Ihre Aufmerksamkeit von einer Angelegenheit zu einer anderen überschwenkt, ist diese ablenkende Tätigkeit zu notieren, auch wenn sie noch so trivial ist. Dadurch werden alle Unterbrechungen und die jeweiligen Ursachen und Gründe dafür notiert. Die Aufzeichnungen sollten möglichst genau sein.

- Die für jede Tätigkeit aufgewendete Zeit notieren.

- Jeder einzelnen Angelegenheit eine Priorität zuordnen. Auf diese Weise läßt sich am Ende des Tages ein Rückblick durchführen, um festzustellen, wieviel Zeit Sie auf die Arbeit an Aufgaben mit hoher Priorität verwendet haben. Folgende Gewichtung einhalten:

1 = Wichtig und dringend (ein Muß)
2 = Wichtig (sollte erledigt werden)
3 = Routine (könnte selbst erledigt, aber auch delegiert werden)
4 = Verschwendung (Warum habe ich das getan?)

- In einer Spalte für „Anmerkungen“ notieren, wie die Dinge besser hätten erledigt werden können. Manche Menschen halten am Ende des Tages gern noch einmal Rückschau, weil sie glauben, im Rückblick über eine bessere Perspektive zu verfügen. Ich empfehle, entsprechende Anmerkungen im Verlauf des Tages zu no-

Elizabeths Zeit-Tagebuch

Datum: *15. Sept.*

Ziele für heute

Rang	Ziel	Frist	Rang	Ziel	Frist
1	*Vertrag schr.*	*10:30*	*3*	*TO f. MA-Bespr.*	*12:00*
2	*Bericht an SK*	*11:00*	*4*	*Korrespond.*	*16:00*

Prioritäten zur Bewertung der aufgezeichneten Tätigkeiten:

1 = Wichtig und dringend (Muß)
2 = Wichtig (sollte getan werden)
3 = Routine (erledigen oder delegieren)
4 = Verschwendung (Warum habe ich das getan?)

Zeit	Aktivität	Verw. Zeit	Priorität	Anmerkungen
8:05	*Zeitunglesen*	*25*	*4*	*In Mittagspause lesen*
8:30	*Telefon. Nachrichten prüfen*	*5*	*2*	*Mary könnte Priorit. für mich setzen*
8:36	*Rückruf T → BR (wg. Mill)*	*5*	*2*	*Guter Zeitpunkt; sie ist da, hat noch Zeit*
8:41	*→ T – SH (Picknick)*	*5*	*4*	*Problem gehört nicht hierher*
8:46	*X Mary? Brief (Jones)*	*2*	*3*	*Hätte besser gleich morgens geprüft werden sollen . . .*
8:48	*Kaffee, Gespräch m. Bill (Schwatz)*	*10*	*4*	*Schwätzchen macht Spaß, aber . . .*
8:58	*Post öffnen, lesen*	*25*	*4*	*Könnte Mary öffnen, sortieren, z. T. beantworten; lesen kann ich später am Nachm.*
9:23	*Diktat Vertragsentwurf*	*7*	*1*	*Brauche Info von WH*
9:27	*T → WH wg. Info*	*3*	*1*	*Ist nicht da; Nachricht hinterlassen*
9:30	*Wiederaufnahme Diktat*	*14*	*1*	*Diktiergerät würde doppelt Zeit sparen!*
9:44	*X → T SK wg. Bericht*	*4*	*2*	*Weit hinter dem Plan zurück! Hab' noch bis 11 Uhr Zeit, um Frist einzuhalten*

tieren. So läßt sich die Gefahr, daß Einzelheiten in Vergessenheit geraten, auf ein Minimum reduzieren.

Papier oder Computer?

Üblicherweise werden Zeit-Tagebücher handschriftlich geführt. Die in diesem Abschnitt dargestellten, von Elizabeth und Bill benutzten Formblätter bilden die Grundlage dafür. Das Tagebuch sollte ständig zur Hand sein, so daß man sich Notizen machen kann, während man die jeweiligen Dinge erledigt. Anrufe können Sie gleichzeitig notieren. Bei Gesprächen mit unangemeldeten Besuchern können Sie unauffällig nach Ihrem Tagebuch greifen und den Besuch vermerken. Wollen Sie Briefe unterzeichnen, sollten Sie diese Tätigkeit als erstes in Ihrem Tagebuch eintragen.

Hilfreich ist die Verwendung von Abkürzungen und Kürzeln. Namen und Projekt lassen sich mit den jeweiligen Anfangsbuchstaben abkürzen. Ein großen X steht für Unterbrechungen. Ein Fragezeichen kann zusammen mit den Initialen einer Person Ihr persönliches „Stenokürzel“ für „hatte eine Frage“ sein. Ein großes T mit einem Pfeil kann für Telefonate stehen – zeigt die Pfeilspitze auf das T, symbolisiert sie ein eingegangenes Telefongespräch; weist sie dagegen davon weg, steht das für ein von Ihnen selbst angewähltes Telefonat.

→T = ankommendes Telefongespräch
T← = hinausgehendes Telefonat

Sofern Sie ständig einen Personal Computer zur Verfügung haben – wie es heutzutage zunehmend der Fall ist –, können Sie Ihr Zeit-Tagebuch auch mit Hilfe Ihrer Lieblings-Software für Tabellenkalkulation führen. Halten Sie sich an obiges Format des Tagebuchs und definieren Sie Ihre Spalten entsprechend. Vielleicht ist Ihr Programm in der Lage, den Zeitpunkt jeder Eintragung automatisch einzufügen und die aufgewendete Zeit kontinuierlich zu registrieren. Gestattet Ihre Software die Verwendung von Macros, sollten Sie Super-Kürzel für häufig verwendete Namen und Bezeichnungen entwickeln. Am Ende des Tages werden sich Ihre Tätigkeiten rasch nach Art und Kategorie sortieren lassen. So erhalten Sie einen unmittelbaren Überblick über die aufgewendete Gesamtzeit. Am Ende der Woche liegen Ihnen dann die Informationen vor, die bestimmte Handlungs- bzw. Ergebnismuster erkennen lassen.

Anmerkungen zu Ihrem Zeit-Tagebuch

Haben Sie noch nie ein Zeit-Tagebuch geführt, sollten Sie sich zu Beginn jedes Tages folgende Punkte in Erinnerung rufen:

- Notieren Sie das neue Gebiet, sobald Sie Ihre Aufmerksamkeit einer neuen Angelegenheit zuwenden. Begehen Sie nicht den weitverbreiteten Fehler, Ihre Aufzeichnungen in festen Zeitabständen, beispielsweise nach jeweils 15 Minuten, zu machen – auf diese Weise geht einfach zuviel verloren.

- Seien Sie möglichst genau. Das Zeit-Tagebuch verliert durch sehr allgemein gehaltene Aufzeichnungen erheblich an Wert. Wenn Sie einen zehnminütigen Zeitblock unter der Bezeichnung „Telefonate“ notieren, werden Sie am Ende des Tages nicht beurteilen können, welche der Telefonate notwendig waren und welche Zeitverschwendung bzw. Unterbrechungen darstellten. Sie werden nicht einmal feststellen können, ob die auf die notwendigen Telefonate verwendete Zeit gerechtfertigt oder teilweise verschwendet war.

- Notieren Sie alles. Auch möglicherweise unwichtig erscheinende Tagträume, Schwätzchen oder kurze Unterbrechungen sind aufzuzeichnen. Schließlich geht es Ihnen gerade darum herauszufinden, wieviel Ihrer gesamten Zeit mit derartigen „unwichtigen“ Handlungen vergeudet wird.

- Machen Sie Ihre Aufzeichnungen, während Sie sich mit den jeweiligen Angelegenheiten befassen.

- Notieren Sie kontinuierlich, worauf Sie Ihre Zeit verwenden. Versuchen Sie nicht, am Ende des Tages alles aufzuholen. Das ist mit Sicherheit der größte Fehler überhaupt. Sie werden sich nicht an alles erinnern können, selbst wenn Sie dazu imstande zu sein glauben – niemand verfügt über ein dermaßen gutes Gedächtnis. Außerdem ist ein derartiges Vorgehen eine geradezu unwiderstehliche Versuchung für Sie, Ihre Notizen zu beschönigen. Kontinuierliche Aufzeichnungen helfen Ihnen, dieser Neigung zu widerstehen und sie nicht zu einem Problem werden zu lassen.

Nützlicher Nebeneffekt

Der größte Nutzen eines Zeit-Tagebuchs besteht darin, Ihnen bei der Identifizierung Ihrer wirklichen Probleme im Umgang mit der

Zeit zu helfen. Es zwingt Sie dazu, sich der Realität zu stellen, so daß Sie sinnvolle Korrekturmaßnahmen einleiten können.

Gleichzeitig gibt es jedoch noch einen positiven, äußerst nützlichen Nebeneffekt, der Ihnen keinerlei zusätzliche Bemühungen abfordert. Die Disziplin, Dinge niederzuschreiben, bewirkt eine automatische Selbstkorrektur. Das Niederschreiben zwingt uns dazu, uns unserer Handlungen bewußt zu werden. Daher werden wir dazu befähigt, Fehler sofort als solche zu erkennen und unmittelbar Korrekturmaßnahmen einzuleiten. Hinzu kommt noch, daß diese Selbstkorrektur praktisch zu einem Automatismus wird; sie erfordert nahezu keine bewußten Anstrengungen.

Analyse Ihres Zeit-Tagebuchs

Als nächsten Schritt sollten Sie sich Ihr Tagebuch ausführlich und kritisch vornehmen, um festzustellen, was es Ihnen zu sagen hat. Seien Sie ehrlich mit sich selbst, sonst ist das Führen des Zeit-Tagebuchs vergebliche Mühe gewesen. Stellen Sie sich folgende Fragen:

1. Um welche Uhrzeit haben Sie mit der Arbeit an Ihrem wichtigsten Ziel begonnen?
   Hätten Sie eher damit beginnen können?
   Hätten Sie Ablenkungen vermeiden können?
   Haben Sie nach einer Ablenkung unmittelbar die Kontrolle wiedererlangt und sind sofort an Ihre Aufgabe zurückgekehrt?
2. Wie lang war die längste Zeitspanne völlig ungestörter Arbeit? (Mittagessen oder Besprechungen nicht eingerechnet)
3. In welchem Zeitraum waren Sie am produktivsten/am wenigsten produktiv?
4. Wie weit haben Sie Ihre Hauptziele für den Tag verwirklicht?

Ziel	Zu wieviel % erledigt?
1. ______	
2. ______	
3. ______	
4. ______	
5. ______	

5. Haben Sie sich an einen schriftlichen Plan auf der Grundlage der Tagesprioritäten gehalten?
6. Haben Sie zum richtigen Zeitpunkt die richtigen Aufgaben erledigt?
7. Haben Sie sich mit Aufgaben befaßt, die Sie nicht hätten erledigen sollen? Hätten Sie diese Aufgaben delegieren können?
8. Wie hätten Sie Ihre Arbeit auf produktivere, einfachere oder weniger detaillierte Weise erledigen können?
9. Zu den aufgetretenen Unterbrechungen:
   a) Betrafen die Unterbrechungen Angelegenheiten, die wichtiger waren als die unterbrochene Aufgabe selbst?
   b) Zählen Sie die Unterbrechungen in den einzelnen Kategorien, um die Hauptprobleme zu bestimmen: Telefongespräche? Besucher? Krisen? Sie selbst? Stellvertreter? Mitglieder Ihres Teams? Kunden? Zu lange Besprechungen? Unnötige Besprechungen?
   c) Unterbrechen Sie selbst andere unnötigerweise bei der Arbeit?
10. Zu Kontakten/Kommunikation mit anderen:
    a) Sind die Gespräche mit anderen wichtig und es daher wert, geführt zu werden?
    b) Dauern sie zu lange?
    c) Haben Sie sich jeweils an die zuständige Person gewandt?
    d) Gab es unproduktive Kontakte, weil Ihnen Notizen über bereits erfolgte Besprechungen und Folgemaßnahmen fehlten?
11. Wieviel Zeit verbrachten Sie mit der Bearbeitung von Papierkram? Läßt sich diese Zeit durch bessere Selbstorganisation verringern? Vergeuden Sie Zeit mit Suchen aufgrund eines schlechten Ablagesystems?
12. Verfügen Sie über ein effektives System zur Überwachung des Fortgangs Ihrer eigenen und der von Ihnen delegierten Projekte?
13. Haben Sie Reise- oder Wartezeiten produktiv genutzt? Wie hätte sich diese Zeit nutzen lassen?
14. Wurden Aufgaben übereilt oder ungeduldig erledigt und mußten daher nochmals aufgegriffen werden?
15. Stand die Nutzung Ihrer Zeit in Relation zu Ihren Prioritäten?

Auf der Grundlage dieser Fragen lassen sich Elizabeths Fehler leicht aufspüren:

- In den ersten eineinhalb Stunden wurde nur eine einzige Angelegenheit mit hoher Priorität in Angriff genommen. Damit liegt ein Verstoß gegen einen Grundsatz beim Zeitmanagement vor: Priorität Nr. 1 zuerst erledigen!
- Die Aufgabe mit höchster Priorität hätte in den ersten zwanzig Minuten des Tages erledigt werden können, wenn die notwendigen Informationen rechtzeitig eingeholt worden wären.
- Die Unterbrechung bei der Arbeit am Vertragsentwurf stellten lediglich Verzögerungen, jedoch keine Lösung dar.

Fallstudie: Ein mit sich selbst ehrlicher Verkaufsleiter

Analysieren wir im folgenden einmal einen schwierigeren Fall. Bill R., Verkaufsleiter für den Bereich Lebensmittel eines Großunternehmens für Verbraucherprodukte, führte das auf den folgenden Seiten abgebildete Zeit-Tagebuch. Betrachten wir zunächst Bills eigene Aussagen über seinen Umgang mit der Zeit und befassen wir uns dann mit seiner Analyse. Zum Glück für uns – und für ihn selbst – ist Bill ziemlich ehrlich.

Bills Aussagen über das Setzen und Einhalten von Tageszielen lauten wie folgt:

- Um wieviel Uhr nahmen Sie die Arbeit an Ihrem wichtigsten Ziel in Angriff? „Um 16:30 Uhr."
- Hätten Sie eher damit beginnen können? „Ja".
- Wurden Sie bei der Erledigung dieser Aufgabe abgelenkt? „Ja, der Teammanager hat mich unterbrochen, aber der eigentliche Grund lag darin, daß ich zu spät damit begonnen habe."
- Haben Sie die Arbeit nach der Ablenkung unmittelbar wieder aufgenommen? „Nein, zu spät." (Wahrscheinlich meint er, zu spät am Tag, um noch richtig anzufangen.)

Es zeigt sich also, daß Bill nicht dazu neigt, sich selbst zu belügen. Er ist ehrlich mit sich selbst. Das ist ein ausgezeichneter Ausgangspunkt. Nun zu den Fragen nach den produktiven Phasen:

- Wie lang war die längste Zeitspanne völlig ungestörter Arbeit? „Dreißig Minuten".

Bills Zeit-Tagebuch

Datum: *12. März*

Tagesziele

Rang	Ziel	Frist	Rang	Ziel	Frist
1	*Man. Ber. abschl.*	*10:00*	*4*	*Mitarb. Bespr.*	*11:00*
2	*Umsatzber. Chef*	*13:00*	*5*	*Post aufarbeiten*	*16:00*
3	*Serv. Ber. Chef*	*14:00*	*6*	*Brown-Probl. lös.*	*17:00*

Prioritäten zur Bewertung der aufgezeichneten Handlungen:

1 = Wichtig und dringend (Muß)
2 = Wichtig (sollte getan werden)
3 = Routine (erledigen oder delegieren)
4 = Verschwendung (Warum habe ich das getan?)

Zeit	Handlung	Verw. Zeit	Priorität	Anmerkungen
8:10	*Kaffee, WSJ lesen*	*20*	*4*	*Mittags lesen, erste 20 Min. verschwendet*
8:30	*Tagesplan überprüfen*	*15*	*1*	*Gute Zeitnutzung: 2 Probleme festgest. – muß Helen unterr.*
8:45	*Notiz f. Helen*	*5*	*1*	*Gute Zeitnutzung*
8:50	*Anruf von meiner Frau*	*15*	*4*	*Zentrale hätte Nachricht annehmen können*
9:05	*BB rief an wg. Budget*	*15*	*3*	*dito*
9:20	*Diktat Helen*	*45*	*2*	*Nicht richtig organisiert fürs Diktat*
10:05	*Post gelesen und sortiert*	*30*	*4*	*Kann Helen erledigen: sortieren, Prioritäten setzen, z. T. auch beantworten*
10:35	*Chef kam 'rein, Gespräch wg. Reise (priv.)*	*16*	*4*	*Zeigen, daß ich beschäftigt bin; ehrlich sein, wenn Chef 'reinkommt*
10:51	*Kaffee*	*9*	*4*	*Nicht notwendig – Gewohnheit*

11:00	*Mitarbeiter-besprechung, Diskussion über Raumaufteilung*	*60*	*2??*	*30 Min. hätten gereicht – nicht mal zum Thema gekommen – kein Thema f. sämtl. Mitarbeiter*
12:00	*Post unter-zeichn.*	*20*	*4*	*Helen könnte Routine-korr. unterzeichn.*
12:20	*Mittagessen*	*65*	*4*	*Hätte mit Chef beim Essen Umsatzbericht abschl. können, war aber noch nicht fertig, als er das vorschlug*
13:25	*Umsatzber. abschl. f. Bespr. um 14 Uhr*	*5*	*1*	*Jetzt dringend, weil bis auf letzte Min. aufgeschoben*
13:30	*CS kam 'rein – Schwätzchen*	*12*	*4*	*Unnötige Unterbr.*
13:42	*BB rief an wg. Budget*	*13*	*4*	*dito*
13:55	*Habe JD wg. Personal angerufen*	*5*	*4*	*dito, das hätte warten können*
14:00	*Bespr. m. Chef wg. Umsatz-bericht*	*45*	*2*	*Hätte dem Chef vorher schr. Ber. z. Ans. vorl. können, Bespr. hätte dann auf 15 Min. verkürzt werd. od. gar*
14:30	*Chef genehmigt Aufschub von Service-Bericht*			*durch Rückg. d. Ber. ausf. können – 30 Min. mit Fragen verschw.*

14:45	*RM rief an, Info-Syst. da, Chef fr. wann Entsch. wg. Umorg. d. Abt. getroffen werden soll*	*17*	*2*	*Hätte niemand sonst erl. können*
15:02	*JJ rief an wg. Personalproblem*	*5*	*4*	*An HC verwiesen*
15:07	*RM kam 'rein wg. Info üb. neu. Syst.*	*8*	*4*	*An Hank verwiesen*
15:15	*Kaffee holen*	*15*	*4*	*Brauche ihn gar nicht!*
15:30	*Händlerkonfer.*	*60*	*4*	*Aus Gewohnh. hingegangen; an Hank delegieren; nur vertretungsweise hingehen*
16:30	*An Management-Bericht gearb.*	*3*	*1*	*War Nr. 1 f. heute, aber bis z. Schluß*
16:33	*Unterbr. d. TM wg. Mitarb.-Bespr.*	*7*	*4*	*aufgesch., dann Unterbr. zugelassen*
16:40	*Wiederaufnahme Managemt.-Bericht*	*15*	*1*	*Nicht viel geschafft*
16:55	*Anruf Pers.-Abt. wg. Brown – zu spät*	*5*	*2*	*Nichts geworden wg. Bummelei*
17:10	*Nach Hause*			*Wo ist der Tag geblieben?*

- Wann hatten Sie Ihre produktivste Arbeitsphase? „Früh am Morgen und am späten Nachmittag."

Bills Antworten sind typisch. Viele Menschen werden diese Zeiten als ihre produktivsten bezeichnen. Doch Bill täuscht sich. Der Morgen begann damit, daß er sich einen Kaffee holte und das Wall Street Journal las. Keine dieser beiden Tätigkeiten war eine Aufgabe mit hoher Priorität. Bills Einschätzung, daß er am frühen Morgen über die größte Energie und Konzentrationsfähigkeit verfügt, mag zwar durchaus zutreffen, doch hat er diesen Zeitraum ganz gewiß nicht produktiv genutzt. Am späten Nachmittag, als er sich endlich an die Aufgabe mit höchster Priorität begab, fühlte er sich möglicherweise frisch genug, um die Aufgabe in Angriff zu nehmen, war jedoch nicht produktiv, denn er ließ eine von ihm selbst als unnötig bezeichnete Unterbrechung zu.

- Wann war Ihre am wenigsten produktive Arbeitsphase? „Von 9:30 bis 10:30 Uhr und von 14:45 bis 15:30 Uhr."

Beachten Sie, daß Bills Antwort nichts über die in Besprechungen verbrachte Zeit aussagt, obwohl ein Blick auf sein Tagebuch zeigt, daß die Besprechungen unproduktiv waren. Mit der Mitarbeiterbesprechung wurde offensichtlich eine halbe Stunde verschwendet. Die fünfundvierzigminütige Besprechung mit seinem Vorgesetzten hätten sich auch auf andere Weise regeln lassen, und die Händlerkonferenz, die eine weitere Stunde in Anspruch nahm, hätte von einem Mitglied seines Teams übernommen werden können. Damit wurden insgesamt mehr als zwei Stunden auf unproduktive Besprechungen verwendet bzw. nahezu völlig verschwendet. Addiert man noch die eindreiviertel Stunden hinzu, die Bill als seine „am wenigsten produktive" Zeit bezeichnet, läßt sich erkennen,daß vier Stunden – ein halber Arbeitstag – schlecht genutzt wurden.

- Wie weit haben Sie Ihre Hauptziele verwirklicht?

Bill gibt die unvollständigen Ergebnisse ehrlich zu, versucht jedoch, rationale Begründungen dafür anzuführen. Diesen Teil der Analyse sollten wir etwas genauer betrachten, denn hier läßt sich viel lernen:

Ziel	Zu wieviel % erledigt?	Bills Begründung für Nichterledigung
Nr. 1	20 %	„Spät angefangen; Unterbrechung; zu wenig Zeit"
Nr. 2	100 %	„Mußte es erledigen (Chef)"
Nr. 3	0 %	„Chef genehmigte Aufschub"
Nr. 4	100 %	„Routine"
Nr. 5	0 %	„Nicht dazu gekommen, zuviel zu erledigen"
Nr. 6	0 %	„Andere Dinge sind wichtiger"

Verständlicherweise klingen Bills Begründungen ziemlich defensiv. Will er sein Zeitmanagement jedoch ernsthaft verbessern, muß er erkennen, daß seine Begründungen in Wahrheit Ausreden sind. Ein „später Start" und „Unterbrechungen" sind lediglich rationale Formulierungen, denn Bill ließ zu, daß diese Unterbrechungen ihn an der Verwirklichung seines wichtigsten Ziels hinderten. Die Ausrede, „zu wenig Zeit" gehabt zu haben, ist nichtssagend – wie jeder andere Mensch verfügt auch Bill über alle Zeit, die es gibt.

Der Vorgesetzte lieferte die Motivation für die Vollendung des zweiten Tagesziels – und die Ausrede für die Nichterledigung des dritten. Als nächstes folgt die Mitarbeiterbesprechung. Sie wurde zu 100 % abgeschlossen – was besagt das jedoch im Grunde schon? Bill formuliert dieses Ziel als Aktivität – „eine Mitarbeiterbesprechung abhalten" –, statt sich auf die in der Besprechung zu erreichenden Ergebnisse zu konzentrieren. Eine bessere Zielsetzung wäre es gewesen, die Einberufung einer Mitarbeiterbesprechung zu vermeiden, vor allem, da Bill die Hälfte der darauf verwendeten Stunde als Zeitverschwendung betrachtete. Eine Mitarbeiterbesprechung ist eine Routineangelegenheit. Sie gehört nicht auf eine Liste ernsthafter Tagesziele.

Es fällt ebenfalls schwer zu glauben, daß Bills Ziel, die Post „aufzuarbeiten", ihn der Verwirklichung eines Fernziels näherbringen soll. Außerdem erledigte Bill diese Routineaufgabe sehr ineffektiv. Um 10:05 Uhr verwendete er offensichtlich 30 Minuten auf die Durchsicht der Post – diese Aufgabe sollte seine Sekretärin erledigen. Als er sich jedoch schließlich an die „Aufarbeitung" der

Post begab, gelang es ihm lediglich, das Allernötigste aufzuholen, da er „zuviel zu tun“ hatte.

Die Angelegenheit Brown blieb unerledigt, da „andere Dinge wichtiger“ waren. Worin bestanden jedoch diese anderen Dinge? Wo finden sie in dem Zeit-Tagebuch Erwähnung? Waren sie wirklich wichtiger, müßten sie doch in der Reihenfolge ihrer wahren Bedeutung auf der Liste der Tagesziele erscheinen.

Kommen wir nun zu den Fragen nach Unterbrechungen. Es ist wirklich bestürzend, wie wenig sich Bill der wahren psychologischen Kräfte, die hier am Werk sind, bewußt ist. Er ist in guter Gesellschaft – so geht es den meisten Menschen auf der Welt.

● Welche Art von Unterbrechungen ereignen sich gewöhnlich bei Ihrer Arbeit? Wie könnten Sie sie unter Kontrolle bringen? Hier sind Bills Antworten recht aufschlußreich:

1. Unerwartete Krisen	„Keine wirkliche Lösung; Geschäftsrisiko“
2. Ungeplante Besprechungen	„Wenn der Chef sie einberuft, geht man hin“
3. Unterbrechungen durch das Telefon	„Die Sekretärin solche Gespräche abblocken lassen“
4. Unangemeldete Besucher	„Wir verfolgen eine Politik der offenen Tür“

Bei drei der vier wichtigsten Zeitprobleme gelangt Bill zu dem Schluß, nichts tun zu können. Er irrt sich. Es gibt konkrete, praktische Wege zur Vermeidung oder Begrenzung all dieser weitverbreiteten Probleme, wie Sie in Teil 2 sehen werden. Wir dürfen jedoch nicht davon ausgehen, daß Bill das bereits weiß. Freuen wir uns fürs erste darüber, daß das Zeit-Tagebuch seinen Zweck erfüllt hat: die Probleme aufzuzeigen.

● Wer hat Sie am häufigsten unterbrochen? „Der Chef, Geschäftspartner und das Team. Alle Unterbrechungen waren jedoch notwendig!“

Bill liegen klare Anhaltspunkte für die wahre Quelle der Unterbrechungen vor – die Ursache liegt in ihm selbst, doch das erkennt Bill nicht. Etwa gegen 8:10 Uhr liest er das Wall Street Journal und stellt später fest, daß er beim Mittagessen hätte Zeitung lesen können. Hier handelt es sich also um eine selbst verursachte Unterbrechung. Um 8:50 Uhr wird er durch zwei Telefongespräche gestört, notiert jedoch, daß die Zentrale jeweils eine Nachricht hätte entgegennehmen können. Um 9:30 Uhr gerät er beim Diktat ins Stocken, da er sich nicht vorbereitet hat und das Diktat ohnehin Dinge betrifft, die seine Sekretärin hätte erledigen können. Auch hier liegt lediglich eine weitere Form einer selbst verursachten Unterbrechung vor. Danach sichtet er die Post, statt diese Routineangelegenheit an seine Sekretärin zu delegieren. Als nächstes unterbricht ihn sein Vorgesetzter mit einer privaten Angelegenheit. Bill gibt selbst zu, daß er ehrlich darauf hätte hinweisen sollen, gerade sehr beschäftigt zu sein. So geht es den ganzen Tag über weiter. Selbst verursachte Unterbrechungen sind gewöhnlich der größte Zeitdieb von allen.

- Wo lagen die Ursachen für die Unterbrechungen? „Dringende Angelegenheiten und notwendige Kontakte."

Ich selbst kann Bills Tagebuch keine einzige dringende Angelegenheit entnehmen und nur wenige „notwendige" Kontakte erkennen. Bei dem, was Bill als „notwendige" Unterbrechungen erachtet, möchte ich sogar vermuten, daß es noch viele weitere kleinere Störungen gab, die gar nicht erst aufgezeichnet wurden. Zahlreiche Untersuchungen belegen, daß ein Manager durchschnittlich alle acht Minuten unterbrochen wird.

- Wie können Sie Unterbrechungen ausschalten? „Sie gehören zu meiner Arbeit, wieso sollte ich sie also beseitigen?"

Dies ist ein gutes Beispiel dafür, daß unser alter Freund, die menschliche Natur, wieder einmal am Werk ist. Wir wollen das Gefühl haben, daß Störungen legitim und wichtig genug sind, um eine Rechtfertigung dafür zu liefern, unsere Arbeit beiseite zu schieben. Weshalb würden wir sonst zulassen, daß uns derartiges widerfährt? Bei der Beantwortung dieser Frage denkt Bill offensichtlich an ernsthafte Unterbrechungen, die in der Tat Bestandteil seiner Arbeit sind. Sein Fehler – der übrigens sehr weit verbreitet ist – besteht darin, die Realität nicht zu erkennen: Die meisten Unterbrechungen an dem aufgezeichneten Tag waren von geringfügiger Bedeutung oder gar völlig belanglos.

Der nächste Schritt

Bill und Elizabeth haben jeweils auf die ihnen eigene Weise ein Zeit-Tagebuch geführt und die Verhaltensmuster analysiert, die ein solches Tagebuch aufdeckt. Sie haben damit den ersten Schritt zur Planung der Lösung ihrer Zeitprobleme ergriffen, der gleichzeitig auch Ihr erster Schritt sein sollte. Führen Sie mindestens drei Tage lang ein Zeit-Tagebuch und analysieren Sie, was es Ihnen über Ihre derzeitigen Zeitmanagement-Gewohnheiten verrät. Wenden Sie sich dann Teil 2 zu und beginnen Sie mit dem Prozeß der „Umgestaltung".

Teil II

Die zwanzig größten Zeitverschwender und Wege zu ihrer Beseitigung

1. Krisenmanagement
2. Unterbrechungen durch das Telefon
3. Unzureichende Planung
4. Der Versuch, zuviel auf einmal zu tun
5. Unangemeldete Besucher
6. Ineffektive Delegation
7. Mangelnde Selbstorganisation
8. Mangelnde Selbstdisziplin
9. Die Unfähigkeit, nein zu sagen
10. Bummelei
11. Besprechungen
12. Papierkrieg
13. Nichtvollendung von Aufgaben
14. Personaldefizite
15. Die Pflege persönlicher Beziehungen
16. Unklare Abgrenzung von Zuständigkeitsbereichen oder Befugnissen
17. Mangelhafte Kommunikation
18. Unzulängliche Kontrollen und Statusberichte
19. Unzulängliche Informationen
20. Reisen

1. Krisenmanagement

„Was schiefgehen kann, geht auch schief." Dieses Gesetz von *Murphy* ist inzwischen so bekannt, daß es uns überall auf Reklametafeln, Kaffeetassen und Autoaufklebern begegnet. Häufig wird es lediglich als cleverer Spruch oder gar einfach als Witz aufgefaßt. Diese Verkennung der Tatsachen ändert jedoch nichts an dem Wahrheitsgehalt der Aussage. Die Dinge tendieren tatsächlich dazu schiefzugehen – und werden das gewöhnlich auch tun, sofern wir keine Maßnahmen ergreifen, um es zu verhindern.

Unter der Last der Krisenbewältigung stöhnt die gesamte Wirtschaft Amerikas. Immer wieder höre ich von erfahrenen Managern, daß eine neue Krise auftaucht, sobald sie glauben, alle nur erdenklichen Arten von Krisen endlich durchgestanden zu haben. Solche neuen Krisen können überall lauern, jeden Mitarbeiter der verschiedensten Unternehmensebenen betreffen und die unterschiedlichsten Formen annehmen – die Auswirkungen ähneln sich jedoch auf bestürzende Weise.

Jede Krise wird Sie von Ihren Tagesprioritäten ablenken. Eine wichtige Frist naht rasch heran, doch die Lösung der Krise beansprucht Ihre gesamte Aufmerksamkeit. Die Informationen, auf die Sie angewiesen sind, gehen zu spät ein oder sind unvollständig. Ihr Chef verstärkt den Druck, indem er Ihnen weitere Aufgaben überträgt. Sie stecken mitten in der Arbeit, und plötzlich geht etwas anderes schief. Die Spannung nimmt zu, die Gemüter erregen sich. Es erfolgt eine Schuldzuweisung nach außen, und der Schaden zieht immer weitere Kreise. Kein anderes Zeitproblem zerstört die Arbeitsmoral in einem ähnlichen Ausmaß wie die Bewältigung von Krisen. Könnten wir die entstehenden Gesamtkosten messen, überstiegen sie gewiß unsere Vorstellungskraft.

Handelt es sich wirklich um eine Krise?

Gewiß ist Ihnen folgende Aussage nur allzu bekannt: „Ich habe nichts Wichtiges erledigt, weil ich den ganzen Tag damit beschäftigt war, Brände zu löschen." Brandbekämpfung stellt keine Krisenbewältigung dar. Wer ständig mit der Feuerbekämpfung beschäftigt ist, ist nicht dazu imstande, vorauszuplanen und die Gesamtperspektive im Auge zu behalten, sondern wird völlig vom Hier und Jetzt mit Beschlag belegt. Überall um ihn herum brechen Probleme auf, und der Betreffende plagt sich damit ab, sie zu beseitigen. Die Tage werden zu einer Kette lauter kleinerer Notfälle, die gar nicht erst hätten auftreten dürfen.

Eine wirkliche Krise kann dagegen als eine unerwartete Unterbrechung der normalen Abfolge von Ereignissen definiert werden, die von so großer Bedeutung ist, daß unmittelbare Reaktionen erforderlich werden. Beispiele einer wirklichen Krise, die eine unmittelbare Reaktion erfordern, sind folgende Situationen:

- Beim Kurierdienst geht das Paket mit den Originalarbeiten für die Trickfilmsequenz verloren – die Arbeit der letzten drei Monate.
- Ein Brand zerstört sämtliche Aufzeichnungen der Buchhaltung.
- Der Hauptkunde einer Agentur, der mehr als die Hälfte des Jahresumsatzes ausmacht, will zu einer anderen Agentur überwechseln.
- Ein wichtiger Mitarbeiter legt mitten in einem Großprojekt die Arbeit nieder.

Winston Churchill gab uns eine Lektion über den Blick für Proportionen. In vorgerücktem Alter pflegte er jeden Mittag ein Schläfchen abzuhalten. Er gab die strikte Anweisung, ihn ausschließlich im Fall einer Krise zu wecken. „Und eine Krise“, so pflegte er zu sagen, „definiere ich als die bewaffnete Invasion der britischen Inseln.“

Krisenverhütung durch Planung

Krisenmanagement bedeutet die Bewältigung einer Krise nach ihrem Eintreten. Der beste Weg zur Krisenbekämpfung besteht jedoch darin, den Ausbruch der Krise von vornherein zu verhindern. Die beste Möglichkeit dafür besteht wiederum darin, mögliche Krisen vorherzusehen und weitestgehende Pläne zur Verhinderung oder zumindest zur Begrenzung der Auswirkungen solcher Krisen zu erstellen. Genau hier liegt die Lösung für diesen Zeitverschwender Nr. 1.

Sie werden einwenden, es sei unmöglich zu wissen, was schiefgehen werde. Man könne nicht vorhersehen, was als nächstes

Musterbeispiel einer Eventualfall-Matrix

I. Potentielle Probleme	II. Analyse der Prioritäten			III. Schritte zur	
	A. Wie schwerwiegend	B. Wie wahrscheinlich	C. Gewichtete Priorität	A. Verhütung	B. Begrenzung
1. Streik	*2*	*2*	*4*		
2. Verlust eines wichtigen Mitarbeiters	*1*	*1*	*2*	*Kommunikation, um Zufriedenheit zu gewährleisten*	*Ausbildung weiterer Mitarbeiter*
3. Brand, Flut, etc.	*3*	*3*	*6*		
4. Stornierung eines wichtigen Auftrags	*2*	*3*	*5*		
5. Völliger Fehlschlag eines Produkts/einer Dienstleistung	*1*	*2*	*3*		

1 = Am schwerstwiegenden/wahrscheinlichsten
3 = Am wenigsten schwerwiegend/wahrscheinlich

Nach *Charles Kepner* und *Benjamin Tregoe,* The Rational Manager (New York: McGraw-Hill, 1965), S. 224 – 226 geschehen könne. Natürlich könnten Sie Pläne erstellen – so werden Sie sagen –, wenn Sie wüßten, was geschehen werde, aber eine Krise sei eben nicht vorhersehbar – dadurch werde sie überhaupt erst zu einer Krise.

Meine Erwiderung darauf ist die Frage, ob Sie nicht vielleicht in der Nähe Ihres Telefons den Polizeinotruf notiert haben, oder ob Ihre Campingausrüstung keinen Erste-Hilfe-Koffer umfaßt. Beides ist natürlich der Fall. Sie wissen zwar nicht, wann Sie diese Dinge benötigen werden, wissen jedoch, daß es relativ wahrscheinlich ist, eines Tages davon Gebrauch machen zu müssen. Aus diesem Grund haben Sie vernünftige Vorsorgemaßnahmen getroffen.

Auf beruflicher Ebene verläuft der Prozeß im wesentlichen ebenso. Es läßt sich nicht vorhersagen, wann eine Krise ausbrechen wird. Ihre Auswirkungen lassen sich jedoch mit sorgfältiger Planung zumindest lindern, wenn es tatsächlich dazu kommen sollte. Möglicherweise läßt sich die Krise sogar verhindern. Sie sollten es sich angewöhnen, sich ständig zu fragen: „Was könnte schiefgehen?“ Und weiter: „Was könnte sonst noch schiefgehen? Was noch?“ Je wichtiger das Unterfangen ist, desto wichtiger ist der Versuch, mögliche Krisenherde im voraus zu erkennen.

Eventualplanung

Die Technik des Vorhersehens und Verhinderns von Problemen und der Begrenzung ihrer Folgen auf ein Minimum bezeichnet man als Eventualplanung. Sie bildet Ihr mächtigstes Instrument zur Kriseneindämmung.

Die einfachste Form der Eventualplanung umfaßt folgende drei Schritte:

1. Die Identifizierung potentieller Probleme. Lassen Sie sich dabei von früheren Projekten, den Erfahrungen anderer und dem gesunden Menschenverstand leiten. Bedenken Sie alle Schritte, die bei dem Projekt eine Rolle spielen, und fragen Sie sich jeweils: „Was könnte schiefgehen?“
2. Das Erstellen der Rangfolge ihrer Prioritäten unter Berücksichtigung der Schwere und der Wahrscheinlichkeit ihres Auftretens.

3. Die Entwicklung von Maßnahmen zu ihrer Verhütung oder zur Begrenzung ihrer Folgen.

Das auf Seite 84 abgebildete Musterbeispiel einer Matrix für die Eventualplanung veranschaulicht diesen Prozeß. Es gilt, potentielle Probleme zunächst aufzulisten und daraufhin die relative Auftretenswahrscheinlichkeit und die Schwere der Auswirkungen abzuschätzen, falls das Problem tatsächlich auftreten sollte. Verwenden Sie dabei eine Drei-Punkte-Skala: Die Zahl 1 sollte jeweils das schwerstwiegende bzw. wahrscheinlichste Problem bezeichnen. Addieren Sie dann die für jedes Problem vergebenen Punkte, um jeweils eine gewichtete Priorität abzuleiten. Das Problem mit der niedrigsten Zahl liefert Ihnen den meisten Grund zur Besorgnis.

Durchdenken Sie nun die Maßnahmen, mit Hilfe derer sich diese Krisen verhindern oder begrenzen lassen. Bei unserem obigen Beispiel besteht das größte Problem in dem möglichen Verlust eines wichtigen Mitarbeiters. Daher widmen Sie Ihre Aufmerksamkeit als erstes diesem Problem. Ihnen ist aufgefallen, daß Ihre Projektmanagerin gewisse Anzeichen von Unruhe aufweist. Der Eindruck verstärkt sich, daß sie wahrscheinlich die Arbeit an dem Projekt niederlegen wird. Sind Sie für das Projekt verantwortlich, werden Sie mit ihr sprechen, um das Problem festzustellen und nach einer Lösung zu suchen. Auf diese Weise wird es Ihnen möglicherweise gelingen, den Ausbruch der Krise zu verhindern. Gleichzeitig werden Sie sich absichern, indem Sie anderen Mitgliedern des Teams die entscheidenden Qualifikationen vermitteln, damit Sie im Fall des Ausscheidens der betreffenden Person einspringen und einen Teil der Projektverantwortung übernehmen können.

Haben Sie Präventivmaßnahmen für das wichtigste Problem entworfen, befassen Sie sich in gleicher Weise mit dem zweiten und dritten Problem, usw.

Lektionen aus der Vergangenheit

Ihre eigene Vergangenheit bildet eine wichtige Informationsquelle für die Eventualplanung. Was geschah in vergleichbaren Situationen in der Vergangenheit? Wo tauchten plötzlich Probleme auf? Jede auftretende Krise sollten Sie auf eine mögliche Lehre daraus analysieren. Ist alles überstanden, sollten Sie Ihr Team damit beauftragen, die Situation im nachhinein noch einmal durchzusprechen, zu notieren, was schiefgegangen ist, und zu analysieren, wie sich eine vergleichbare Situation in Zukunft vermeiden läßt.

Auf diese Weise läßt sich aus einer Krise ein positiver Nutzen ableiten. Doch nur wenige Manager unterziehen sich dieser Mühe. Vielleicht hat die Problemlösung ihre gesamte Energie aufgezehrt, und sie brechen psychisch völlig zusammen, sobald alles überstanden ist. Hier liegt ein Aspekt der menschlichen Natur, um dessen Überwindung Sie sich bemühen sollten. Lassen Sie wertvolle Informationen nicht ungenutzt verlorengehen.

Ein Zeitpolster einkalkulieren

Ein sicherer Weg zur Verhütung einer Krise besteht darin, sich selbst genügend Zeit einzuräumen, um ein geringfügiges Problem in den Griff zu bekommen, ehe es sich zu einer größeren Krise auswachsen kann. Sie sollten erkennen, daß alles immer länger dauert, als man denkt (ein weiteres Gesetz von *Murphy*) und daher ein Zeitpolster einbauen. Setzen Sie sich eine Erledigungsfrist und ziehen Sie sie dann um mindestens 20 Prozent vor. Bei der Projektplanung sollten Sie regelmäßige Statusberichte vorsehen, um rechtzeitig zu erfahren, ob etwas schiefgeht, um entsprechende Veränderungen vornehmen zu können. (Zeit-Thema 18 wird sich genauer mit dieser Strategie befassen.) Sollten Sie einen gewissen Hang zur Bummelei haben (vgl. Zeit-Thema 10), sollten Sie sich außerdem der negativen Auswirkungen dieses Problems auf die Entwicklung einer Krise bewußt werden und daher besonders wachsam sein.

Wird Zeit auf die Lösung von Problemen verwendet, die gar nicht erst hätten auftreten dürfen, handelt es sich um Zeitverschwendung. Weisen diese Probleme zudem nicht wirklich die Dimension einer Krise auf, handelt es sich um noch törichtere Zeitverschwendung.

Viele Führungskräfte – vor allem solche, die in krisenanfälligen Unternehmen arbeiten – neigen zur Überreaktion auf Probleme. Einige von ihnen leiden dabei an dem Heldensyndrom: Sie lassen zu, daß sich Probleme zu einer Krise auswachsen oder schaffen sich ihre Krisen selbst, um beweisen zu können, was für Helden sie doch sind. Erneut setzt sich hier die menschliche Natur durch. Dieses Verhalten ist sehr verständlich, aber auch sehr schädlich.

Fragen Sie sich jedesmal: „Muß ich hier wirklich eingreifen? Was könnte schlimmstenfalls geschehen, wenn ich nichts unternehme?“ Panik ist ansteckend. Nichts zu unternehmen, ist erheblich besser, als die Situation zu einer Krise hochzustilisieren. Läßt sich ein Problem ignorieren, sollten Sie ihm keinerlei Beachtung schenken. Läßt es sich nicht ignorieren, delegieren Sie es an ein Mitglied Ihres Teams. Sie selbst sollten nur eingreifen, wenn niemand anderes damit fertig wird.

Kurz gesagt: Sie sollten nicht überreagieren und auch keine Überreaktion Ihrer Mitarbeiter zulassen. Sollte jemand mit den Worten in Ihr Büro hereingestürzt kommen: „Wir haben ein wirklich großes Problem“, dürfen Sie sich von dessen Gefühl der Dringlichkeit nicht anstecken lassen. Stellt sich schließlich heraus, daß die Situation überhaupt keine wirkliche Krise ist, sollten Sie folgendermaßen reagieren: „Augenblick mal, Harry. Das hört sich doch ganz anders an. Zuerst glaubte ich, es handele sich um eine wirkliche Krise, doch jetzt erscheint es mir eher als ein Problem, das in deinen Zuständigkeitsbereich fällt. Ehrlich gesagt, handelt es sich um die Art von Problem, über die ich persönlich recht froh bin, denn sonst brauchten wir keine so guten Leute wie dich. Warum setzt du dich nicht zunächst noch eine Weile damit auseinander? Du solltest feststellen, was deiner Meinung nach getan werden sollte, und dann zurückkommen, um mir zwei oder drei Alternativen vorzuschlagen und eine Empfehlung abzugeben. Bist du damit einverstanden?“

Nicht den Boten erschießen

Eine sehr interessante Ursache, die die Entwicklung einer Krise fördert, liegt darin, daß es vielen Mitarbeitern widerstrebt, den Vorgesetzten zu unterrichten, wenn etwas schiefgeht. Wird die Übermittlung schlechter Nachrichten aus Angst vor der Reaktion des Vorgesetzten hinausgezögert, geht Zeit verloren, die auf die Korrektur der Situation verwendet werden könnte.

Die Lösung dieses Problems besteht in der Schaffung eines Klimas, in dem Fehler akzeptiert werden. Lassen Sie Ihre

Mitarbeiter wissen, daß Sie Fehler als Teil jedes Lernprozesses betrachten. Sie sollten Ihren Mitarbeitern eventuelle Ängste nehmen, indem Sie ausdrücklich betonen, daß die rasche Mitteilung schlechter Nachrichten es Ihnen ermöglichen wird, ein Problem zu einem Zeitpunkt in den Griff zu bekommen, zu dem es sich noch leicht bewältigen läßt.

Sind Sie selbst derjenige, der die schlechte Nachricht zu überbringen hat, und sind Sie sich über die mögliche Reaktion nicht klar, sollten Sie wie folgt verfahren:

„Ich an Ihrer Stelle würde jetzt einen positiven Bericht erwarten. Leider ist das jedoch zum jetzigen Zeitpunkt einfach nicht möglich. Wir alle glauben aus gutem Grund, daß sich die Situation bald bessern wird. Ich war jedoch der Auffassung, daß es ein Fehler wäre, Ihnen die enttäuschenden Nachrichten zum jetzigen Zeitpunkt vorzuenthalten, denn möglicherweise haben Sie Ideen zur Abhilfe. Sollten Sie es also vorziehen, auf die guten Neuigkeiten zu warten, die sich gewiß bald einstellen werden, werde ich später wiederkommen. Wenn Sie aber lieber die nicht ganz so guten Nachrichten jetzt sofort hören wollen, stehe ich Ihnen zur Verfügung. Was bevorzugen Sie?"

Prüfen Sie sich selbst

Betreiben Sie Krisenbewältigung oder Krisenverhütung? Stufen Sie sich mit Hilfe der folgenden Skala ein und wiederholen Sie dieses Verfahren in drei Monaten.

Fast nie	=	0
Manchmal	=	1
Die Hälfte der Zeit	=	2
Meistens	=	3
Fast immer	=	4

Punkte

1. Ich überlege, was schiefgehen könnte, und ergreife Maßnahmen zur Verhinderung bzw. Begrenzung der Folgen. ______
2. Ich fordere Statusberichte zu allen wichtigen Aufgaben an, um Probleme rechtzeitig identifizieren und Korrekturmaßnahmen ergreifen zu können. ______

3. Habe ich Fern- und Nahziele einmal festgesetzt, prüfe ich alle vernünftigen Alternativen zu ihrer Verwirklichung, um bestimmen zu können, welche von ihnen die geringste Wahrscheinlichkeit als Verursacher einer Krise beinhaltet. ________
4. Bei der Bewältigung einer Krisensituation vermeide ich einen übertriebenen Einsatz von Ressourcen, indem ich bestimme, wer bzw. was zur Bewältigung der Situation erforderlich ist. ________
5. Nach einer Krise frage ich die Beteiligten, wie es dazu gekommen ist und welche Schritte sich ergreifen lassen, um ein erneutes Entstehen einer solchen Krise zu vermeiden. Dann ergreife ich unverzüglich geeignete Maßnahmen. ________
6. Ich baue Zeitpolster in meine Tagesplanung ein, um auf unvorhergesehene Krisen reagieren zu können. ________

Gesamt ________

2. Unterbrechungen durch das Telefon

Ein klingelndes Telefon hat etwas ganz und gar Unwiderstehliches an sich. Mit seinem Klingeln fordert es gebieterisch: „Heb ab! Vielleicht habe ich wichtige Neuigkeiten für Dich." Am Arbeitsplatz ist wahrscheinlich nicht einmal jeder Tausendste dazu imstande, ein neben ihm klingelndes Telefon einfach zu ignorieren. Es ist jedoch absolut unerläßlich zu lernen, das Telefonklingeln zu ignorieren, denn Störungen durch das Telefon können Ihre Konzentration und Produktivität stärker beeinträchtigen als jeder andere Faktor.

Ironischerweise gehört dieser Zeitverschwender zu den am leichtesten abzustellenden Zeitproblemen – vorausgesetzt, er wird als solcher erkannt. Viele Menschen wollen einfach nicht wahrhaben, wieviel Zeit sie mit Telefonieren verbringen, oder neigen zu der Aussage: „Aber ich muß diese Anrufe annehmen. Schließlich könnte .... [Lücke ausfüllen: mein Vorgesetzter; unser wichtigster Kunde; jemand, der mich sprechen muß] dran sein."

Wer nicht glauben will, daß er viel Zeit mit Telefonieren verbringt, sollte ein Zeit-Tagebuch führen. Es wird gnadenlos aufzeigen, wieviel Zeit Unterbrechungen durch das Telefon Ihnen rauben. Haben Sie Zweifel, können Sie gezielt Tagebuch zu diesem spezifischen Problem führen (vgl. Teil 3). Vergessen Sie nicht, daß das Problem sich nicht nur auf die Ihnen durch die Unterbrechung selbst verlorengehende Zeit erstreckt, sondern darüber hinaus auch die Zeit umfaßt, die Sie nach einer Unterbrechung benötigen, um die Arbeit wieder aufzunehmen.

Wer glaubt, seine Gespräche unbedingt selbst annehmen zu müssen, sollte sich folgende Frage gefallen lassen: „Müssen Sie das Gespräch wirklich jetzt, zu diesem Zeitpunkt, annehmen? Wenn ja, müssen Sie dann wirklich so lange sprechen?" Bei diesem Zeitdieb liegt das Problem nämlich nicht nur in der Unterbrechung selbst, sondern umfaßt einen zweiten Aspekt: das Problem der Effektivität. Im folgenden werden Sie lernen, beide Probleme in den Griff zu bekommen.

Die menschliche Natur

Viele Probleme mit dem Telefonieren haben letztendlich mit der menschlichen Natur zu tun. Jener starke Drang, der uns befiehlt abzuheben, entspringt nicht dem Telefon, sondern unserer eigenen Psyche. Im folgenden seien einige der Gründe aufgeführt, weshalb das Telefon uns so fest im Griff hat:

- Die Annahme der Legitimität. Wir vermuten, daß jeder Anruf eine legitime Anforderung an unsere Aufmerksamkeit darstellt. Durch das Unterbrechen unserer eigenen Arbeit zur Annahme des Gesprächs ziehen wir widerstandslos den Schluß, daß das Anliegen des Anrufers – was es auch sei – wichtiger als unsere eigene derzeitige Aufgabe ist.
- Die Angst, andere zu verletzen. Wir gehen ans Telefon, obwohl wir es nicht sollten, und sprechen länger, als wir sollten, weil wir Angst haben, unsere Gesprächspartner sonst zu kränken.
- Der Wunsch, über alle Ereignisse auf dem laufenden zu bleiben und an allem teilzuhaben. Ein anschauliches Beispiel dieses Faktors läßt sich beobachten, wenn jemand unbewußt eine Arbeitspause einlegt und seiner Sekretärin zuhört, die gerade einen Anruf entgegennimmt. Der Drang zu erfahren, wer anruft und worum es geht, ist äußerst stark.
- Unser eigenes Ich. Die Tatsache, daß andere bei uns anrufen, um Informationen zu erhalten, verleiht uns ein gewisses Gefühl der Wichtigkeit.
- Die Freude an der Pflege sozialer Kontakte. Manche Menschen können einfach nicht widerstehen, jedes Telefongespräch zur Kontaktpflege zu nutzen; der geschäftliche Teil des Gesprächs muß warten, bis das private Schwätzchen abgeschlossen ist.
- Das Mittel für eine sehr gelegen kommende Ausrede. Zögern wir noch, mit einer schwierigen (oder langweiligen) Aufgabe zu beginnen, liefert das Abnehmen „wichtiger" Telefongespräche eine wunderbare Begründung für Bummelei.

Wie wir wissen, ist die menschliche Natur eine wirklich mächtige Kraft. Der Trick liegt darin, diese Tatsache zu erkennen und zu akzeptieren, uns jedoch davon nicht lähmen zu lassen. Erinnern Sie sich an das, was Sie über die Annahme neuer Gewohnheiten gelernt haben, und beginnen Sie damit, Ihre Einstellung zum Telefon zu ändern. Das Telefon ist kein beinahe menschliches Wesen mit einem Eigenleben, sondern ein Kommunikationsinstrument – nicht weniger, aber zweifelsohne auch nicht mehr.

Unterbrechungen abblocken

Der Hauptgrund für Unterbrechungen durch das Telefon liegt in der Annahme der Legitimität. Die Hauptlösung für dieses Problem besteht daher im Aufgeben der Vorstellung, daß das Anliegen des Geschäftspartners zwangsläufig wichtiger ist als die Notwendigkeit, sich auf die eigene Arbeit zu konzentrieren.

Abschirmen

Die wichtigste Lösung für das Problem der Störungen durch das Telefon besteht darin, eingehende Telefongespräche aussieben zu lassen, so daß Sie nicht jedesmal Ihre Arbeit unterbrechen müssen, wenn das Telefon läutet. Sie können dann einen Rückruf zu einem Zeitpunkt tätigen, der Ihnen paßt. (Diese Lösung setzt natürlich voraus, daß Sie eine Sekretärin haben, die Sie gegen Anrufe abschirmen kann. Ist das nicht der Fall, müssen Sie andere Mittel und Wege finden, um sich dem Telefon zu entziehen. Der Abschnitt „Wenn Sie keine Sekretärin haben" bietet eine Vielzahl von Ideen dazu.)

Als erstes sollten Sie mit Ihrer Sekretärin über Ihr Vorhaben sprechen. Entscheiden Sie, welche Kategorien von Anrufen direkt zu Ihnen durchgestellt werden sollen – beispielsweise dringende Familienangelegenheiten, Ihr Vorgesetzter, VIPs aus Ihrem Unternehmen, wichtige Kunden. Vielleicht erwarten Sie aber auch, daß Ihre Sekretärin Sie gegen alle Anrufe mit Ausnahme von dringenden Angelegenheiten abschirmt. Erarbeiten Sie eine Definition dessen, was Sie unter „dringenden Angelegenheiten" verstehen. In allen anderen Fällen wird Ihre Sekretärin eine Nachricht entgegennehmen, damit ein Rückruf erfolgen kann. Sie wird zu diesem Zweck kurze Notizen über das Anliegen des Anrufers machen, damit Sie sich vorbereiten und einen produktiven Rückruf tätigen können. Auf der Grundlage Ihres idealen Tags (vgl. Kap. 3 in Teil 1) sollten Sie dann regelmäßige Zeitblöcke für Rückrufe reservieren. Viele Menschen bevorzugen die Zeit nach der Mittagspause und dann wieder den Zeitblock gegen Ende des Arbeitstages für diese Tätigkeit.

Das Aussieben von Telefongesprächen ist ein hierarchisch gegliederter Prozeß, der vier grundlegende Schritte umfaßt:

1. *Erledigen.* Die Sekretärin beantwortet nach Möglichkeit die Frage des Anrufers, organisiert die Unterlagen, nimmt die Informationen über die Besprechung entgegen, etc.
2. *Verweisen.* Kann die Sekretärin das Anliegen nicht selbst erledigen, wird sie als nächstes versuchen, den Gesprächspartner an jemand anderen im Unternehmen zu verweisen, der in der Lage ist weiterzuhelfen.
3. *Aufschieben.* Handelt es sich um ein Anliegen, das nur Sie allein erledigen können, wird die Sekretärin eine Unterbrechung Ihrer Arbeit nach Möglichkeit vermeiden. Sie nimmt eine Nachricht entgegen, damit Sie zu einem späteren Zeitpunkt zurückrufen können.
4. *Durchstellen.* Fällt der Anruf unter die zuvor festgelegten Richtlinien (dringende Angelegenheit oder VIP), wird die Sekretärin den Anrufer durchstellen.

Die stille Stunde

Die stille Stunde führt das Konzept des Abschirmens noch einen Schritt weiter. Für einen bestimmten Zeitraum – eine Stunde oder auch mehr – kommt jeder Mitarbeiter des Unternehmens in den Genuß ungestörter Konzentration. Es wird vereinbart, daß während dieser Zeit niemand andere anruft oder unangemeldet besucht.

Einzelheiten zur stillen Stunde werden unter Zeit-Thema 3 dargelegt. Die sich in diesem Zusammenhang stellende Frage lautet, wie mit Telefongesprächen zu verfahren ist, die in dieser Zeit von außen eingehen. Soll die stille Stunde wirklich effektiv sein, sollte Ihre Sekretärin alles in ihrer Macht Stehende tun, um Sie vor allen Anrufen mit Ausnahme dringender Angelegenheiten abzuschirmen und auch solche Gespräche nicht durchzustellen, die sie zu einer anderen Tageszeit möglicherweise zu Ihnen durchstellen würde: „Es tut mir leid, aber sie ist zur Zeit nicht zu sprechen. Wenn Sie wünschen, kann ich für 10 Uhr einen Rückruf veranlassen."

Selbst einigen wichtigen Kunden werden Sie möglicherweise die Bedeutung Ihres Anliegens darlegen wollen. Sie können ihnen mitteilen: „Ich habe meine Sekretärin gebeten, zwischen 9 und 10 Uhr morgens keine Anrufe durchzustellen und keine Besucher zu mir vorzulassen. Ich nutze diese Zeit zur strategischen Planung zu Ihren Gunsten wie auch zugunsten anderer Kunden. Ich habe ihr jedoch aufgetragen, Sie zu mir durchzustellen, wenn Sie während dieser Zeit anrufen sollten." Damit stehen die Chancen sehr gut, daß Ihr Kunde sich größte Mühe geben wird, zu dieser Zeit nicht anzurufen.

Tips für taktvolles Abblocken

Wir alle waren schon einmal frustriert und gekränkt, weil wir jemand telefonisch zu erreichen versuchten, jedoch nicht zu der betreffenden Person durchgestellt wurden. Zweifellos führt die Erinnerung an solche unangenehmen Erfahrungen dazu, daß es manchen Menschen widerstrebt, ihre eigenen Telefongespräche abblocken zu lassen. Sie wollen nicht das Risiko eingehen, einen Kunden, einen wichtigen Zulieferer oder sonst jemanden zu kränken. Ihre Besorgnis ist verständlich, doch völlig unbegründet. Eine erfahrene Sekretärin kann Sie gegen Anrufe abschirmen, ohne den Gesprächspartner in irgendeiner Weise zu verletzen. Haben Sie das Gefühl, daß gewisse Hilfestellungen in diesem Bereich von Nutzen sind, sollten Sie einige der folgenden Vorschläge ausprobieren.

Für die meisten Anrufer genügt ein höflicher, sachlicher Ansatz: „Es tut mir leid, sie ist zur Zeit nicht zu sprechen. Kann ich Sie zurückrufen, sobald sie zur Verfügung steht?" Dem Anrufer bleibt nicht viel anderes übrig, als zuzustimmen. Daher notiert die Sekretärin Name und Telefonnummer sowie nötigenfalls das Unternehmen des Anrufers und fragt nach dem Zweck des Anrufs: „Darf ich kurz notieren, worum es geht, damit sie sich auf den Rückruf vorbereiten kann?"

Die Antwort auf die letzte Frage ist von entscheidender Bedeutung. Ein geschickter Anrufer wird daher beispielsweise folgende Antwort geben: „Ich arbeite gerade an der Vorbereitung des Haushaltentwurfs für die morgige Ausschußsitzung und muß ihre Meinung zu einem bestimmten Punkt in Erfahrung bringen, ehe ich diese Arbeit abschließen kann. Richten Sie ihr bitte aus, daß ich sie nur etwa fünf Minuten sprechen muß, aber das Gespräch muß noch heute stattfinden.“

Hat sie den Zweck des Telefongesprächs in Erfahrung gebracht, weiß die erfahrene Sekretärin, was sie als nächstes zu tun hat:

- Erledigen: „Ich glaube zu wissen, von welchem Bericht Sie sprechen. Wenn Sie bitte so lange warten würden, bis ich einen Blick in die Akten geworfen habe?“
- Verweisen: „Der Leiter unserer Konstruktionsabteilung arbeitet heute nachmittag an dem Projekt. Möchten Sie, daß ich Sie mit ihm verbinde?“
- Aufschieben: „Ich denke, sie wird Sie gegen 11 Uhr zurückrufen können. Paßt Ihnen das?“
- Durchstellen: „Ich werde sehen, ob ich sie unterbrechen kann.“

Die Effektivität Ihrer Sekretärin/Assistentin hängt in diesem Bereich von Ihrer uneingeschränkten Unterstützung ab. Sie erledigt Ihre Arbeit; Ihre Aufgabe ist es, ihr den Rücken zu stärken. Ist jemand über das Abschirmverfahren verärgert, müssen Sie Ihre Assistentin voll und ganz unterstützen, sofern sie nicht ihre Kompetenz eindeutig überschritten hat. Lassen Sie nicht zu, daß Anrufer sie schikanieren.

Vor nicht allzu langer Zeit erlebte ich, wie ein außergewöhnlicher junger Manager seine Sekretärin brillant in Schutz nahm. Der Anrufer wurde durchgestellt und fragte schroff: „Um Himmels willen, was haben Sie bloß für Mitarbeiter? Wissen Sie, was Ihre Sekretärin getan hat? Als ich mit Ihnen sprechen wollte, fragte sie: 'In welcher Angelegenheit?‘, und zwar genau in diesem Tonfall.“

Der Manager erwiderte in aller Ruhe: „Sollte sie in diesem Tonfall mit Ihnen gesprochen haben, wäre das das erste Mal in den fünf Jahren, in denen sie als die beste Sekretärin, die ich je hatte, für mich arbeitet. Ich werde gleich nachher mit ihr sprechen und sie um ihre Darstellung der Angelegenheit bitten. Zunächst aber zu Ihnen – was kann ich für Sie tun?“ Ohne den Anrufer direkt als Lügner zu bezeichnen, erstickte er äußerst effektiv diese übereifrige Beschwerde.

Wenn Sie keine Sekretärin/Assistentin haben

Sollten Sie niemenden haben, der Sie gegen Telefongespräche abschirmen könnte, werden Sie andere Mittel und Wege finden müssen, um dem Telefon zu entkommen. Im folgenden seien einige Ideen beschrieben:

- Treffen Sie eine Abmachung mit Kollegen. Sie übernehmen eine Zeitlang deren Telefongespräche und Ihre Kollegen dann für eine Weile Ihre.
- Versuchen Sie zu erreichen, daß Ihr Unternehmen ein Nachrichtensystem wie Voice Mail, den elektronischen Briefkasten, installieren läßt. Es ähnelt einem Anrufbeantworter, ist aber erheblich weiter entwickelt. Anrufer, die Ihre Nummer wählen, hören Ihre Stimme, die ihnen zuvor aufgezeichnete Anweisungen zum Hinterlassen von Nachrichten übermittelt.
- Sollte die Einrichtung von Voice Mail nicht möglich sein, sollten Sie mechanische Hilfen wie einen Unterbrecherschalter oder ein Blinklicht, das das Klingeln ersetzt, in Erwägung ziehen. Mit Hilfe einer Abschalteinrichtung können Sie Telefongespräche zeitweise abblocken. Auch können Sie lernen, das Blinklicht zu ignorieren (oder das Telefon außer Sichtweite zu stellen).
- Stöpseln Sie das Telefon während entscheidender Arbeitsphasen einfach aus. Der Anrufer hört es dann läuten, da jedoch niemand abhebt, wird er annehmen, daß Sie nicht an Ihrem Platz sind.
- Ziehen Sie sich mit Ihrer Arbeit an einen anderen Ort im Bürogebäude zurück, an dem es kein Telefon gibt.

Wenn Ihr Unternehmen über einen elektronischen Briefkasten verfügt, sollten Sie auf jeden Fall davon Gebrauch machen. Elektronische Post ist häufig effektiver als Telefonieren, vor allem, wenn der Gesprächspartner schlecht erreichbar ist. Sie können Ihre Nachricht losschicken, wann immer es Ihnen paßt. Sie wird gespeichert und wartet, bis sich der Empfänger im System anmeldet. Sie liegt schriftlich vor, so daß Sie keine Angst zu haben brauchen, daß wichtige Informationen verlorengehen, wie es der Fall sein könnte, wenn jemand Ihre mündliche Nachricht entgegennähme.

Wenn es sich schließlich als schwerwiegendes Problem erweist, keine Sekretärin zu haben, sollten Sie eine Durchführbarkeitsstudie über eine Aufstockung des Personalbestands entwickeln. Notieren Sie dafür, wieviel Zeit Sie durch Unterbrechungen verlieren (Ihr Zeit-Tagebuch ist hier von unschätzbarem Wert).

Sie und Ihr Vorgesetzter

Eine weitere, nur allzu verbreitete Art von Unterbrechung durch das Telefon vollzieht sich im Büro Ihres Vorgesetzten. Sie arbeiten mit ihm an einem Projekt, doch er unterbricht die Besprechung ständig, um Anrufe entgegenzunehmen. Wird Ihre eigene Zeitplanung dadurch gefährdet, oder ist dieses Problem wirklich schwerwiegend, können Sie folgendes unternehmen:

Schreiben Sie auf ein Stück Papier: „Ich sehe, daß Sie beschäftigt sind. Ich werde in mein Büro zurückgehen und an dem XYZ-Projekt weiterarbeiten, das ich für Sie zu erledigen habe. Rufen Sie mich bitte an, sobald Sie Zeit haben.“ Falten Sie das Stück Papier dann zwei- oder dreimal, legen Sie es auf seinen Schreibtisch und verlassen Sie das Büro. Sie dürfen das Blatt nicht ungefaltet zu ihm hinüberschieben. Er könnte Ihnen dann mit nichtverbalen Mitteln signalisieren, daß Sie sich wieder hinsetzen und warten sollen. Falten Sie die Notiz aber zwei- oder dreimal, sind Sie längst gegangen, ehe er sie auseinandergefaltet hat, zumal er dafür nur eine Hand zur Verfügung hat.

Ein cleverer Chef wird erkennen, daß Sie richtig gehandelt haben. Bei Ihrer nächsten Zusammenkunft können Sie sogar folgendes sagen: „Könnten Sie nicht vielleicht veranlassen, daß Ellen Ihre Anrufe noch für kurze Zeit nicht durchstellt? Ich denke, wir können das hier in etwa fünf Minuten abschließen.“

Effektiver Umgang mit Telefongesprächen

Angenommen, Sie haben alles richtig gemacht. Sie haben veranlaßt, daß Ihre Sekretärin Sie gegen Telefonate abschirmt. Vor Ihnen liegt eine Reihe von Rückrufnotizen, und die für Rückrufe reservierte Zeit ist gekommen. Als nächstes sollten Sie sich jetzt organisieren. Besorgen Sie sich alle Akten und notwendigen Hintergrundinformationen. Prüfen Sie Ihre Notizen über Ihr letztes Gespräch mit den Anrufern. Stellen Sie dann sicher, daß Sie während des Telefonierens einige Routineaufgaben erledigen können – beispielsweise die Unterzeichnung der Post.

Viele Menschen bevorzugen es, Ihre Telefongespräche selbst anzuwählen. Ich möchte jedoch dringend empfehlen, diese Aufgabe Ihrer Sekretärin zu überlassen. So sparen Sie wirklich viel Zeit, denn gewöhnlich kommt höchstens jeder dritte Anruf durch. Spielen Sie nicht „Fangen“ am Telefon. Wenn Ihr gewünschter Gesprächspartner nicht da ist, sollten Sie feststellen, wann er erreichbar sein wird. Zu keinem anderen als dem genannten Zeitpunkt sollten Sie einen Anruf versuchen. Vereinbaren Sie einen bestimmten Zeitpunkt für Ihren Anruf. Hinterlassen Sie keine „nichtssagende“ Botschaft, sondern eine Nachricht über den Zweck Ihres Anrufs, damit das Gespräch reibungslos verläuft, sobald Sie durchkommen. Ist Ihr Gesprächspartner bei Ihrem Anruf gerade beschäftigt, sollten Sie nicht zulassen, daß man Sie warten läßt – es sei denn, es handele sich um einen außerordentlich schwierig zu erreichenden Gesprächspartner. In diesem Fall könnte es langfristig gesehen weniger zeitaufwendig sein zu warten.

Gute Telefon-Techniken

Im Laufe der Jahre habe ich mit vielen Geschäftsleuten über das Telefonproblem gesprochen. Ein Gespräch dauert durchschnittlich sechs Minuten, doch die meisten Menschen geben zu, daß das Gespräch in zwei Minuten hätte abgewickelt werden können, wenn sie effektiver vorgegangen wären.

> Telefongespräche sammeln.
> Sämtliche Rückrufe im Block erledigen.
> Gleichzeitig an etwas anderem arbeiten.

Setzen Sie sich für jedes Telefonat ein Zeitlimit. Eine Drei-Minuten-Eieruhr mag zwar auf Ihrem Schreibtisch etwas deplaziert wirken, sie erfüllt jedoch diesen Zweck recht gut. Nach einer Weile werden Sie feststellen, daß sie gar nicht so fehl am Platz ist.

Das wichtigste Element eines Telefongesprächs ist der erste Satz. Er gibt den Ton an. Soll das Gespräch sachlich und nüchtern verlaufen, oder ist man zu einem persönlichen Schwätzchen aufgelegt? Wir alle neigen stark dazu, eine uns gestellte Frage zu beantworten. Diese Tendenz können Sie bei dienstlichen Telefonaten zu Ihren Gunsten ausnutzen.

Rufen Sie selbst jemanden an, sollten Sie das Gespräch von vornherein auf eine dienstliche Grundlage stellen:

Sagen Sie nicht:	„Hallo Louise, wie ist das Wetter bei Euch in Seattle?“
Sondern statt dessen:	„Hallo Louise, hier spricht Jeff. Ich weiß, daß auch du sehr beschäftigt bist – ich habe nur rasch eine Frage zum Bermuda-Vertrag. In Ordnung?“

Auf diese Art und Weise wird sich Louise, selbst wenn sie zu einem kleinen Schwätzchen aufgelegt sein sollte, statt dessen auf den Vertrag konzentrieren, da Sie danach gefragt haben. Fragen Sie nach dem Wetter oder ihrer Familie, wird sie natürlich antworten und sich dann gezwungen fühlen, nach Ihrer Familie und dem Wetter bei Ihnen zu fragen, und damit haben beide Seiten Zeit verschwendet.

Auch wenn Sie selbst den Anruf entgegennehmen, sollten Sie Ihrem ersten Satz eine geschäftsmäßige Ausrichtung verleihen:

Sagen Sie nicht:	„Hallo Chuck, wie war der Urlaub?“
Sondern statt dessen:	„Hallo Chuck, was kann ich für dich tun?“

Im folgenden sei eine Technik für langatmige Anrufer beschrieben. Unterbrechen Sie sie mitten im Satz mit den Worten: „Oh, Pete, entschuldige mich einen Augenblick. Sieht so aus, als hätten wir einen kleinen Notfall. Möchtest du, daß ich dich zurückrufe, oder wartest du lieber?“ Sollte Pete wirklich ein Schwätzer sein, wird er wahrscheinlich warten. Sie sollten daher rasch eine Aufgabe erledigen und dann den Hörer wieder aufnehmen und sagen: „Tut mir leid, Pete. Jetzt muß ich aber in einer Minute los, ich habe einen Termin. Ganz rasch also: Was kann ich für dich tun?“ Vorsicht ist jedoch angebracht: Sie sollten wissen, mit wem Sie es zu tun haben. Probieren Sie diese Methode nicht mit jemandem aus, der zum ersten Mal anruft.

Viele Menschen scheinen außerdem einfach nicht dazu in der Lage zu sein, ein Gespräch glatt und effektiv zu beenden. Versuchen Sie es einmal mit folgenden Ansätzen:

- Lassen Sie ein Stichwort zur Beendigung des Gesprächs einfließen. „Kim, ehe wir auflegen, möchte ich noch sicherstellen, daß wir uns über diesen einen Punkt einig sind.“

- Erwähnen Sie Ihr Zeitlimit. „Ich habe nur noch eine Minute bis zu meiner Besprechung. Benötigen Sie sonst noch etwas?“
- Seien Sie offen. „Joe, ich muß Schluß machen. Der Chef erwartet, daß ich ihm in ein paar Minuten einen Bericht vorlege. Bis Sonnabend.“

Prüfen Sie sich selbst

Wie erfolgreich bewältigen Sie Unterbrechungen durch das Telefon? Stufen Sie sich mit Hilfe der folgenden Skala ein und wiederholen Sie dieses Verfahren in drei Monaten.

Fast nie	=	0
Manchmal	=	1
Die Hälfte der Zeit	=	2
Meistens	=	3
Fast immer	=	4

	Punkte
1. Meine Telefongespräche werden effektiv abgeblockt.	______
2. Ich begrenze meine Telefonate zeitlich mit Hilfe einer Kontrolleinrichtung am Telefon, mit Hilfe einer Drei-Minuten-Eieruhr oder dadurch, daß ich mich von meiner Sekretärin an weitere Termine erinnern lasse.	______
3. Ehe ich ein Telefongespräch annehme, frage ich nach dem Zweck des Anrufs, um seine relative Priorität festzustellen.	______
4. Ehe ich mit einem Telefongespräch fortfahre, prüfe ich alternative Lösungen. Beispielsweise frage ich, ob und in welchem Maß sich der Anrufer selbst um die Lösung des Problems bemüht hat; ob jemand anders ebenso gut oder sogar besser helfen könnte; ob es im Interesse aller Beteiligten liegt, vorerst nichts zu unternehmen; welche Folgen ein solches Vorgehen haben könnte.	______
5. Ich verwende nach Möglichkeit einen Anrufbeantworter, Voice Mail oder eine Abschalteinrichtung.	______
Gesamt	______

3. Unzureichende Planung

Erinnern Sie sich noch an Paul Barrington aus Kapitel 3, der besonders früh zur Arbeit fuhr, um an einem bestimmten Projekt arbeiten zu können, und sich dann am Ende des Arbeitstages auf dem Nachhauseweg fragte, weshalb er den ganzen Tag lang nicht dazu gekommen war? Was Paul widerfahren ist, geschieht nur allzu häufig: Er hatte keinen wirklichen Tagesplan, nur eine Art vager Hoffnung. Damit fehlte ihm die Grundlage, um sich gegen die Forderungen und Anfragen anderer behaupten zu können, und ihm fehlte der psychologische Schutz gegen seinen eigenen Hang zur Bummelei. Paul ist der Inbegriff eines Menschen, der eine wichtige Lektion ignoriert: Plant man seinen Tag nicht selbst, werden andere Menschen ihn für einen „verplanen". Das Handeln anderer wird die eigenen Prioritäten bestimmen.

Die Planung der Ziele und Prioritäten für den Tag stellt die wichtigste Handlung beim Zeitmanagement dar. Um die Einhaltung des Plans zu gewährleisten, muß er schriftlich festgehalten werden. Ein schriftlicher Tagesplan ist Ihr entscheidendes Instrument – mit ihm haben Sie die Kontrolle über Ihre Zeit. Ohne ihn werden Ihre Tage dagegen ein einziges frustrierendes Durcheinander kleinerer Krisen, Unterbrechungen und Sackgassen sein.

Ein Tagesplan garantiert Ihnen die Erledigung der Aufgaben mit höchster Priorität. Er bietet Ihnen Hilfe bei der Festlegung der Prioritäten für neue Aufgaben, die im Tagesverlauf auf Sie zukommen. Er bietet Ihnen psychologische Unterstützung beim Zurückweisen von Unterbrechungen. Er zeigt, wohin Sie nach einer Unterbrechung zurückzukehren haben. Dennoch wehren sich allzu viele Menschen gegen einen solchen Plan. Einige typische Begründungen lauten:

„Planung erfordert zuviel Zeit." Tatsächlich aber *sparen* Sie Zeit durch Planung. Verwenden Sie eine Stunde für effektive Planung, sparen Sie dadurch drei bis vier Stunden bei der Ausführung – und erzielen sogar noch bessere Ergebnisse.

„Bislang war ich schließlich ohne Planung ziemlich erfolgreich." Sie hatten jedoch *trotz* fehlender Planung Erfolg. Bei ansonsten gleichen Voraussetzungen werden geplante Ergebnisse immer erfolgreicher sein als zufällig zustande gekommene Ergebnisse.

„Planen ist mir zu abstrakt – ich muß Dinge erledigen.“ Die Durchführung von Maßnahmen, die zuvor nicht gründlich durchdacht worden sind, ist Hauptursache vieler Probleme. Wer weiß, was er zu tun hat, wird vielleicht einmal Erfolg haben; wer jedoch weiß, weshalb er etwas zu tun hat, wird dauerhaft Erfolg haben.

„Planen hat doch keinen Sinn – irgendetwas kommt immer dazwischen und wirft meine gesamte Planung wieder über den Haufen.“ Planung kann es ermöglichen, den Großteil aller Krisen zu verhindern oder ihre Auswirkungen zu begrenzen.

Wichtige Dinge zuerst erledigen

Der Schlüssel zu einem erfolgreichen Zeitmanagement liegt darin, die wichtigste Aufgabe zuerst zu erledigen, ihr die volle Aufmerksamkeit zu widmen und dabei alles andere auszuschließen. Die Bedeutung Ihres Tagesplans besteht darin, daß er Sie genau dazu zwingt. Wirkliche Planung verläuft wie folgt: Tagesprioritäten setzen und dann die Aufgabe mit höchster Priorität zuerst erledigen – gemeint ist wirklich zuallererst, also nicht erst nach der Durchsicht der Post, nicht erst nach dem Zeitunglesen, nicht erst nach dem Abschluß kleinerer, liegengebliebener Aufgaben.

Die Idee ist so einfach – und doch so schwer durchführbar. Wir alle sind Menschen und verspüren daher diesen starken Drang nach unmittelbarer Befriedigung. Wir sehnen uns nach Erfolgserlebnissen, nach der Erledigung konkreter Aufgaben. Daher möchten wir unseren Tag mit einer Aufgabe beginnen, die einfach und rasch zu erledigen ist.

Kommt Ihnen folgender Satz bekannt vor? „Ich räume erst rasch meinen Schreibtisch auf, damit ich wirklich Platz zum Arbeiten habe.“ Beim Sortieren der Akten und Dokumente stößt man dann unweigerlich auf Dinge, die in den letzten Tagen unabgeschlossen liegengeblieben sind. Man sagt sich: „Herrje – ich habe gar nicht bemerkt, daß das hier nicht fertig geworden ist. Das erledige ich am besten sofort.“ Dabei handelt es sich um Dinge, die nicht halb so wichtig sind wie die eigentlich zu erledigende Aufgabe. Doch sie sind leichter zu erledigen und daher befriedigender. Allzu rasch gerät man so in eine Situation, in der man, wie Peter Drucker es so wunderbar umschrieb, „in Nebensächlichkeiten abgleitet“.

Statt sich auf die wichtigsten Prioritäten zu konzentrieren, befaßt man sich mit Belanglosem. Man verschwendet seine größte Energie auf unwesentliche Aufgaben. Kommt man schließlich zu den wichtigen Aufgaben, ist man bereits zu müde, um gute Leistungen zu erbringen.

Eine von mir in einem Großunternehmen durchgeführte Untersuchung belegt, daß Manager gewöhnlich ihre wichtigsten Aufgaben erst im Verlauf des Nachmittags in Angriff nehmen. Wieviel produktiver hätte ihre Arbeit sein können, wenn sie diese Aufgaben als erstes angegangen wären, statt sich von der menschlichen Natur dazu verleiten zu lassen, sich mit Nebensächlichkeiten zu befassen?

Sollten Sie auch nur diese eine Veränderung vornehmen, werden Sie tiefgreifende Verbesserungen in Ihrem Umgang mit der Zeit erleben. Sie sollten folgende vier Vorteile anstreben:

1. Sie werden Ihre wichtigste Aufgabe zum Zeitpunkt Ihres Leistungshochs erledigen und können daher bessere Leistungen erbringen.
2. Den Rest des Tages wird es für Sie immer nur noch bergab gehen.
3. Bei der Arbeit an der Aufgabe mit höchster Priorität wird es sehr viel leichter für Sie sein, sich gegen Unterbrechungen zu behaupten, denn nur wenige oder keine von ihnen werden wichtig genug sein.
4. Selbst wenn Sie aufgrund unerwarteter Probleme Ihre weiteren geplanten Aufgaben nicht erledigen können, können Sie doch am Ende des Tages in dem Gefühl nach Hause fahren, Ihre wichtigste Aufgabe abgeschlossen zu haben – also mit einem ruhigen Gewissen.

Ein Planungssystem

Es ist wichtig, die Tagesplanung immer in ihrem größeren Zusammenhang zu sehen. Niemand will Ihnen vorschreiben, tageweise vorzugehen. Ein Tagesplan ist das grundlegende Instrument, doch es funktioniert am besten, wenn es in ein größeres System eingebettet ist. Ich möchte ein System empfehlen, das die folgenden fünf Elemente umfaßt, die alle ineinandergreifen und sich wechselseitig bedingen:

1. *Nahziele.* Zur Verwirklichung längerfristiger Ziele im Privat- und Berufsleben werden kürzerfristige Ziele gesetzt und jahresweise geplant. Fristen werden gesetzt und Fortschritte monatlich gemessen.
2. *Projektplan.* Für wichtige Projekte wird ein Zeitplan erstellt, in den wichtige Fristen und Kontrolltermine eingetragen werden. Fortschritte werden wöchentlich gemessen.
3. *Monatsplan.* Für das Projekt werden Kontrolltermine und Fristen für Nahziele, die in den jeweiligen Monat fallen, zusammen mit bekannten Terminen, Reiseplänen, vereinbarten Besprechungen etc. eingetragen. Für eine ausreichende Vorausplanung am Jahresende sind achtzehn Monate vorgesehen.
4. *Tagesplan.* Tagespläne werden wochenweise erstellt. Projektfristen, die in die betreffende Woche fallen, werden wie andere Termine aus dem Monatsplan übertragen. Jeder Tag wird in die drei Abschnitte „Ziele“, „Termine“ und „Zu Erledigen“ unterteilt.
5. *Kontakt-Tagebücher.* Für Aufzeichnungen über wichtige Gespräche mit Schlüsselpersonen sind getrennte Blätter vorgesehen, damit im Bedarfsfall ein direkter Zugriff möglich ist.

Bei meiner eigenen Arbeit verwende ich für die Aufzeichnung dieser verschiedenen Bestandteile ein von mir selbst entwickeltes Planungs- und Organisationssystem namens Zeit-Taktik. Natürlich sind auch zahlreiche andere Systeme erhältlich. In diesem Kapitel werde ich Ihnen zwei weitere Systeme aufzeigen. Zahlreiche andere sind ebenso möglich. Möglicherweise wollen Sie Ihr eigenes System entwickeln. Wichtig ist allein, daß Sie es auch wirklich tun. Verwenden Sie ein System, das es Ihnen ermöglicht, alles zu notieren, was sie erledigen müssen oder nicht vergessen dürfen.

Ihr Tagesplan

Hier werden alle Elemente zusammengefaßt und Ziele verwirklicht. Heute ist der Tag, an dem etwas erledigt wird – oder unerledigt bleibt. Gestern war es nicht möglich, und für morgen gibt es keinerlei Garantien.

Die von mir empfohlene Form des Tagesplans (vgl. Musterbeispiel des Tages-/Wochenplans A) umfaßt drei Teile:

1. Tagesziele – die zwei, drei, vier oder fünf Aufgaben, die Sie heute zu erledigen haben.
2. Vereinbarte Termine, Besprechungen, für bestimmte Aufgaben reservierte Zeitblöcke.
3. Die „Zu erledigen"-Liste – Dinge, die Sie nicht vergessen wollen; Aufgaben mit geringerer Priorität, die Sie zu erledigen hoffen.

Tagesziele setzen

Listen Sie die Aufgaben auf, die für den heutigen Tag wesentlich sind. Sie bilden das „Muß" – beispielsweise der heute fällige Teilbereich eines Großprojekts, eine Ihnen von Ihrem Vorgesetzten übertragene Aufgabe, ein wichtiger Bericht etc. Zumindest eine dieser Aufgaben sollte eine Tätigkeit darstellen, die Sie der Erreichung eines Ihrer langfristigen Ziele näherbringt. Andere werden sich aus der langfristigen Unternehmensplanung und den Plänen und Prioritäten Ihres Vorgesetzten ableiten.

Ordnen Sie die Aufgaben dann nach der Rangfolge ihrer Priorität. Denken Sie daran, daß Sie sich Aufgabe Nr. 1 als erstes vorzunehmen haben. Gehen Sie nötigenfalls nochmals zu Kapitel 3 zurück, das den Prozeß des Setzens von Prioritäten und die Prioritätenmatrix beschreibt. Setzen Sie sich als nächstes eine Erledigungsfrist für die Verwirklichung der heutigen Tagesziele. Setzen Sie den Zeitpunkt fest, zu dem Sie jede der Aufgaben abgeschlossen haben wollen. So werden Sie im Verlauf des Tages nach Plan vorankommen. Gleichzeitig haben Sie damit ständig einen Grund zur Abwehr von ungerechtfertigten Störungen, denn Sie haben immer eine Frist vor sich, auf die Sie verweisen können.

Terminplanung

Sämtliche zeitlich festgelegten Handlungen des Tages sind zu notieren: Konferenzen, Einzelbesprechungen, Rückrufe, auswärtige Termine, Verabredungen zum Mittagessen etc. Einige Termine stehen schon seit längerem fest, andere wiederum werden erst im Tagesverlauf vereinbart. Der Tagesplan wird ständig von schriftlicher und mündlicher Kommunikation mitgeprägt und verändert.

Notieren Sie auch Zeitblöcke, die Sie für die Erledigung bestimmter Aufgaben reserviert haben. Hier kommt Ihr idealer Tag ins Spiel (vgl. Kap. 3). Auf diese Weise können Sie sicherstellen, daß Sie jeden Tag zur gleichen Zeit an bestimmten Projekten oder sich wiederholenden Aufgaben arbeiten – zu der Zeit, die Ihnen am besten paßt.

Ein sehr wichtiger einzuplanender Zeitblock ist die Zeit für eine allmorgendliche Besprechung mit Ihrer Sekretärin, bei der Sie den Tag durchsprechen und die strategische Planung zur Erreichung wichtiger Aufgaben erstellen. Ein weiterer wichtiger Block ist die stille Stunde.

Einführung der stillen Stunde

Eine der erfolgreichsten Zeitmanagement-Techniken, die je entwickelt wurden, ist die stille Stunde – und sie zahlt sich aus. Jeden Tag eine Stunde ohne Telefongespräche, ohne Besucher, ohne Schwätzchen, ohne Unterbrechungen verschiedenster Art – nichts als stille, ungestörte Arbeit. Ihre Sekretärin schirmt Sie gegen sämtliche Anrufer und Besucher ab und nimmt Nachrichten für Rückrufe entgegen.

Beinahe ausnahmslos ist jeder, der das Konzept der stillen Stunde je ausprobiert hat, von dieser Idee begeistert. Das einzige Problem, von dem mir in diesem Zusammenhang berichtet wurde, besteht darin, daß manche Menschen sich anfänglich aus Unkenntnis darüber lustig machen. Manche Unternehmen verwenden daher die Bezeichnung „Planungsstunde", um dieses Problem möglichst auszuräumen.

Was läßt sich damit erreichen? Gewöhnlich läßt sich in einer stillen Stunde ebensoviel erledigen wie in drei „normalen" Stunden. Ist eine noch bessere Produktivitätssteigerung vorstellbar?

Die stille Stunde funktioniert am besten, wenn sie von allen Mitarbeitern des Unternehmens eingehalten wird. Sie sollte daher in allen Abteilungen zur gleichen Zeit durchgeführt werden. Sollten einzelne Abteilungen oder Mitarbeiter unterschiedliche Zeiten dafür festlegen, wäre es einfach zu kompliziert, jeweils zu bedenken, wer zu welcher Zeit die stille Stunde einhält. Das gesamte Verfahren wäre zum Scheitern verurteilt.

Musterbeispiel A eines Tages-/Wochenplans

Februar 1992, 8. Woche

Montag, 17.2.	Dienstag, 18.2.	Mittwoch, 19.2.	Donnerstag, 20.2.	Freitag, 21.2.	Samstag, 22.2.
Ziele	Ziele	Ziele	Ziele	Ziele	Ziele
1. Kosten Video-Entwurf	*1. Dias* *2. Rückschreib.*	*1. Rückb. Hausdruck*	*1. Endg. Entwurf Video*	*1. Vorsch. Grafiken*	*8:00 Tennis mit Sam*
2. TO MA-Bespr.	*3. Endgültig. Entwurf*	*2. Vorschl. Sims*	*2. Beurt./Woche*	*2. Entwurf f. Nevins*	
3. Vorschl. Nev.		*3. Nev. K-Voran.*			
Termine	Termine	Termine	Termine	Termine	Termine
8:00	8:00	8:00	8:00	8:00	
9:00 *Tom Buchhaltung*	9:00 *Treffen m. Sue*	9:00 *Vorschlag KK*	9:00 *keine Termine*	9:00 *keine Termine*	
10:00	10:00 *Mitarb.-besprechung*	10:00	10:00	10:00	
11:00	11:00	11:00	11:00	11:00	*13:00 Einkaufsbummel mit Lea*
12:00 *Nevins „The Eatery"*	12:00	12:00 12:30 *Rot.Mitt.*	12:00 *bei Samat Fox*	12:00	
13:00	13:00 *Dias betrachten*	13:00	13:00	13:00	
14:00	14:00	14:00 *Mary wg. Drucklegung*	14:00	14:00 *Harry wg. Dias*	

15:00	15:00 *Tom Präsentation*	15:00 *Nevins Kostenvoransch*	15:00 *Rückblick mit Tom*	15:00 *Nevins 1. Entwurf*	*20:00 Jennys Party*
16:00 *Tagesordn. Tippen*	16:00 *Endg. Entwurf*	16:00	16:00 *Treffen mit Dana*	16:00	Sonntag, 23.2.
17:00	17:00	17:00	17:00 *Bewert. der Woche*	17:00	*Videorekorder einstellen auf*
18:00	18:00	18:00 *Sims – Cocktails*	18:00	18:00	*13:10*
19:00	19:00	19:00	19:00	19:00	*Übersicht Nevins*
Zu erledigen	Zu erledigen	Zu erledigen	Zu erledigen	Zu erledigen	
Jim Redigieren	*Anrufe JB*	*Jennys Kuchen bestellen*	*Mittagessen mit Sam*	*Auf dem Rückweg bei Lea vorbeischauen*	
Kasse Collins	*Vue-it Sam*	*Liste mit neuen Mitarb.*	*Zahlen oder Vorschlag Liste, was gebraucht wird*		
Jane anrufen wg. Ref.		*Sims -555-1212 12 Park*		*Besprechung f. nächste Woche ansetzen*	
Jacobsen-Artikel lesen	*Marketing-Bericht lesen*	*The Eatery 705 4th 20 Uhr*	*Wie viele Zuschriften auf Anzeige?*		

Welche Zeit eignet sich am besten für die Durchführung einer stillen Stunde? Am besten geeignet sind die ersten Stunden des Arbeitstags, ehe Anrufe und Besprechungen auf Hochtouren laufen.

Sollten Ausnahmen zugelassen werden? Möglichst nicht. Jede Ausnahme verringert die Gesamteffektivität für alle Betroffenen. Zwar bestehen gewöhnlich einige Personen darauf, daß in ihrem Fall eine Ausnahme gemacht wird, da sie darauf angewiesen sind, andere jederzeit erreichen zu können. Doch auch sie ändern zumeist ihre Einstellung, sobald sie einmal selbst erlebt haben, wieviel sie in ihrer eigenen stillen Stunde erledigen können.

Führen einer Liste der zu erledigenden Dinge

Diese Liste ist eine Rubrik in Ihrem Tagesplan, unter der Sie Angelegenheiten notieren, die sich im Tagesverlauf ergeben und die Sie gern erledigen würden, die jedoch eine geringere Priorität haben. Zum Teil werden sie privater oder familiärer Natur sein, teilweise wird es sich um Aufgaben handeln, die am Vortag bzw. in der Vorwoche unerledigt geblieben sind. Es können auch unbedeutendere Dinge sein, die kein bestimmtes Zeitlimit haben. Diese Liste ist Bestandteil Ihres Tagesplans. Sie ist kein separates Blatt, das leicht verlorengehen kann. Neue Zeitmanagement-Systeme haben den Taschenkalender mit separater Liste für zu erledigende Dinge überflüssig gemacht.

Einhaltung des Plans

Bringen Sie die Tagesziele und die jeweiligen Erledigungsfristen so an, daß Sie sie den ganzen Tag vor Augen haben. Diese Liste ist Ihr wichtigstes Instrument, um sicherzustellen, daß alles nach Plan verläuft. Sehen Sie gegen 9:30 Uhr, daß Sie bei der Aufgabe, deren Frist um 10:00 Uhr abläuft, noch keine großen Fortschritte gemacht haben, wissen Sie, was Sie zu tun haben.

Wie bereits erwähnt, ist der Plan gleichzeitig auch Ihr wichtigster Schutz gegen Unterbrechungen. Bittet Sie jemand um „ein paar Minuten" Ihrer Zeit, sollten Sie einen Blick auf die Erledigungsfristen des Tages werfen, um festzustellen, ob Sie ein paar Minuten entbehren können. Zeichnet sich ab, daß ein Telefongespräch über die Zeitplanung der Versandabteilung für den kommenden Monat längere Zeit in Anspruch nehmen wird, werden Sie wissen, ob Sie sich die Zeit für eine sofortige Lösung des Problems nehmen können oder das Gespräch aufzuschieben haben. Bittet Sie Ihr Vorgesetzter, rasch eine Aufgabe für ihn einzuschieben, können Sie in Sekundenschnelle feststellen, ob damit andere Prioritäten gefährdet werden, an denen Sie für ihn arbeiten.

Nehmen wir jedoch einmal an, der Fall tritt ein – was ist dann zu tun? In diesem Fall wird Ihr Tagesplan zu Ihrem stärksten Verbündeten: Sie können Ihrem Vorgesetzten mitteilen, woran Sie gerade arbeiten, und ihm selbst die Entscheidung darüber überlassen, ob die neue Aufgabe wirklich wichtiger ist. Unter Zeit-Thema 4 finden Sie ein Beispiel dafür, wie Sie sich in einer derartigen Situation verhalten können, um Ihren Vorgesetzten dazu zu bewegen, die Prioritäten Ihrer Arbeit festzusetzen. Damit sind Sie selbst aus dem Schneider.

Der Planungsbogen

Vor einigen Jahren lernte ich das Wochenplanungsformular kennen, den Kern des Zeitmanagement-Systems für Führungskräfte, das im Economics Laboratory in St. Paul (Minnesota) verwendet wird. Auf den höheren Führungsebenen lobte man dieses System einhellig. Einer der Manager berichtete mir, daß es wohl keine zwei Führungskräfte gebe, die dieses System auf die gleiche Weise verwendeten. „Ich kenne jedoch niemanden“, sagte er, „der die Grundprinzipien nicht in der einen oder anderen Weise praktiziert. Die Konzepte sind in unserem Unternehmen zu einer solchen Selbstverständlichkeit geworden, daß es nahezu unmöglich ist, den dadurch entstehenden Nutzen zu berechnen.“

Der Planungsbogen (vgl. das doppelseitige Beispiel des Planungsbogens B) ermöglicht einen unmittelbaren Überblick über die gesamte Woche. Er umfaßt verschiedene Sammelkategorien: Telefonieren, Schriftliches, allgemeine Besprechungen und Mittagspause. Auf einem separaten Blatt werden die wichtigsten Kollegen aufgeführt, mit denen man zusammenarbeitet. Unter den jeweiligen Namen der Kollegen notiert jede Führungskraft laufend die zu besprechenden Angelegenheiten.

Den aufgelisteten Aufgaben aller Kategorien werden Prioritäten zugewiesen, die die Reihenfolge ihrer Erledigung bestimmen. Muß daher beispielsweise eine Besprechung mit einem Kollegen

Musterbeispiel B des Planungsbogens

Telefon	**Mittagessen**
1 EBO Fr. Mittagessen?	*Fr. 12.7. Allein!*
4 Greg Reisepläne	*Mo. 15.7. JMH*
KMM wg. Umzugspolitik	*Di. 16.7. JJK*
Ross – Fr. Lagerbes. OK	*Mi. 17.7.*
3 JMH – 3 Mon. Reiseplan.	*Do. 18.7.*
RWP/TMO	*Fr. 19.7. EBO*
F&E-Koordination	*Mo. 22.7. St. Paul, GKC*
Mo. Mittagessen JMH	*Di. 23.7. St. Paul, JAL*
	Mi. 24.7. St. Paul, KMM
	Do. 25.7. St. Paul, – MM Bespr
	Fr. 26.7. AM (vorläufig)

Korrespondenz

5 EB Info über Dez.-Konferenz schicken, ∅ FTL
JMH – Konkurrenz erhöht Mengenrabatt?
Kopie der Überprüfung der Anschaffungen an FTL

Allgemeines

Überprüfung der Anschaffungen abschließen
Tagesordnung für Verkäuferkongreß
Diagramme für Abteilung nach Produktgruppen erstellen

Sekretärin

2 Auswahl für St. Paul
Braucht Akte über Anschaffungen

EBO *Anschaffungspläne* *Strategiedokument der Abteilung (D)* *Diagramme nach Produktgruppen* *New Finish – Verpackungsdesign (D)* *Termine für Prüfung der Marketingpläne*
FTL *Strategiedokument der Abteilung (D)* *Abschluß der Finanz- und Wirtschaftsabteilung* *Termin für Fortschrittsbericht (D)* *Teilnahme am nationalen Verkäuferkongreß* *New Finish – Werbestrategie* *Termine für Prüfung der Marketingpläne*
JMH *Letzten / nächsten Halbjahresplan prüfen* *Berichtskontrollkarten müssen revidiert werden* *Star-Verkaufsberichte der Regionalmanager* *6a Vierteljährliche Reiseplanung (D)* *Verbraucherbereich – Kontrolle der Regionalausgaben* *Konferenz der Regionalmanager – Analyse aller Berichte* *Konferenz der Vorstände der Regionalbüros* *über Finanzplanung*
JJK *1 Neuer Werbetext – Status* *Arbeitsnormen (D)* *2 Marketingplan Militär* *6b 4 Vierteljährliche Reiseplanung* *Trendex-Bericht – Status* *Kosten Sam I – 3 Testmärkte* *3 Produkte für das Bonusprogramm (D)* *6 Nielsen – Kupon-Bearbeitungsgebühren* *5 Charts Organisation – Überprüfen (D)*

Musterbeispiel C des Planungsbogens

Woche: *13. Mai*

Vormittag

8:30	*Auswertung*
9:00	*Diktat*
9:30	*Telefon*
10:00	*Besprechungen*

Nachmittag

13:30	*Telefon*
14:00	*Besprechungen*
16:00	*Verschiedenes*

Mittagessen

Mo	*Fakultätsausschuß*
Di	*Rotation*
Mi	*Büro Studentenvertr.*
Do	
Fr	*Kurator Richardson*

Telefon

Mo.	*J. Brown* *H. Williams* *Dr. Jones* *M. Wilson* *Univ. R.I.*
Di.	*L. Buck* *T. Mallion* *R. Helms*
Mi.	*R. Vicks* *T. Freiburg*
Do.	*Univ. Club* *H. Shaw*
Fr.	*Besuch* *New York* *20./21. Mai*

Schriftliches

Mitteilungsblatt
Beirat
Quittungen Geschenke (Hauptspender)
Vorschl. Stiftung
Rückblick

Leitartikel fürs Bulletin

Besprechungen

Verwaltungsrat
Haushaltsaussch.
Ausschuß „75. Jahrestag“
Lehrkörperkonf.
Studentendekan

Allgemeines

Verhandlungen Hypothek
Haushalt 1991/92
Anrufe Spender
Anruf Stiftung
5-Jahres-Plan

Zu diskutierende Themen — Woche: *13. Mai*

Dekan der Fakultät:

Priorität	Thema
1	*Bericht an Vorstand (bis 25. 5.)*
3	*Neuernennung Lehrkörp.*
2	*Sommerkurse*
4	*Bibliothekspläne*

Geschäftsmanager:

Priorität	Thema
2	*Finanzabschluß an Vorstand (25. 5.)*
5	*Computerausdruck April*
8	*Verkauf Kenyon*
1	*Cash-Flow 30. 6.*
3	*neue Sekret.-Finanzabt.*
4	*Verhandlungen Hypoth. Early Childhood Cent.*
6	*Haushaltsplan 91/92*
7	*Sommerferienplan*

Studentendekan:

1	*Abschlußgespräch f. Prüflinge*
3	*Personal-Sommerpläne*
2	*Überprüfung der Finanzhilfen*

Direktor f. Finanzen:

3	*Kampagne Ehemaligenfonds*
1	*Neue Sekretärin*
4	*Kampagne Kuratorfonds*
5	*Haushalt 91/92 (Abt.)*
2	*Einkommensplanung für 1991/92*

Direktor f. Zulassungen:

1	*Zulassungen – Status Bewerbungen & Abschlußprüfungen*
3	*Neue Broschüre*
4	*Werbung 1991/92*
2	*Briefe an neue Stud.*

Direktor f. Kommunikation:

1	*Letzte Ausgabe Newsletter 6/91*
3	*Haushalt 1991/92*
4	*Neuer Schriftzug f. College*
5	*Neue Anschriftenliste*
2	*Pläne f. 75. Jahrest.*

möglichst kurz gehalten werden, werden nur die obersten ein oder zwei Themen abgehandelt.

Der Planungsbogen arbeitet Hand in Hand mit einem Terminkalender. Die letzte Stunde des Arbeitstages verwenden die Führungskräfte darauf, sich einen Überblick über das Erreichte zu verschaffen und die wichtigsten Tätigkeiten für den folgenden Tag zu planen. Alle Mitarbeiter von Economics Laboratory haben vereinbart, vor 10 Uhr keine Besprechungen anzusetzen. Die erste Arbeitsstunde – die stille Stunde – ist für die Angelegenheiten reserviert, denen besondere Konzentration gewidmet werden soll.

Das Konzept der Planungsbögen ist von dem Rektor eines College in New England weiterentwickelt worden und hat an seinem College außergewöhnliche Ergebnisse gezeitigt. Im Musterbeispiel C des Planungsbogens werden Sie viele Merkmale des vorangegangenen Planungsformulars wiedererkennen: regelmäßige Zeitblökke für bestimmte Handlungskategorien, die Namen wichtiger Führungskräfte, unter dem Namen jeweils die Auflistung der mit den Betreffenden zu erörternden Themen sowie die Zuordnung der Prioritäten.

Diese Beispiele sollen Ihnen einen Anreiz zum Experimentieren mit unterschiedlichen Systemen bieten. Finden Sie heraus, welches in Ihrem Fall am besten funktioniert. Vielleicht möchten Sie bestimmte Bestandteile in Ihre eigene Planung aufnehmen. Die Form Ihres Tagesplans ist völlig unwesentlich – wichtig ist allein das Konzept.

Der Nutzen eines Tagesplans

Als eine Art Zusammenfassung sollten Sie nochmals die Vorteile betrachten, die Ihnen aus dem Erstellen und Einhalten eines Tagesplans erwachsen:

1. Beträchtliche Verringerung der Zahl der Entscheidungen darüber, „was als nächstes zu tun ist“.
2. Verringerung der Zahl der Unterbrechungen auf ein Minimum und Verbesserung der Qualität Ihrer Arbeit. Prioritäten und Erledigungsfristen für bestimmte Zeitsegmente liefern Ihnen eine Begründung dafür, Störungen, die weniger wichtige Angelegenheiten betreffen, nicht zuzulassen.

3. Quantitative Verbesserung Ihrer Produktivität und höhere Wahrscheinlichkeit, daß Ihre wichtigsten Prioritäten verwirklicht werden. In einer stillen Stunde können Sie soviel leisten wie sonst in drei Stunden.
4. Eindämmung des „Ich-bin-beschäftigt"-Syndroms. Ziele sind sichtbar und werden daher nicht vergessen.
5. Eindämmung des „Reaktions"-Syndroms. Statt ständig auf externe Ereignisse und Anforderungen zu reagieren, orientieren Sie sich an Ihren eigenen Prioritäten.
6. Ersatz von Krisenmanagement durch das Gefühl, die Lage im Griff zu haben. Mit zunehmender Verwirklichung Ihrer Prioritäten kommt es immer seltener zu Krisen.

Prüfen Sie sich selbst

Wie erfolgreich planen Sie? Stufen Sie sich mit Hilfe der folgenden Skala ein und wiederholen Sie dieses Verfahren in drei Monaten.

Fast nie	=	0
Manchmal	=	1
Die Hälfte der Zeit	=	2
Meistens	=	3
Fast immer	=	4

	Punkte
1. Ich kenne die Ziele, Prioritäten und Pläne meines Unternehmens.	______
2. Ich setze diese Ziele in Monats-, Wochen- und Tagesziele um.	______
3. Ich behalte diese Ziele sichtbar vor Augen und messe daran meine Fortschritte	______
4. Bei einem Prioritätenkonflikt, beispielsweise bei Unterbrechungen, verweise ich auf meine Tagesprioritäten, so daß ich rational entscheiden kann, welche Priorität Vorrang erhält.	______
5. Prioritäten werden in meinem Arbeitsteam vereinbart, verstanden und anderen mitgeteilt.	______
Gesamt	______

4. Der Versuch, zuviel auf einmal zu erledigen

Die Art unseres (mehr oder weniger erfolgreichen) Selbst- und Zeitmanagement und unsere individuelle Palette von Arbeitsgewohnheiten und persönlichen Eigenarten sind in einem komplizierten Gewebe einander wechselseitig bedingender Kausalitäten miteinander verflochten. Alle Gewohnheiten in unserem Umgang mit der Zeit stehen in Beziehung zu anderen. Wird eine von ihnen leicht verändert, wirkt sich das auch auf andere aus.

Dieses Phänomen der Verkettung unserer Gewohnheiten tritt bei unserem vierten Zeitproblem deutlich zutage – dem Versuch, zuviel auf einmal zu erledigen. Wir haben uns bereits mit dem Zielsetzungsprozeß befaßt und gelernt, diese Ziele für die Festlegung von Prioritäten und die daraus resultierende Tagesplanung zu nutzen. Ohne Ziele, Prioritäten und Planung überläßt man die Zukunft dem Zufall. Zudem wird man möglicherweise früher als geglaubt dazu gezwungen, den Preis dafür zu zahlen. Hat man kein Fernziel, kann man nicht wissen, welche Zwischenziele zu setzen sind. Prioritäten werden daher entweder völlig fehlen oder sich in einem hoffnungslosen Durcheinander befinden. Wer sich keine Prioritäten setzt, wird dazu neigen, auf externe Gegebenheiten jeglicher Art zu reagieren. Er reagiert auf die Ansprüche anderer, ohne sie an seinen persönlichen Zielen oder den Unternehmenszielen zu messen.

An diesem Punkt kommt eine weitere Zeitfalle ins Spiel, der Versuch, zuviel auf einmal zu erledigen. Haben Sie keinerlei Prioritäten, die es Ihnen ermöglichen, wirklich Wichtiges von weniger Wichtigem zu unterscheiden, glauben Sie, alles erledigen zu müssen. Die dadurch entstehende Belastung kann für manche Menschen unerträglich werden.

Der Schreibtisch eines unorganisierten Managers verrät, welcher Preis für den Versuch, zuviel auf einmal zu erledigen, zu zahlen ist. Ein solcher Manager hat nicht die Zeit, sich zu organisieren. Fristen werden versäumt, der Druck nimmt zu. Brandbekämpfung und Krisenmanagement beherrschen das Leben. Der Manager versucht zu delegieren, nimmt sich jedoch nicht die Zeit, es richtig zu tun, so daß Projekte scheitern. Die Arbeit anderer, die auf Informationen des Betroffenen angewiesen sind, ist zum

Scheitern verurteilt. Der Manager arbeitet bis spät in den Abend, scheint jedoch niemals aufzuholen. Seine Familie wirft ihm vor, arbeitssüchtig zu sein. Er weiß nicht, was er zu seiner Verteidigung vorbringen soll.

In letzter Zeit sind besonders Frauen dieser Zeitfalle häufig zum Opfer gefallen. Es gibt sogar einen Begriff dafür: das „Superfrau-Syndrom". Die Superfrau muß nicht nur eine perfekte Hausfrau, Gastgeberin, Partnerin und Mutter sein, sondern darüber hinaus beruflich mit ihren männlichen Kollegen kokurrieren, die durch ihre größere Erfahrung, ein Netzwerk von Freunden und Gönnern und ungehemmte Vetternwirtschaft begünstigt werden. Sie muß daher für die gleiche berufliche Position doppelt so hart arbeiten wie ein männlicher Kollege, erzielt aber in der Regel lediglich zwei Drittel seines Einkommens.

Wäre die Superfrau – wie auch jeder andere Mensch, der ständig versucht ist, sich zuviel aufzuhalsen – nicht besser beraten, zu lernen, geschickter statt härter zu arbeiten?

Die Geschichte von den zwei Verkäufern

Vor nicht allzu langer Zeit nahm ein sehr erfolgreicher und fleißiger Verkäufer an einer Zeitmanagement-Arbeitsgruppe teil (vermutlich auf Anraten seiner Frau – und vielleicht auch seines Vorgesetzten). Seit Jahren arbeitete er täglich von sieben Uhr morgens bis sieben Uhr abends. Er fuhr regelmäßig mit einem schlechten Gewissen nach Hause, weil er noch Arbeit unerledigt zurückließ. Als er jedoch die Grundsätze für das Setzen von Prioritäten kennengelernt hatte, begann er, sie bewußt zu praktizieren. Nicht allzu lange nach Beendigung des Kurses schaute er um 17 Uhr von seiner Arbeit auf und sah, daß seine Mitarbeiter sich anschickten, nach Hause zu gehen. Er warf einen Blick auf seinen eigenen Tagesplan, stellte fest, daß er fünf der sechs Tagesziele erreicht hatte, und sagte zu sich selbst: „Was soll's – das reicht." Er begann, die Unterlagen für die sechste Aufgabe in seinen Aktenkoffer zu packen – hielt jedoch plötzlich inne. „Warum mache ich das? Diese Aufgabe hat wirklich die geringste Priorität – sie kann warten."

Als er zu Hause ankam – pünktlich und ohne seinen Aktenkoffer –, fragte ihn seine Frau besorgt, ob ihm etwas fehle.

„Absolut nichts – alles in bester Ordnung. Wir könnten eigentlich essen gehen – was hältst du davon?"

So gingen sie essen, und es wurde ein wunderbarer Abend. Als der Verkäufer mir später diese Geschichte erzählte, sagte er, er habe sich an jenem Abend wohler gefühlt als seit vielen Jahren.

Die zweite Geschichte hat kein Happy End. Ein Bekannter von mir war Präsident des nationalen Verbandes der Lebensversicherer in einem europäischen Land. Dieses Amt war sehr anspruchsvoll und verschlang den Großteil seiner Zeit – auch Zeit, die er seiner Arbeit hätte widmen sollen. Er genoß die mit der Präsidentschaft verbundene Aufmerksamkeit und Anerkennung, freute sich jedoch schon auf das Ende seiner Amtszeit, um sich wieder ganztags seinem vernachlässigten Geschäft widmen zu können.

Als jedoch der Zeitpunkt für die Wahl eines neuen Präsidenten für die folgende Amtszeit gekommen war, gab es keinen starken Kandidaten. Freunde bedrängten ihn, sich noch für eine weitere Amtszeit zur Verfügung zu stellen. Sie appellierten an seine Loyalität – und sein Ego – und argumentierten, er sei der einzige, der „die Organisation retten" könne. Wider besseres Wissen stimmte er zu. Zu spät erkannte er, daß er sich zuviel vorgenommen hatte. Sein Unternehmen, mit dem es aufgrund der Vernachlässigung bereits bergab ging, brach völlig zusammen. Schließlich war er gezwungen, alles aufzugeben und in einem anderen Bereich wieder von vorn zu beginnen.

Ursachen und Lösungen

Die Schwäche meines Bekannten war sein übersteigertes Selbstbewußtsein. Hier liegt die entscheidende Ursache für den Versuch, zuviel auf einmal erledigen zu wollen – das Gefühl, „alles schaffen zu können". Dieses Gefühl, bewältigen zu können, was immer man sich auch vornimmt, mag zwar nicht immer deutlich erkennbar sein, bildet jedoch auch den Kernpunkt klarer zutage tretender Symptome. Zu den damit verwandten Ursachen gehören:

- Der Leistungsdruck, der bewirkt, daß wir mehr Aufgaben annehmen, als wir sollten.
- Unsicherheit, die uns dazu verleitet, uns ständig selbst bestätigen zu wollen.

- Das Unvermögen, Befugnisse zu delegieren, oder das Fehlen jeglicher Delegationsfähigkeiten.
- Unrealistische Einschätzung des Zeitbedarfs, so daß man für die zur Verfügung stehende Zeit zuviel plant.
- Die Unfähigkeit, nein zu sagen, und der Wunsch, anderen einen Gefallen zu tun.
- Das Fehlen persönlicher Organisationsfähigkeit – die Stapel auf unserem Schreibtisch scheinen ins Unermeßliche zu wachsen, wenn wir an zu vielen Projekten gleichzeitig arbeiten.
- Perfektionismus, der unnötige Wiederholung und sinnlosen Aufwand für Kleinigkeiten bewirkt.

Einige dieser Ursachen sind äußerst besorgniserregend und verdienen unsere besondere Aufmerksamkeit.

Delegieren lernen

Die Unfähigkeit zur Delegation bildet die Hauptursache für den Versuch, sich zuviel vorzunehmen. Vielen von uns widerstrebt es, anderen wichtige Aufgaben zu übertragen. Die Gründe dafür sind vielfältig: Wir halten unsere Mitarbeiter für unfähig, die Aufgabe zu bewältigen. Wir glauben insgeheim, wir selbst könnten die Angelegenheit besser erledigen. Wir brauchen das Gefühl, alles unter Kontrolle zu haben. So verständlich diese Gründe sein mögen – ihre Folgen sind fatal. Wer sich in dem Glauben, niemand anderes sei diesen Aufgaben gewachsen, immer mehr aufhalst, wird mit Sicherheit in Arbeit ersticken. Es wird Ihren Vorgesetzten nicht beeindrucken, daß Sie an vierzehn Projekten arbeiten, wenn Sie bei zwölfen schwerwiegende Fehler begehen.

Sollte Ihre Unfähigkeit zur Delegation der Grund dafür sein, weshalb Sie sich ständig zuviel vornehmen, sollten Sie sich dem Zeit-Thema 6 zuwenden. Dort erfahren Sie, wie man delegiert.

Lernen, zu Vorgesetzten nein zu sagen

Bei vielen Menschen beruht der Versuch, zuviel auf einmal zu erledigen, auf ihrem Bemühen, alle Aufgaben zu erledigen, die ihr Vorgesetzter ihnen überträgt. Sie müssen lernen, im Fall der Arbeitsüberlastung nein zu sagen. Nahezu jedem Vorgesetzten ist es lieber, daß wenige Dinge gut ausgeführt werden (vor allem, wenn es sich dabei um die wichtigsten Prioritäten handelt), als daß viele Dinge schludrig erledigt werden.

Sollten Sie in eine derartige Situation geraten, müssen Sie Ihrem Vorgesetzten die bereits bestehende Arbeitslast darlegen. Sie sollten darauf hinweisen, daß Sie für ihn an all diesen Projekten arbeiten und ihn darum bitten, die Prioritäten selbst zu setzen. Bei der Erledigung der Arbeit richten Sie sich daher nach den Prioritäten Ihres Vorgesetzten – geschickter können Sie kaum vorgehen.

Stellen wir uns folgende Situation vor: Ihr Chef ruft Sie zu sich herein, um Ihnen zwei neue Projekte zu übertragen, die noch heute zu erledigen sind. In diesem Fall sollten Sie erwidern: „Gut – aber darf ich Ihnen zuerst noch eine Frage stellen?“

Jeder Chef wird einer derartigen Bitte zustimmen. Sie können dann sagen: „Ich weiß nicht, ob Sie sich erinnern, daß ich zur Zeit an zwei anderen Dingen arbeite, die ich heute für Sie abzuschließen habe. Ich weiß, daß es unmöglich ist, alles zu erledigen, aber ich bin mir einfach nicht im klaren darüber, was zuerst zu erledigen ist – die beiden alten oder die beiden neuen Projekte?“

Aller Wahrscheinlichkeit nach hat Ihr Vorgesetzter vergessen, woran Sie gerade arbeiten. Er wird die Gelegenheit wahrnehmen, mitentscheiden zu können. In diesem Fall sind Sie selbst aus dem Schneider. Wie aber sollten Sie sich verhalten, wenn Ihr Vorgesetzter in einem Anfall schlechter Laune erwidert: „Ich erwarte, daß Sie alle Projekte erledigen“? Wenn Sie ein relativ gutes Verhältnis zu Ihrem Vorgesetzten haben, sollten Sie Ihr Anliegen genauer darlegen:

„Gut, ich werde mein Bestes tun, aber ich kann nicht garantieren, daß alle Projekte abgeschlossen werden. Ich kann Ihnen diese Garantie für die beiden vorherigen Projekte geben, habe aber, ehrlich gesagt, meine Zweifel, was die beiden neuen Projekte betrifft. Daher hatte ich gehofft, Sie könnten mir bei der Festlegung der Prioritäten behilflich sein. Wenn etwas auf morgen verschoben werden muß, möchte ich ungern das falsche Projekt dafür auswählen. Ich glaube daher wirklich, daß es für beide Seiten nützlich ist, wenn Sie mich wissen lassen, welches Projekt Ihrer Auffassung nach am wichtigsten ist.“ Damit haben Sie Ihrem Vorgesetzten mitgeteilt, wie unwahrscheinlich es ist, daß alle zugewiesenen Aufgaben abgeschlossen werden können – wie immer er darauf auch reagieren mag.

Realistischere Einschätzung des Zeitbedarfs lernen

Gelegentlich geraten Menschen in Schwierigkeiten, weil sie sich aufgrund einer unrealistischen Einschätzung des Zeitbedarfs für verschiedene Aufgaben zuviel vorgenommen haben. Dies mag eine weitere Facette ihres übertriebenen Selbstbewußtseins sein – „Ich arbeite schnell – ich kann es schaffen" – oder auch schlicht ihr Unvermögen beweisen, den Zeitbedarf genau einzuschätzen.

Erinnern wir uns an *Murphys* zweites Gesetz: „Alles dauert länger, als man denkt." Die Lösung liegt im Einbau eines Zeitpolsters. Schlagen Sie mindestens 20 Prozent auf den von Ihnen geschätzten Zeitbedarf auf – bei sehr komplizierten oder außerordentlich wichtigen Aufgaben sogar noch mehr. Können Sie die Aufgabe zu einem vergleichbaren Projekt in der Vergangenheit in Beziehung setzen, sollten Sie diese Erfahrung als Leitlinie für Ihre Entscheidung über das Ausmaß des Zeitpolsters nutzen.

> Läßt jemand anders den Ball fallen, muß ich ihn dann wirklich aufheben?

Schluß mit dem Versuch, sich zuviel vorzunehmen

Stellt man fest, daß man sich häufig zuviel vornimmt, erhebt sich die Frage, wie diesem Problem ein Ende gesetzt werden kann. Versuchen Sie es einmal mit folgenden Ideen:

- Hören Sie damit auf, sich einzureden, daß Sie unter Druck am besten arbeiten. Niemand arbeitet unter Druck am besten.
- Widerstehen Sie dem Drang, einzugreifen und ein Projekt zu übernehmen, weil andere ihre Aufgabe nicht erledigen. Sie selbst – nicht andere – sind für ihre Arbeit verantwortlich.
- Gehen Sie nicht davon aus, daß alles erledigt werden muß. Lernen Sie, Aufgaben mit geringer Priorität zu erkennen – und möglichst zu ignorieren.
- Fragen Sie sich, ob das Problem nicht teilweise in fehlenden organisatorischen Fähigkeiten begründet liegt.
- Hören Sie damit auf, alles perfekt erledigen zu wollen. Manche Dinge sind die zusätzliche Mühe einfach nicht wert.

Prüfen Sie sich selbst

Wie erfolgreich sind Sie bei der Bewältigung von Arbeitsüberlastungen? Stufen Sie sich mit Hilfe der folgenden Skala ein und wiederholen Sie dieses Verfahren in drei Monaten.

Fast nie	=	0
Manchmal	=	1
Die Hälfte der Zeit	=	2
Meistens	=	3
Fast immer	=	4

	Punkte
1. Wird mir oder meinem Team eine Aufgabe übertragen, die eine Arbeitsüberlastung für uns darstellt, stelle ich zunächst fest, wie effektiv die betreffende Person selbst arbeitet.	_______
2. Ich übe mich darin, unbedeutende oder unangemessene Aufgaben zurückzuweisen.	_______
3. Ich stelle fest, ob ich unfähig bin, nein zu meinem Vorgesetzten zu sagen, und praktiziere die verschiedenen Techniken, um mich gegebenenfalls durchzusetzen.	_______
4. Ich schätze den Zeitbedarf jedes Projekts realistisch ein.	_______
5. Werde ich mit Arbeit überlastet, prüfe ich meine Selbstorganisation, um auszuschließen, daß hier die Ursache meiner Schwierigkeiten liegt.	_______
Gesamt	_______

5. Unangemeldete Besucher

„Hallo. Hast Du eine Minute Zeit?“ Diese Frage klingt ziemlich unschuldig, und wahrscheinlich bekommen Sie sie mehrmals täglich zu hören.

„Klar. Komm ’rein.“ Sieht so Ihre automatische Reaktion aus? Wenn ja, geht es nicht nur Ihnen so. 99 % aller Menschen geben diese Antwort automatisch. Sie bringen sich damit jedoch in Schwierigkeiten, da Sie eine Unterbrechung zulassen – es geradezu darauf anlegen –, ohne nach Alternativen zu suchen. Sie überlassen die Kontrolle über Ihre Zeit jedem, der gerade zufällig ein Anliegen an Sie richtet!

Unangemeldete Besucher stellen einen unserer größten Zeitverschwender dar, denn sie sind ein weit verbreitetes Phänomen, und es ist so schwer, ihnen zu widerstehen. Bei so einem Besucher kann es sich um einen Freund handeln, der auf ein kurzes Schwätzchen vorbeikommt. Es kann auch ein Mitglied Ihres Teams sein, das auf eine Information, einen Rat oder eine Entscheidung von Ihnen angewiesen ist. Es kann Ihr Vorgesetzter sein, der sich von Ihnen über das Projekt auf den neuesten Stand bringen lassen möchte. Es kann ein anderer Manager sein – ein Kollege, der Sie um einen Gefallen bittet. Es kann eine Führungskraft der oberen Ebene sein, die Hintergrundinformationen aus Ihrer Abteilung benötigt. Ihnen allen ist eines gemeinsam: Auf die eine oder andere Art und Weise erwarten sie, daß Sie Ihre Arbeit unterbrechen und Ihnen Ihre Aufmerksamkeit zuwenden.

Zwei Dinge sind klar: Zum einen wird es zweifellos länger als nur eine Minute dauern (durchschnittlich dauert ein unangemeldeter Besuch zehn Minuten). Zum anderen wird das Wiederfinden von Konzentration und Energie mehr Zeit in Anspruch nehmen als der eigentliche Besuch (es heißt, dreimal soviel Zeit sei dafür erforderlich).

Ursachen

Weshalb empfinden wir es als so schwierig, unangemeldete Besuche nicht zuzulassen? Hier tritt erneut die menschliche Natur auf den Plan. Wir alle möchten das Gefühl haben, gebraucht zu werden oder wichtig und hilfsbereit zu sein. Die eine unschuldige Frage spricht all diese psychischen Bedürfnisse an. Überlassen Sie jedoch Ihre Zeit einem anderen, weil Sie hilfsbereit sein wollen, werden Sie sich unweigerlich in eine Streßsituation bringen – und das ist noch nicht alles. Sie enthalten Ihrem Unternehmen wichtigere Leistungen vor, die Sie erbringen können, wenn Sie keine unnötigen Unterbrechungen zulassen. Hinzu kommt noch, daß Sie womöglich auch dem Fragesteller die Chance verwehren, die Antworten selbst herauszufinden – wodurch ihm eine wichtige Lernerfahrung versagt bleibt.

Verhalten gegenüber unangemeldeten Besuchern

Zur Beseitigung des Problems unangemeldeter Besucher gilt es, möglichst genau festzustellen, worum es ihnen geht. Je nach Situation sollte eine der vier folgenden Möglichkeiten gewählt werden:

1. Auf das Anliegen eingehen (sofern es sich um eine dringende Angelegenheit handelt, die wirklich rasch zu erledigen ist).
2. Einen Termin für ein Gespräch vereinbaren.
3. Dem Besucher vorschlagen, sich an einen kompetenten Mitarbeiter zu wenden.
4. Den Besucher ermuntern, selbst eine Lösung zu erarbeiten.

Diese vier grundlegenden Reaktionen sind möglich. Das eigentliche Problem ist jedoch gewöhnlich subtilerer Art – wir wissen nicht, was wir sagen sollen, wie wir die Unterbrechung charmant abwehren können. Werden Sie um „nur eine Minute" Ihrer Zeit gebeten, müssen jedoch wirklich an Ihrem Projekt weiterarbeiten, sollten Sie eine der folgenden Reaktionen ausprobieren:

Aufschieben

Besucher: „Hast Du gerade eine Minute Zeit für mich?"
Sie: „Hallo, worum geht's?"
Besucher: „Tja, es geht um diesen Fall Peterson. Irgendwie scheine ich den Fall nicht in den Griff zu bekommen. Hattest Du nicht vor einem Jahr mit einem ähnlichen Fall zu tun?"
Sie: „Ja. Richter Winston. Gerichtsbezirk 9."
Besucher: Kannst Du mir Näheres darüber berichten?"
Sie: Natürlich. Ich glaube, ich habe ein paar Ideen, die dir weiterhelfen könnten. Ich muß jedoch jetzt zunächst an diesem Fall

weiterarbeiten. Wie wär's mit morgen mittag nach der Mittagspause?"

Unter Kollegen gibt es wirklich keinerlei Grund, sich dafür zu entschuldigen, daß das Gespräch auf einen anderen Termin verschoben werden muß. Beweisen Sie Ihren guten Willen, indem Sie den Termin sofort in Ihrem Kalender notieren.

Den Besucher an eine andere Person verweisen

Besucher: „Haben Sie eine Minute Zeit für mich?"
Sie: „Ehrlich gesagt, bin ich gerade sehr beschäftigt. Worum geht es denn?"
Besucher: „Es herrscht eine gewisse Verwirrung über den Bericht der Architektin, und sie ist diese Woche nicht zu erreichen."
Sie: „Und weiter . . .?"
Besucher: „Und der Fälligkeitstermin für unser Angebot an die Bank ist Freitag."
Sie: „Nun, ich fürchte, ich habe momentan einfach keine Kapazitäten frei. Fragen Sie doch Art, vielleicht kann er Ihnen helfen. Lassen Sie mich auf jeden Fall wissen, was Sie beide beschließen."

Sie sollten Ihre Mitarbeiter möglichst dazu ermuntern, ihre Antworten selbst zu finden. Eine gute Möglichkeit besteht darin, ihnen Fragen zu stellen:

„Wen haben Sie sonst noch um Vorschläge gebeten?"
„Auf welche Antworten sind Sie gestoßen?"
„Weshalb entscheiden Sie nicht, was Ihrer Meinung nach unternommen werden sollte, und kommen morgen wieder?"

Einen anderen Termin vereinbaren

Besucher: „Haben Sie gerade eine Minute Zeit für mich?"
Sie: „Wenn's wirklich schnell geht, vielleicht. Was kann ich für Sie tun?"
Besucher: „Sie hatten vorgeschlagen, mir einige Informationen über den Stadtrat zukommen zu lassen, ehe ich mit der Arbeit an der Pressemitteilung beginne."
Sie: „Stimmt. Leider muß ich dieses Projekt bis zu der Besprechung heute mittag abschließen. Wir müssen daher einen späteren Termin ausmachen. Geht es nur um den Stadtrat, oder ist noch etwas anderes zu besprechen?"
Besucher: „Das ist schon alles."

Sie: „Okay. Ich vermute, eine Viertelstunde wird ausreichen. Paßt es Ihnen morgen um 14:30 Uhr?"

Geben Sie einem unangemeldeten Besucher einen neuen Termin, sollten Sie immer ein Zeitlimit setzen. Auf diese Weise wissen beide Seiten, wieviel Zeit sie für die Besprechung einzuplanen haben. Ihr Besucher wird nicht überrascht sein, wenn Sie die Besprechung beenden. Sind Sie unsicher, sollten Sie in jedem Fall nachfragen.

Sie: „Wie lange wird es Ihrer Einschätzung nach dauern?"
Besucher: „Etwa eine halbe Stunde, schätze ich."
Sie: „Tja, das ist in dieser Woche etwas problematisch für mich. Ich habe mehrere ziemlich knappe Fristen einzuhalten. Glauben Sie, es ist möglich, die wichtigsten Punkte in zehn oder fünfzehn Minuten abzuhandeln?"

Die Frage beantworten

Läßt sich die Frage dagegen so rasch beantworten, daß Ihre Konzentration nicht gestört wird, sollten Sie auf jeden Fall eine Antwort geben. So kommen beide Seiten mit ihrer Arbeit voran.

Besucher: „Haben Sie gerade eine Minute Zeit – ich habe eine Frage . . ."
Sie: „Ich werd's versuchen. Was wollen Sie wissen?"
Besucher: „Ist es übliche Praxis, Kunden Kontaktabzüge zu zeigen? Der Kunde hat bereits mehrfach darum gebeten, doch der Art Director möchte noch warten."
Sie: „Nein, der Kunde bekommt keine Kontaktabzüge zu sehen. Wir zeigen ihm nur die endgültige Aufnahme, und auch die erst, wenn der Anzeigenentwurf komplett ist."

Abbrechen

Häufig stellt sich heraus, daß eine vermeintlich rasch beantwortbare Frage komplizierter ist, als man zunächst gedacht hat. Dauert das Gespräch bereits mehrere Minuten und läßt sich absehen, daß die Angelegenheit längere Zeit in Anspruch nehmen wird, sollten Sie sagen:

„Stephanie, ehrlich gesagt, hatte ich geglaubt, diese Frage rasch beantworten zu können. Jetzt zeichnet sich jedoch ab, daß die Antwort etwas mehr Zeit beanspruchen wird. Der Fehler liegt bei mir; ich hätte Sie fragen sollen, wieviel Zeit für diese Angelegenheit erforderlich sein wird . . . Um 10 Uhr läuft die Frist für dieses Projekt ab, bis dahin habe ich es für den Chef abzuschließen. Ist es Ihnen recht, wenn wir diese Angelegenheit auf morgen verschieben? Offen gestanden, glaube ich nicht, daß ich mich jetzt wirklich darauf konzentrieren kann."

Offen sein

Besucher: „Hast Du gerade eine Minute Zeit für mich?"
Sie: „Hallo, worum geht's?"
Besucher: „Um nichts Besonderes. Ich habe bloß den ganzen Morgen auf diese Zahlen gestarrt und könnte eine Pause gebrauchen. Du warst doch letztens in Alaska – wie war's denn?"
Sie: „Einfach fantastisch. Eigentlich wollte ich mich schon längst einmal mit dir treffen, um dir alles genauer zu erzählen. Hast du in der Mittagspause Zeit dafür?"

Unter Freunden können Sie nötigenfalls völlig offen und ehrlich sagen: „Ich sage es dir wirklich furchtbar ungern, aber ich habe im Moment einfach keine Zeit. Ich hoffe, du verstehst das."

Besuche, deren alleiniger Zweck in der Pflege persönlicher Beziehungen liegt, und die Strategien zum Umgang mit ihnen, werden unter Zeit-Thema 15 behandelt.

Wessen Zeit ist wichtiger?

Eine weitere Ursache für unsere Schwierigkeiten mit unangemeldeten Besuchern liegt in unserem Unvermögen zu erkennen, was eine Unterbrechung in Wirklichkeit darstellt: einen Prioritätenkonflikt.

Betrachten wir ein praktisches Beispiel. Sie haben für 11 Uhr eine Besprechung angesetzt und sind gerade dabei, sich Notizen zu machen und nochmals die Tagesordnung zu prüfen. Um 10:45 Uhr kommt ein Kollege an Ihrem Büro vorbei, bleibt stehen und fragt: „Hast Du eine Minute Zeit?" Was ihn gerade beschäftigt, ist zu diesem Zeitpunkt *seine* Priorität. Sie jedoch sind gerade mit etwas anderem – der Vorbereitung auf die Besprechung – beschäftigt, und dies ist *Ihre* Priorität. Wenn Sie sich jetzt stören lassen, lassen Sie zu, daß seine Priorität Vorrang vor Ihrer eigenen erhält. Lassen Sie dagegen keine Unterbrechung zu, räumen Sie Ihrer Priorität Vorrang vor seiner ein.

In diesem speziellen Fall wissen Sie, daß bei Ihrem Kollegen aus „einer Minute“ gewöhnlich fünfzehn oder zwanzig Minuten werden. Aus Erfahrung wissen Sie auch, daß seine Fragen normalerweise warten können. Zu einer von Ihnen selbst einberufenen Besprechung zu spät zu kommen, ist zudem undenkbar. Vorsichtig fragen Sie, ob die Angelegenheit nicht vielleicht warten kann, doch Ihr Kollege unterbricht Sie mit den Worten: „Ich brauche die Antwort bis heute mittag, und ich weiß, daß du bis dahin nicht zurück sein wirst.“ Dieser Kollege schiebt Anfragen oder Entscheidungen häufig bis zur letzten Minute auf. Dennoch kehren Sie in Ihr Büro zurück und sagen: „Naja, gut, aber wirklich nur eine Minute. Meine Besprechung beginnt um 11 Uhr, und ich darf nicht zu spät kommen.“

Während Ihr Kollege Ihnen dann sein Problem beschreibt, wird Verschiedenes deutlich: Es handelt sich um eine Angelegenheit mit relativ niedriger Priorität, die letztlich nicht wirklich dringend ist. Er hätte sich bereits gestern an Sie wenden können. Außerdem hätte er die Entscheidung selbst treffen können. Unglücklicherweise sind Sie inzwischen zu tief in die Diskussion verstrickt, um sich noch losreißen zu können, ohne daß es unangenehm würde.

Was haben Sie falsch gemacht? Wie hätten Sie diese Situation besser bewältigen können?

- Sie scheinen unfähig zu sein, nein zu sagen. Fehlende Planung seitens Ihres Kollegen führte dazu, daß er Sie erst spät um Informationen ersuchte. Dadurch gerieten Sie in eine schwierige Lage, hatten jedoch gleichzeitig einen Grund, sein Anliegen abzuwehren. Sie hätten beispielsweise sagen können: „Hätte ich schon gestern davon gewußt, hätte ich ein wenig Zeit für diese Besprechung einkalkulieren können. Tut mir leid, aber jetzt kann ich mir die Zeit einfach nicht nehmen. Vielleicht morgen?“
- Sie haben erst sehr spät mit der Vorbereitung auf die Besprechung begonnen und keine Zeit für eine mögliche Unterbrechung oder Verzögerung eingeplant. Zwar ist es am besten, gar nicht erst in diese Falle zu geraten, aber Sie hätten die Situation mit folgenden Worten in den Griff bekommen können: „Ich habe gerade noch genügend Zeit, um pünktlich zu der Besprechung zu gelangen. Ich leite diese Besprechung und kann daher unmöglich zu spät kommen. Ich weiß, daß du dafür Verständnis hast. Tut mir wirklich leid.“

- Sie haben es versäumt, die Priorität des Problems festzustellen, ehe Sie die Unterbrechung zuließen. „Worum geht es?“ ist immer eine legitime Frage, die häufig Zeit spart.
- Sie haben nicht nach Alternativen für die Beantwortung der Frage gesucht. In dieser Situation hätten Sie berechtigterweise fragen können: „Hast Du schon Charlie gefragt?“
- Sie haben das Zeitlimit von einer Minute, das der Fragesteller selbst vorgeschlagen hat, nicht konsequent eingehalten. Sie hätten das Gespräch abbrechen müssen, als die erbetene Zeit abgelaufen war: „Tut mir leid – ich sehe, daß unsere Zeit abgelaufen ist. Ich muß jetzt wirklich gehen. Vielleicht können wir nochmals darauf zurückkommen, wenn ich von der Besprechung zurück bin.“

> „Hast Du gerade eine Minute Zeit für mich?“
> bedeutet **nie** nur eine Minute.
>
> Vor dem Ja- oder Neinsagen immer fragen, worum es geht.

Die offene Tür

Das Problem unangemeldeter Besucher hat eine weitere Ursache, die in gewissem Maß von anderen diktiert wird: die Politik der offenen Tür. Diese ursprünglich gute Idee – Führungskräfte sollten für jeden Mitarbeiter mit einem berechtigten Anliegen erreichbar sein – ist inzwischen in vielen Fällen zu einer offenen Aufforderung zu Unterbrechungen geworden. Die Politik der offenen Tür wird häufig wörtlich genommen – viele Bürotüren stehen jederzeit weit offen. Eine solche offene Tür scheint nicht nur Mitarbeiter mit ernsthaften Fragen hereinzubitten, sondern auch Müßiggänger anzulocken, die zu einem Schwätzchen aufgelegt sind.

Die Lösung dieses Problems besteht in der Rückkehr zum ursprünglichen Konzept: ansprechbar, erreichbar für jeden zu sein, der Sie zu sprechen hat. Die Tür selbst – physisch gesehen – sollten Sie auf jeden Fall schließen! Sollte Ihr Unternehmen die Politik der offenen Tür wörtlich nehmen wollen, haben Sie und sämtliche Ihrer Kollegen einander Respekt zu erweisen, indem Sie besonders sensibel auf die Zeitplanung anderer achten.

Hüten Sie sich davor, selbst andere bei der Arbeit zu stören. Führen Sie kontinuierlich eine Liste mit Themen, die Sie mit wichtigen Mitarbeitern zu erörtern haben, und handeln Sie dann alle Punkte in einem einzigen Gespräch ab. Wahrscheinlich wird Ihr Gesprächspartner jeweils auch einige Fragen an Sie selbst zu stellen haben. Dadurch läßt es sich vermeiden, einander fünf- oder sechsmal am Tag bei der Arbeit zu unterbrechen.

Lösungen

Abschirmen. Die umfassendste Lösung für das Problem unangemeldeter Besucher besteht darin, Ihrer Sekretärin/Assistentin aufzutragen, Sie gegen diese Besucher abzublocken. Halten Sie sich an die gleiche vierstufige Strategie wie beim Abblocken von Telefongesprächen (vgl. Zeit-Thema 2):

1. Zunächst sollte sich Ihre Sekretärin möglichst selbst um das Anliegen Ihres Besuchers kümmern. Sie sollte die benötigten Informationen geben, soweit sie dazu imstande ist.
2. Wenn Ihre Sekretärin die Frage nicht beantworten kann, sollte sie versuchen, den Besucher an einen Mitarbeiter mit entsprechender Kompetenz zu verweisen.
3. Läßt sich das Anliegen des Besuchers nur von Ihnen selbst erledigen, sollte Ihre Sekretärin einen Termin für eine Besprechung vereinbaren.
4. Handelt es sich um einen VIP oder um eine dringende Angelegenheit, sollte Ihre Sekretärin Sie unterbrechen und den Besucher in Ihr Büro vorlassen.

Damit das Abschirmverfahren auch wirklich funktioniert, müssen Sie darauf achten, daß der Schreibtisch Ihrer Sekretärin in der Nähe Ihres Büros plaziert wird, damit Besucher auf dem Weg zu Ihrer Bürotür ihren Schreibtisch passieren müssen.

„Hallo, Mrs. Temple. Kann ich Ihnen behilflich sein?"
„Ich muß mit Frank sprechen. Ist er gerade beschäftigt?"
„Er arbeitet gerade an der Haushaltsplanung der Abteilung für das kommende Jahr. Wollen Sie, daß ich ihn unterbreche?"

Aller Wahrscheinlichkeit nach wird Ihre Besucherin diese Frage mit nein beantworten. Die Sekretärin fragt dann, ob sie selbst oder jemand anders in der Angelegenheit behilflich sein können.

Ist das nicht der Fall, gibt sie der Besucherin einen Termin für ein Gespräch mit Ihnen.

Sie werden feststellen, daß manche Menschen die Idee des Abschirmens grundsätzlich ablehnen. Sie sind der Auffassung, daß nur unternehmensexterne Besucher einen Termin vereinbaren müssen. Eine geschickte, professionelle Sekretärin/Assistentin kann Sie jedoch vor unnötigen Unterbrechungen bewahren, ohne andere zu kränken. Ihnen obliegt es, Ihre Sekretärin dabei zu unterstützen. Protestiert ein Kollege, weil er sich für ein Gespräch mit Ihnen einen Termin geben lassen mußte, sollten Sie folgendes erwidern: „Ich hatte Carrie darum gebeten sicherzustellen, daß ich drei Stunden lang nicht gestört würde, um an der Rede für den Präsidenten arbeiten zu können. Nun, da diese Aufgabe erledigt ist, kann ich Ihnen meine uneingeschränkte Aufmerksamkeit widmen."

Planen Sie Termine für Mitarbeiter ein. Legen Sie einen bestimmten Zeitblock fest, innerhalb dessen Sie für jeden Mitarbeiter Ihrer Abteilung erreichbar sind, der Rücksprache mit Ihnen braucht – beispielsweise 10:00 bis 15:00 Uhr. Innerhalb dieses Zeitblocks sollte Ihre Sekretärin Termine mit genauem Zeitlimit vergeben. Ihr Besucher muß lediglich anfragen: „Könnten Sie mir eine halbe Stunde irgendwann am heutigen Tag reservieren?" Ihre Sekretärin sollte dann nach dem Zweck des Besuchs fragen, um die notwendigen Hintergrundinformationen für Sie bereithalten zu können.

Beauftragen Sie Ihre Sekretärin damit, auf die Einhaltung des vorgesehenen Zeitlimits des Besuchs zu achten. Ist die halbe Stunde verstrichen, sollte sie Sie unterbrechen, um Sie an den nächsten Termin zu erinnern.

Manche Unternehmen haben dieses Konzept noch weiterentwickelt – Manager richten regelmäßige „Besuchszeiten" ein. Jeder Mitarbeiter weiß, daß der Betreffende während dieses Zeitblocks erreichbar ist, und schiebt sämtliche Fragen bis dorthin auf.

Planen Sie eine stille Stunde ein. Das Konzept der stillen Stunde wurde unter Zeit-Thema 3 vorgestellt. Wird diese äußerst effektive Technik im gesamten Unternehmen angewendet, steigt die Produktivität erheblich. Jeder weiß, daß während der stillen Stunde keine unangemeldeten Besuche stattfinden dürfen, da diese Zeit für ungestörte Konzentration reserviert bleibt.

Sehen Sie sich außerstande, die Einführung der stillen Stunde in Ihrem gesamten Unternehmen durchzusetzen, sollten Sie es zunächst in Ihrer eigenen Abteilung versuchen. Haben Sie auch damit keinen Erfolg, versuchen Sie es mit einem Schild an Ihrer Tür: „STILLE STUNDE. Kommen Sie bitte um 11 Uhr wieder."

Manche Menschen fahren auch jeden Tag eine Stunde vor Arbeitsbeginn ins Büro. Sie werden überrascht sein, wieviel Sie auf diese Weise erledigen können, ehe das Telefongeklingel beginnt und ständig andere Menschen in Ihr Büro hereingeplatzt kommen. Ich empfehle diesen Schritt jedoch lediglich als letzten Ausweg. Fahren Sie wirklich jeden Tag eine Stunde vor Arbeitsbeginn ins Büro, sollten Sie zum Ausgleich dafür auch eine Stunde eher nach Hause fahren. Niemand sollte gezwungen sein, seine private Zeit oder Zeit, die er sonst mit seiner Familie verbringen würde, opfern zu müssen, um in Ruhe nachdenken zu können.

Wenn Sie keine Sekretärin/Assistentin haben. Für die oben beschriebenen Strategien ist es erforderlich, ganztags eine Sekretärin zur Verfügung zu haben. Ist das nicht der Fall – oder sollte es einem Besucher dennoch gelingen, zu Ihnen vorzudringen –, werden Sie eigene Methoden entwickeln müssen, um Störungen durch Besucher weitgehend zu begrenzen. Stellen Sie fest, worum es geht und wie dringend die Angelegenheit ist. Ermuntern Sie Ihr Gegenüber, selbst eine Lösung zu entwickeln oder sich an andere Kollegen zu wenden. Verschieben Sie das Gespräch auf einen späteren Zeitpunkt und setzen Sie dafür gleich einen Termin fest. Im folgenden seien noch einige weitere Ideen vorgestellt:

- Setzen Sie gleich zu Beginn des Gesprächs ein Zeitlimit fest. Sie sollten Ihrem unangemeldeten Besucher von vornherein sagen: „Selbstverständlich bin ich dazu bereit, Ihnen in dieser Sache weiterzuhelfen. Ich habe jedoch um 10:15 Uhr eine Besprechung – glauben Sie, die Angelegenheit läßt sich in fünfzehn Minuten abhandeln?" Da Sie keine Sekretärin haben, die auf die Einhaltung des Zeitlimits achten kann, müssen Sie das selbst erledigen: Stellen Sie den Weckton an Ihrer Armbanduhr entsprechend ein.
- Gehen Sie in das Büro des Fragestellers. In einem fremden Büro können Sie die Situation erheblich besser steuern. Sie können das Büro verlassen, sobald die Angelegenheit erledigt ist, statt den Besucher aus Ihrem eigenen Büro hinauskomplimentieren zu müssen. Sie sollten daher einen unangemeldeten

Besucher fragen, worum es geht, und dann folgende Strategie versuchen: „Ich benötige noch etwa zehn Minuten, um diesen Artikel abzuschließen. Wie ist es, wenn ich in Ihr Büro käme, sobald ich fertig bin?“

- Stehen Sie auf. Aufstehen ist eine äußerst effektive Technik, wenn man einen Besuch möglichst kurz gestalten möchte. Kommt ein Besucher „nur für eine Minute“ herein, sollten Sie aufstehen, um ihn zu begrüßen. Stellen Sie fest, worum es sich handelt, und beantworten Sie gegebenenfalls die Frage, wenn es sich rasch machen läßt. Vereinbaren Sie nötigenfalls einen Termin für eine Besprechung – und bleiben Sie währenddessen auf jeden Fall stehen. Bieten Sie Ihrem Besucher einen Platz an, wird er es geradezu als eine Einladung auffassen, eine Weile zu bleiben.
- Ziehen Sie sich zurück. Suchen Sie sich einen Ort, an den Sie sich zurückziehen können – einen leeren Konferenzraum, ein nicht benutztes Büro, eine Ecke in der Bibliothek, die Kantine außerhalb der Tischzeiten. Diese Strategie bietet einen zweifachen Nutzen: Niemand wird Sie dort finden, so daß sämtliche Unterbrechungen ausgeschaltet werden. Außerdem werden Sie wahrscheinlich feststellen, daß sich die Atmosphäre in der ungewohnten Umgebung besonders stimulierend auf Ihre Arbeit auswirkt. Ich arbeitete einmal mit einem Unternehmen, in dem die Mitarbeiter vereinbart hatten, daß jeder einen fremden Schreibtisch für konzentrierte Arbeit nutzen konnte, sofern der Betreffende den ganzen Tag nicht in seinem Büro war. Die Arbeit an einem fremden Schreibtisch signalisierte allen Kollegen automatisch, daß man konzentriert zu arbeiten hatte und nicht gestört werden wollte.

Wie soll man sich dem Vorgesetzten gegenüber verhalten?

Es sollte Sie nicht verwundern, wenn es sich bei dem überraschenden Besucher, der unangemeldet in Ihr Büro kommt, um Ihren Vorgesetzten handelt. Kommt der Besuch besonders ungelegen oder scheint es Ihrem Chef vorwiegend um persönliche Kontaktpflege zu gehen, sollten Sie möglichst diskret und so rasch wie möglich in das Gespräch einfließen lassen, welche Projekte Sie gerade für ihn bearbeiten. Sie sollten deutlich hervorheben, daß Sie an der Einhaltung von Fristen für Ihren Vorgesetzten arbeiten. Fragen Sie, ob Sie ihn zu einem späteren Zeitpunkt in seinem

Büro aufsuchen können, damit gleichzeitig auch andere Themen erörtert werden können. Im Idealfall sollten Sie sich dafür einsetzen, daß ein fester Zeitblock für eine tägliche Besprechung vereinbart wird, bei der alle Themen behandelt werden können, die sich für die eine oder andere Seite ergeben.

Prüfen Sie sich selbst

Sind Sie dazu imstande, mit unangemeldeten Besuchern erfolgreich umzugehen? Stufen Sie sich mit Hilfe der folgenden Skala ein und wiederholen Sie dieses Verfahren in drei Monaten.

Fast nie	= 0
Manchmal	= 1
Die Hälfte der Zeit	= 2
Meistens	= 3
Fast immer	= 4

	Punkte
1. Unangemeldete Besucher, die mich sprechen möchten, werden erfolgreich abgeblockt.	______
2. Soweit irgend möglich, schließe ich Aufgaben ab, ehe ich eine Unterbrechung zulasse.	______
3. Ich lege möglichst ein Zeitlimit für Unterbrechungen fest, dessen Einhaltung von meiner Sekretärin bzw. mir selbst überwacht wird, wenn mir keine Sekretärin/Assistentin zur Verfügung steht.	______
4. Ehe ich eine Unterbrechung zulasse, frage ich nach dem Grund des Besuchs, um die relative Priorität im Verhältnis zu meiner eigenen Priorität bestimmen zu können.	______
5. Ehe ich auf einen unangemeldeten Besucher eingehe, prüfe ich alternative Lösungen: Hat der Besucher sich selbst bemüht, das Problem zu lösen, und wenn ja, wie? Ist jemand anders ebenso gut oder sogar besser dazu in der Lage, ihm zu helfen? Könnte es im Interesse aller Beteiligten liegen, vorläufig nichts zu unternehmen? Welche Folgen hätte ein derartiges Vorgehen?	______
Gesamt	______

6. Ineffektive Delegation

Harry arbeitet bereits seit vierzehn Jahren für das Unternehmen und wurde vor kurzem zum Betriebsleiter befördert. Er fürchtet, daß etwas schiefgehen könnte. Daher besteht er darauf, alle Angelegenheiten selbst mitzuentscheiden. Die Meister in seinem Betrieb sind nicht gerade begeistert darüber, immer erst abwarten zu müssen, bis Harry seine Zustimmung erteilt hat. Einige von ihnen bringen ihren Ärger darüber deutlich zum Ausdruck. Die Aufträge stapeln sich; die Produktion kommt nicht nach. Harry arbeitet jeden Tag bis spät in den Abend, um aufzuholen.

Glücklicherweise erkennt Harrys Vorgesetzter das wahre Problem: Harry fühlt sich für alles verantwortlich; es widerstrebt ihm völlig, Zuständigkeiten zu delegieren. Er bittet Harry zu einem Gespräch zu sich. Die Angelegenheit liegt ihm wirklich am Herzen, daher erklärt er Harry offen, daß sein Vorgänger ausgezeichnete Ergebnisse erzielt hat, ohne dafür Überstunden zu machen. Der Vorgänger delegierte nach Möglichkeit alle Aufgaben an Mitarbeiter, die bewiesen hatten, daß sie auch schwierige Aufgaben bewältigen konnten. Er weist Harry darauf hin, daß er Gefahr laufe, seine besten Arbeiter zu verlieren, da er ihnen keine anspruchsvollen Aufgaben übertrage. Wenn Harry Aufgaben erledige, die er anderen hätte übertragen können, sei er überbezahlt.

Harry versteht diese Einwände und trifft sich mit jedem einzelnen Meister, um zu besprechen, welche Aufgaben der Betreffende gern übernehmen würde. Er delegiert diese Aufgaben und entwickelt ein von beiden Seiten akzeptiertes System von Statusberichten. Inzwischen geht er pünktlich von der Arbeit nach Hause.

Überwindung der Abneigung gegen das Delegieren

Harrys Lage ist kein Einzelfall. Vielen Führungskräften fällt es schwer, Arbeit an ihre Mitarbeiter zu delegieren. Dafür gibt es die verschiedensten Ursachen, von denen die Mehrzahl im menschlichen Wesen begründet liegt. Haben wir die Ursache dieser Abneigung erkannt, können wir daran arbeiten, dieses Problem zu überwinden.

- *Unser Ich.* Bei keinem anderen Zeitverschwender tritt unser Ich so deutlich zutage wie hier. Die meisten denken: „Ich selbst könnte das besser erledigen." Seltsamerweise sind wir ebenso anfällig dafür, über das Gegenteil nachzudenken: „Was wird geschehen, wenn derjenige, dem ich diese Aufgabe übertrage, sie besser erledigt als ich?"

In beiden Fällen ist die Lösung ganz einfach: Sie sollten auf jeden Fall delegieren. Sollte ein Mitarbeiter die ihm übertragene Aufgabe außerordentlich gut erledigen, profitiert das gesamte Unternehmen davon – und Ihr eigener Ruf wird nicht im geringsten darunter leiden. Außerdem mag es zwar zutreffen, daß Sie selbst diese Aufgabe diesmal besser erledigen könnten, Sie würden jedoch Ihrem Mitarbeiter eine wichtige Lernerfahrung verwehren.

- *Die Angst vor Fehlern.* Hier mag die Hauptursache des Problems liegen: die Furcht, an jemand zu delegieren, der einen Scherbenhaufen hinterläßt – und dann selbst die Scherben aufsammeln zu müssen, sofern das überhaupt noch möglich ist. Als Manager sollten Sie eine Atmosphäre schaffen, in der Fehler toleriert werden. Wo man kein Risisko eingeht, wird auch nur wenig Bedeutendes erreicht.

Der legendäre Ruf Henry Fords fußt zum Teil auf seiner Einstellung zu Fehlern. Ein Vorstandsmitglied soll einmal einen Fehler begangen haben, der das Unternehmen 20 Millionen Dollar kostete. Mit dem Kündigungsschreiben in der Hand kam er zu Henry Ford. „Wir werden Sie auf gar keinen Fall gehen lassen", lautete die Antwort Henry Fords, „wir haben zuviel Geld in Ihre Ausbildung investiert, um Sie jetzt zu verlieren."

- *Bequemlichkeit.* Ein sehr häufig auftretendes Problem besteht darin, daß Führungskräfte in ihren früheren Tätigkeitsfeldern weiterarbeiten, weil sie sich bei dieser Arbeit sicher fühlen. Sie wissen genau, was sie zu tun haben und was für die erfolgreiche Erledigung der Aufgabe notwendig ist. Die Position einer Führungskraft kann mit Sorgen und Problemen behaftet sein, so daß die Versuchung sehr groß ist, zu den eher routinemäßigen Sachbearbeiteraufgaben zurückzukehren, die sich problemlos erledigen lassen – selbst wenn diese Aufgaben delegiert werden sollten. Der Konstrukteur, der zum Leiter der Konstruktionsabteilung befördert wird, entwirft daher weiterhin Schaltkreise, statt Führungsfunktionen in seiner Abteilung zu erfüllen. Will man als Manager Erfolg haben, muß man das bisherige Tätigkeitsfeld aufgeben und sich auf die Zukunft hin orientieren.

- *Die Angst davor, die Kontrolle zu verlieren.* Bei Einhaltung der beim Delegieren zu beachtenden Schritte werden Sie letztlich die Kontrolle behalten. Sie und Ihre Mitarbeiter werden einen Zeitplan für Kontrolltermine und Statusberichte vereinbart haben (vgl. Zeit-Thema 18), so daß Sie rechtzeitig erfahren werden, ob etwas schiefgeht. Damit haben Sie genug Zeit für die Einleitung entsprechender Maßnahmen.

Will Ihr Vorgesetzter aus irgendeinem Grund ständig überall seine Hand im Spiel behalten, kann Delegation zu einem echten Problem werden. Werden Sie nach Einzelheiten eines Projekts gefragt, das Sie delegiert haben, sollten Sie antworten: „Ich habe das Projekt an Patricia delegiert. Ich werde sie gern danach fragen und heute nachmittag Ihre Frage beantworten."

- *Das Streben nach Perfektion.* Schuld an diesem Problem sind wahrscheinlich Ihre Eltern, sofern sie Ihnen eingetrichtert haben: „Was wert ist, getan zu werden, ist es auch wert, gut getan zu werden." Kommt noch hinzu, daß Sie insgeheim das Gefühl haben, ohnehin könne niemand diese Aufgabe so gut erledigen wie Sie selbst, fühlen Sie sich gezwungen, die Aufgabe selbst zu erledigen, damit sie Ihren Anforderungen gerecht wird. Diese Einstellung müssen Sie ändern, denn Sie werden sonst eine allzu starke Kontrolle ausüben, die wiederum letztendlich Projekte fehlschlagen läßt. Lernen Sie, vernünftige, angemessene Aufgaben zu übernehmen und Perfektionismus als Zeitverschwender zu begreifen.

- *Mangelndes Vertrauen in andere.* Es ist verständlich, daß man sich Sorgen macht, vor allem bei Delegation an einen Mitarbeiter, der noch nie eine vergleichbare Aufgabe erledigt hat. Dennoch sollten Sie delegieren, um anderen die Chance zu geben dazuzulernen. Sie werden jedoch fragen, wie man sicherstellt, daß die Aufgabe auch korrekt erledigt wird. Die Antwort lautet: Gewähren Sie anderen einen Vertrauensvorschuß. Riskieren Sie es und gehen Sie davon aus, daß das Projekt mit Ihrer Unterstützung zufriedenstellend abgeschlossen wird. Sie sollten sich des mit diesem Schritt verbundenen Risikos bewußt sein und Maßnahmen ergreifen, um es auf ein Minimum zu verringern: Achten Sie darauf, daß Sie Ihre Anweisungen klar formulieren, Ihren Mitarbeiter betreuen und beraten und daß Ihnen regelmäßig Statusberichte vorgelegt werden.

● *Eine falsche Vorstellung von Effektivität.* Häufig entscheiden Manager, eine Aufgabe nicht zu delegieren, weil sie folgende Auffassung vertreten: „Ich selbst kann diese Aufgabe in einer halben Stunde erledigen – Wendell würde dagegen zwei Stunden dafür benötigen." (Gelegentlich äußert sich diese Einstellung auch in der Aussage: „Wahrscheinlich würde ich länger dafür brauchen, jemanden in die Aufgabe einzuweisen, als mich rasch selbst darum zu kümmern.") Beide Aussagen mögen zwar zutreffen, gehen jedoch völlig am Kern des eigentlichen Problems vorbei – was macht es schließlich schon, wenn Wendell zwei Stunden für die Aufgabe benötigt? Beim nächsten Mal wird er sie rascher erledigen. Ein weiterer, noch wichtigerer Aspekt ist, daß Sie durch das Delegieren eine halbe Stunde Zeit zusätzlich gewinnen. In dieser halben Stunde können Sie sich einer Angelegenheit annehmen, die nur Sie selbst erledigen können. Das ist für Ihr Unternehmen von größerem Wert.

Schritte zu effektiver Delegation

Sobald Sie eine Aufgabe in Angriff nehmen, sollten Sie sich fragen: „Könnte das nicht von jemand anderem erledigt werden?" Lautet die Antwort „ja", sollten Sie die Aufgabe delegieren. Um sicherzugehen, daß Ihr Mitarbeiter die Arbeit gut erledigt, müssen Sie dafür sorgen, daß Sie gut delegieren.

Wählen Sie den richtigen Mitarbeiter. Wir gehen davon aus, daß Sie qualifizierte Mitarbeiter in Ihrem Team haben (sollten Sie glauben, daß dem nicht so ist, sollten Sie die unter Zeit-Thema 14 vorgestellten Ideen prüfen). Außerdem nehmen wir an, daß mindestens einer Ihrer Mitarbeiter dazu imstande ist, die Aufgabe zu erledigen. Stellen Sie die bestmögliche Kombination von Talent und Aufgabe her. Vergessen Sie dabei jedoch nicht, daß es beim Delegieren auch darum geht, andere weiterzuqualifizieren. Schließen Sie nicht automatisch alle Mitarbeiter aus, die in diesem besonderen Aufgabenfeld erst geringe Erfahrungen gesammelt haben. Sie würden diesen Mitarbeitern die wertvolle Chance auf Weiterqualifizierung verwehren.

Erteilen Sie klare Anweisungen. Formulieren Sie deutlich, wie Sie sich das Endprodukt vorstellen und welche Anforderungen damit verbunden sind. Legen Sie Normen für ein annehmbares Ergebnis fest und diskutieren Sie sie aus. Gehen Sie gründlich vor und erläutern Sie alle wesentlichen Punkte. Lassen Sie Ihren Mitarbeiter diese Punkte wiederholen, um sicher zu sein, daß auf beiden Seiten das gleiche Verständnis der Dinge besteht.

Übertragen Sie die entsprechenden Befugnisse. Die Verantwortung für ein Projekt zu delegieren, ist nur eine Seite der Medaille. Hand in Hand damit einhergehen muß eine Übertragung der für die Erledigung erforderlichen Befugnisse. Für effektive Arbeit ist beides erforderlich. Sie müssen sicherstellen, daß der betreffende Mitarbeiter die Befugnis erhält, sich Zugang zu allem für die Erledigung der Aufgabe Notwendigen zu verschaffen – Finanzen, Unterstützung bei den Schreib- und Büroarbeiten, Ausrüstung, abteilungsübergreifende Informationen und was auch immer benötigt wird. Näheres zum Thema Befugnisse finden Sie unter Zeit-Thema 16.

Verfolgen Sie den Fortgang des Projekts. Entwickeln Sie zusammen mit dem Mitarbeiter, an den Sie delegieren, ein System regelmäßiger Statusberichte. Es gewährleistet, daß Sie frühzeitig unterrichtet werden, wenn etwas schiefläuft, so daß Sie noch Korrekturmaßnahmen einleiten können.

Gewähren Sie das notwendige Maß an Unterstützung und Betreuung. Im Verlauf des Projekts können Fragen auftreten oder Ratschläge bzw. anderweitige Unterstützung erforderlich werden. Dafür sollten Sie zur Verfügung stehen. Vergessen Sie nicht, daß es um einen Lernprozeß geht – seien Sie daher ein guter Lehrer. Gleichzeitig haben Sie jedoch sicherzustellen, daß Sie keine übermäßige Kontrolle ausüben. Haben Ihre Mitarbeiter das Gefühl, ständig beobachtet zu werden, wird ihre Motivation und Kreativität schwinden.

Widerstehen Sie der Versuchung einer Aufwärtsdelegation. Dieses Problem wird gelegentlich auch als „Rückdelegation“ bezeichnet. Es bedeutet, daß Ihre Mitarbeiter Sie mit Problemen befassen, die Sie im Grunde selbst zu lösen haben. Ein derartiges Verfahren greift besonders leicht bei einem Vorgesetzten, der dazu neigt, zu sagen: „Ich selbst kann es besser erledigen.“

Das Schlüsselkonzept beim Delegieren ist das der angemessenen Entscheidungsebene – jede Entscheidung sollte auf der niedrigstmöglichen Ebene getroffen werden, auf der die notwendigen Fakten verfügbar sind und das erforderliche Urteilsvermögen vorhanden ist. Je höher die Managementebene, auf der eine Führungskraft arbeitet, desto wertvoller ist ihre Zeit – in barem Geld ausgedrückt. Eine Entscheidung zu treffen, die einer der Mitarbeiter hätte fällen sollen, bedeutet eine Verschwendung der Investitionen, die das Unternehmen in den Manager getätigt hat.

Die Lehre, die aus alledem zu ziehen ist, lautet: Erledigen Sie nicht die Arbeit Ihrer Mitarbeiter – nicht einmal vorübergehend. Sie würden allen Beteiligten schaden – Ihren Mitarbeitern (ihnen würde die Chance verwehrt, etwas zu lernen), Ihrem Unternehmen (Ihre Talente werden nicht entsprechend genutzt) und auch sich selbst (Sie müssen Überstunden machen, um alles zu erledigen).

Wie macht man's richtig?

Das folgende Szenarium beschreibt viele entscheidende Aspekte eines guten Delegationsprozesses.

Der Vorstandsvorsitzende Ihres Unternehmens erwartet, daß alle Abteilungen ihren Beitrag zur langfristigen Marketing-Planung des Betriebs leisten. Ihr Vorgesetzter, der Leiter eines Unternehmensbereichs, hat alle Abteilungen um die Vorlage ihres jeweiligen Planungsentwurfs gebeten. Sie entscheiden, Pamela damit zu beauftragen. Sie hat zwar noch nicht speziell im Marketing-Bereich gearbeitet, geht jedoch kreativ und methodisch an Probleme heran. Als Sie ihr jedoch Ihren Plan vorstellen, reagiert sie zunächst ablehnend.

„Oh, ich glaube wirklich nicht, daß ich dazu imstande bin."

„Gut, dann lassen Sie uns darüber sprechen. Sagen Sie mir, weshalb Sie nicht glauben, diese Aufgabe erledigen zu können."

„Einfach, weil ich so etwas noch nie gemacht habe."

„Nun, Pam, würde es Sie überraschen, daß ich Sie aus genau diesem Grund für diese Aufgabe vorgesehen habe? Es wird ein wunderbares Lernerlebnis für Sie sein. Ich weiß, daß Sie dieses Projekt gut erledigen können. Ich weiß auch, daß Sie intelligent genug sind, eine Frage zu stellen, falls Ihnen etwas unklar ist. Machen Sie sich keine Sorgen, wir werden das gemeinsam durchstehen. Wenn es mir nicht gelingen sollte, Ihnen die notwendige Betreuung zu gewähren, wird das allein meine Schuld sein. Ich werde

Ihnen im Verlauf des gesamten Prozesses jegliche Unterstützung zukommen lassen. Willkommen also in der großen Familie aller, die wir mit Aufgaben konfrontiert wurden, die wir nicht bewältigen zu können glaubten. Das Projekt hat jetzt höchste Priorität für Sie, und Sie haben meine volle Unterstützung. Lassen Sie uns am Freitag zusammentreffen, um Ihre vorläufigen Vorstellungen zu erörtern."

> *Nichts* tun, das sich delegieren läßt

Eine abschließende Bemerkung

Management ist im wesentlichen ein Prozeß des Erreichens von Zielen durch die Bemühungen anderer – mit anderen Worten: ein Delegationsprozeß. Wer nicht delegieren kann, kann auch nicht führen.

Im Zusammenhang mit Delegation gilt es, sich ständig zwei Dinge vor Augen zu halten: Delegation ist unerläßlich (um keine Zeit mit der Erledigung von Dingen zu verschwenden, die andere erledigen könnten und sollten), und sie hat richtig zu erfolgen (um keine Zeit darauf verwenden zu müssen, schlecht erledigte Arbeit wieder ins rechte Lot zu bringen).

Prüfen Sie sich selbst

Sind Sie dazu imstande, erfolgreich zu delegieren? Stufen Sie sich mit Hilfe der folgenden Skala ein und wiederholen Sie dieses Verfahren in drei Monaten.

Fast nie	=	0
Manchmal	=	1
Die Hälfte der Zeit	=	2
Meistens	=	3
Fast immer	=	4

Punkte

1. Ich prüfe, wie gut eine Aufgabe zu der Person paßt, an die sie delegiert werden soll. ______

2. Ich habe erkannt, daß die beste Möglichkeit, jemanden weiterzuqualifizieren, darin besteht, immer schwierigere Aufgaben an ihn zu delegieren. ______
3. Zur Stärkung der Motivation biete ich Unterstützung und Rat, ohne ein Übermaß an Kontrolle auszuüben. ______
4. Ich erkenne, wo Rückdelegation stattfindet, und lasse sie nicht zu. ______
5. Ich lasse mir regelmäßig Statusberichte über alle wichtigen delegierten Aufgaben vorlegen, um sicherzustellen, daß Probleme so rechtzeitig erkannt werden, daß korrigierende Maßnahmen eingeleitet werden können. ______

Gesamt ______

7. Mangelnde Selbstorganisation

Kommt Ihnen dieser Schreibtisch bekannt vor? Ein Berg vollgestopfter Aktendeckel, deren Inhalt zum Teil halb herausgerutscht ist und sich auf dem Schreibtisch ausbreitet oder unter andere Papierstapel gerät. Ein Tageskalender, dessen aufgeschlagene Seite das gestrige Datum anzeigt. Stapel von Computerausdrucken, Bestandsverzeichnissen und viele andere Dinge. Eine Kaffeetasse. Ein Blatt eines großen Blocks, das die kühne Überschrift „Zu erledigen“ trägt. Es ist bereits halb unter der Tagespost begraben – die noch immer ungeöffnet ist. Willkürliche Notizen auf Papierfetzen, Servietten oder Rückseiten von Umschlägen. Drei Nachschlagewerke; in zweien steckt ein Bleistift. Ein Stapel Magazine, drei weitere Stapel auf dem Ablagetisch. Halb fertiggestellte Berichte. Noch eine Kaffeetasse. Notizen von Mitarbeitern und Kollegen, überall kleine gelbe Zettelchen – alles übersät von Dutzenden pinkfarbener Telefonnotizen.

Überrascht es Sie, daß der Inhaber dieses Schreibtischs heute einen Termin vergessen hat, gestern eine wichtige Akte verlor und letzte Woche eine Frist versäumte? Mehrmals täglich durchsucht er sieben oder acht Papierstapel, findet dabei alle möglichen Briefe, Anfragen, Berichte oder Notizen, um die er sich kümmern muß – ohne jedoch die Unterlage zu finden, nach der er sucht – sofern er sich überhaupt noch daran erinnern kann, was er eigentlich sucht.

Es ist leicht, sich über mangelnde Selbstorganisation lustig zu machen, aber witzig ist dieses Chaos beileibe nicht. Noch weniger spaßig ist die oft gehörte halbherzige Entschuldigung: „Ich habe wirklich Wichtigeres zu tun, als meinen Schreibtisch aufzuräumen.“

Chronisch unordentliche Menschen stellen eine ernsthafte Belastung für ihr Unternehmen dar. Man kann sich nicht darauf verlassen, daß sie anderen die angefragten Informationen zukommen lassen – sie vergessen häufig, wo diese Informationen zu finden sind. Sie lassen Fristen platzen, weil sie sie nicht schriftlich notiert haben. Sie verschwenden eine ungeheure Menge an Zeit – ihre eigene Zeit wie auch die Zeit anderer – mit der Suche nach Akten, Telefonnummern, Namen. Als Ausgleich dafür machen sie Überstunden, scheinen jedoch nie aufzuholen. Außerdem ziehen sie allzu häufig andere in das Schlammassel mit hinein. Sie müssen dann für den Kollegen einspringen, der seine Aufgaben vom vorherigen Tag noch nicht erledigt hat.

Will man sich organisieren und organisiert bleiben, liegt die Lösung in einem integrierten System, das allen Dingen, die jetzt über den gesamten Schreibtisch verstreut sind, einen festen Platz zuordnet – und in der Selbstdisziplin, an diesem System festzuhalten.

Immer Ordnung auf dem Schreibtisch

Verabschieden Sie sich von der Vorstellung, daß ein überhäufter Schreibtisch auf eine äußerst beschäftigte und äußerst wichtige Person hinweist. Er beweist lediglich mangelnde Selbstorganisation. Ralph Cordiner, ehemaliger Vorstandsvorsitzender von General Electric, wurde einmal gefragt, weshalb sich auf seinem Schreibtisch immer nur ein Vorgang befinde. Er antwortete, er habe festgestellt, daß er sich jeweils nur auf eine Angelegenheit konzentrieren müsse, und dieses Verfahren erlaube ihm sehr viel effektiveres Arbeiten.

Sie müssen sich zum Ziel setzen, alles von Ihrem Schreibtisch zu räumen, woran Sie zur Zeit nicht arbeiten. Jeweils nur an einer einzigen Angelegenheit zu arbeiten, ist für jeden genug. Bei zwei Dingen gleichzeitig wandert Ihre Konzentration hin und her. Bei drei Dingen sind Sie bereits völlig verloren.

Geben Sie acht, nicht in die häufig anzutreffende Falle zu geraten, Arbeit auf Ihrem Schreibtisch liegenzulassen, „damit sie nicht vergessen wird“. Sie werden sie auf diese Weise ganz gewiß nicht vergessen – denn sie wird den ganzen Tag lang Ihre Aufmerksamkeit auf sich ziehen. Selbst wenn Sie versuchen sollten, an Projekt A zu arbeiten, wird Ihre Aufmerksamkeit jedesmal auf Projekt B schwenken, wenn Ihr Blick auf den entsprechenden Ordner fällt. Kommt noch Projekt C hinzu, das Sie ständig anzustarren scheint, stehen die Chancen für den Abschluß von Projekt A schlecht. Sie müssen schon mit genügend Störungen durch andere fertig werden, als daß Sie sich in dieser Weise auch noch selbst stören sollten.

Verlassen Sie sich auf Ihren Tagesplan. Er zeigt Ihnen, an welchem Projekt Sie gerade arbeiten sollten. Alles andere muß warten, bis es an der Reihe ist – aber außerhalb Ihrer Sichtweite.

Wenn Sie keine Sekretärin/Assistentin haben, werden Sie möglicherweise einen Eingangskorb benötigen, damit andere im Verlauf des Tages Unterlagen nicht auf Ihrem Schreibtisch ablegen. Haben Sie eine Sekretärin, sollte sich der Eingangskorb auf ihrem Schreibtisch befinden.

Eine kurze Warnung: Übertreiben Sie es nicht. Halten Sie sich nicht so pingelig an Ihr System, daß Sie nicht mehr in der Lage sind zu arbeiten, wenn auch nur ein einziges Blatt nicht an seinem Platz liegt.

Schluß mit der „Zu erledigen"-Liste

Wer damit beginnt, eine Liste mit zu erledigenden Dingen zu führen, ist anfangs gewöhnlich ziemlich stolz auf sich selbst. Vorbei ist es mit den Zettelchen und Gedächtnisstützen, den zerknitterten Notizen, die man aus Taschen, Portemonnaies und Aktenkoffern gerettet hat. Alles wird aufgeschrieben, alles ist an einem Ort zusammengefaßt, nichts kann mehr verloren gehen. Man hat das Gefühl, alles völlig unter Kontrolle zu haben, oder doch zumindest, die Lage im Griff zu haben. Hinzu kommt das wunderbare Gefühl, etwas geleistet zu haben, ein Gefühl, das sich einstellt, wenn man mit einem kühnen, starken Strich einen Punkt von der Liste streicht.

Es dauert jedoch meistens nicht lange, bis man merkt, daß an diesem System etwas nicht stimmt. Zwar mag durchaus alles auf einer Liste stehen – aber die Liste selbst läßt sich nicht immer finden. Unter dem Druck, etwas sofort notieren zu müssen, beginnt man eine zweite Liste. Man hat keine Zeit, aus beiden Listen eine zu machen, und führt sie daher getrennt weiter. Ziemlich rasch bleibt dann eine zu Hause liegen, eine andere vergißt man im Auto, wieder eine andere bleibt im Aktenkoffer.

Mehrere Listen mit zu erledigenden Dingen verursachen auch viel Kopfzerbrechen. Doppelarbeit kostet Zeit. Man macht die enttäuschende Erfahrung zu wissen, daß man irgendwo etwas aufgeschrieben hat, aber nicht mehr weiß, wo und um was es sich genau handelte. Zwangsläufig erscheint der gleiche Punkt auf zwei Listen. Schon steht das nächste frustrierende Gefühl bevor: der Punkt wird von der einen, nicht jedoch von der anderen Liste gestrichen. Hat man die Angelegenheit wirklich erledigt, oder . . .?

Schaffen Sie Ihre „Zu erledigen"-Liste ab, sie behindert Sie nur. Verwenden Sie statt dessen ein integriertes Organisationssystem, in das Sie alle Dinge eintragen, die Sie nicht vergessen dürfen, erledigen müssen oder geplant haben – nach der Rangfolge ihrer Priorität und jeweils unter dem Tag, an dem sie zu erledigen sind.

Verwendung eines integrierten Systems

Die einzelnen Instrumente zur Selbstorganisation sind für sich genommen wertlos, solange sie nicht in einem integrierten System zusammengeführt werden. Diese Instrumente müssen so organisiert werden, daß sie im Einklang miteinander funktionieren und sich gegenseitig verstärken. Möglich wird dies durch ein Organisationssystem, das folgende Bestandteile umfaßt: Terminkalender, Liste mit zu erledigenden Dingen, Telefonnummernverzeichnis, Projektüberwachungsbögen, Bögen für langfristige Planung und ein Verzeichnis der für Projekte und Folgemaßnahmen zuständigen Personen. Das System läßt sich handschriftlich führen, sämtliche Aufgaben können jedoch auch mit Hilfe eines der zahlreichen Software-Pakete, die unter der Bezeichnung „Persönliche Informationsmanager" angeboten werden, in den Computer eingegeben werden. Unabhängig davon, wofür Sie sich entscheiden, werden in jedem Fall die überall verstreuten Elemente Ihres Lebens an einem einzigen Ort zusammengeführt. Persönlich verwende ich ein von mir selbst entwickeltes Planungs- und Organisationssystem namens Zeit-Taktik. Es bietet Platz für folgende Eintragungen:

- Tagesziele, Termine und zu erledigende Dinge mit geringer Priorität
- Kontrollbögen für die Überwachung des Fortgangs wichtiger Projekte
- Ein Kontakt-Tagebuch, in dem wichtige Entscheidungen und Handlungen, die Folgemaßnahmen erforderlich machen, verzeichnet werden
- Einzelne Abschnitte für Kontakte zu wichtigen Personen, mit denen regelmäßige Zusammenkünfte stattfinden
- Monatspläne und langfristige Ziele
- Ein Adressen- und Telefonverzeichnis

Auch andere, hervorragende Systeme sind erhältlich. Vielleicht wollen Sie sogar Ihr eigenes, individuell gestaltetes Programm entwickeln. Dabei sollten Sie im Auge behalten, daß ein vernünftiges Zeitmanagement-System folgendes leisten muß:

- *Es muß funktional sein.* Es muß Platz für alles bieten, was Sie erledigen müssen oder nicht vergessen dürfen. Es muß die Möglichkeit bieten, Eintragungen rasch in den entsprechenden Sektionen vornehmen zu können.
- *Es muß einen raschen Zugriff ermöglichen.* Alle Punkte müssen so aufgezeichnet und plaziert werden, daß sie auch nach Monaten noch rasch und einfach wiederzufinden sind.
- *Ziele und Projekte müssen ins Auge stechen.* Fernziele, Nahziele und Projektkontrolltermine müssen ständig sichtbar sein, damit sie nicht in Vergessenheit geraten können.
- *Fristen müssen sichtbar sein.* Ihre Fristen werden stets dafür sorgen, daß Sie nach Plan vorgehen – solange Sie sie nicht aus den Augen verlieren.

Sie sollten sicherstellen, daß das von Ihnen verwendete System auf jeden Fall eine Art von Kontakt-Tagebuch enthält. Es bewahrt Sie davor, unter einer Vielzahl loser Zettel zu ersticken – oder, was noch schlimmer wäre, einen Notizzettel zu verlieren. Nach jedem Telefongespräch, jeder Besprechung, jeder Zusammenkunft mit Mitarbeitern sollten Sie rasch die wichtigsten getroffenen Entscheidungen und die als nächstes zu ergreifenden Maßnahmen notieren – sowohl die von Ihnen selbst einzuleitenden Schritte als auch die Maßnahmen, die von anderer Seite zu ergreifen sind. Die Kontakte sind in drei getrennten Abschnitten zu notieren, um einen möglichst raschen Zugriff zu ermöglichen: wichtige Kontaktpersonen (Personen, mit denen Sie regelmäßig zu tun haben, beispielsweise Ihre Sekretärin oder Ihr Vorgesetzter), nach dem Alphabet eingetragene Kontakte (gelegentliche Kontakte wie ein Bauunternehmer oder ein potentieller Kunde, die für zukünftige Verweise wichtig sein könnten) und Tageskontakte (andere wichtige Kontakte, die unter keine der beiden anderen Rubriken fallen). Einige dieser Notizen sind auch in die entsprechenden Abschnitte des Tagesplans zu übertragen. Mit dem Kontakt-Tagebuch (vgl. Musterbeispiel auf S. 150) führen Sie kontinuierlich und chronologisch Buch über alle wichtigen Punkte, die Sie nicht vergessen dürfen, und über alle Einzelheiten, die für später zu ergreifende Schritte wichtig sein werden. Ist ein Bogen voll, beginnen Sie mit dem nächsten. Sobald alle notierten Maßnahmen ergriffen worden sind, heften Sie die Bögen ab. Diese Unterlagen

Musterbeispiel eines Kontakt-Tagebuchs

Kontakt-Tagebuch		Name: *Dick Brown*	Unternehmen: *Video Productions*		
Datum	Priorität	Thema	Wann	Wer	Ergriffene Maßnahmen
8. 1.	*1*	*Mit DB (800-555-1100) über ihr Angebot an uns gesprochen*			
		Schicken Infos drei Tage nach Erhalt unserer Muster			
		Mary beauftragt, Muster zu schicken	*9. 1.*	*Mary*	*Losgeschickt*
		Adresse: 50 Main St. Cityville, N. J. 00000			
		DB ist Verkaufsrepr. für drei Städte			
		JR: Preis in Computer aufnehmen	*20. 1.*	*Kim*	*Termin geplant*

lassen sich später jederzeit wieder durchgehen, um erneut auf eine bestimmte benötigte Information zugreifen zu können. Für wichtige Kontakte werden separate Bögen verwendet, um die Aufzeichnung und den Zugriff zu beschleunigen.

Computergestützte Zeitmanagement-Systeme können Termine festhalten (und Sie zum Teil sogar akustisch daran erinnern), Notizen speichern und mit einem Index versehen, Telefonnummern auffinden, Telefongespräche anwählen, den Fortgang von Projekten überwachen und Listen und Zeitpläne für die unterschiedlichsten Themen führen.

Natürlich wird kein System funktionieren, wenn Sie nachlässig damit umgehen. Der wirkliche Schlüssel zu einer effektiven Nutzung eines Organisationssystems für Ihr Zeitmanagement liegt darin, sich täglich einige wenige Minuten Zeit zu nehmen, um sich einen Überblick über das Erreichte zu verschaffen und die Planung für den kommenden Tag zu erstellen.

Einen Platz für die Tagesunterlagen bestimmen

Ihr Zeitmanagement-Organisationssystem ersetzt die vielen losen Blätter, die zuvor Ihren Schreibtisch überhäuften: den Kalender, die „Zu erledigen"-Liste und die zahlreichen losen Notizzettel und Blätter mit rasch niedergekritzelten Stichpunkten. Sie haben sämtliche Zeitschriften, Nachschlagewerke und Berichte weggeräumt. Die Akten zu Projekten, mit denen Sie sich später befassen werden, befinden sich in einer Schublade oder im Aktenschrank, wo sie zu warten haben, bis sie an die Reihe kommen. Jetzt fehlt lediglich noch ein System für die Vorgänge, die Sie heute bearbeiten werden.

Der Schlüssel liegt darin, für jedes einzelne Blatt Papier, das Sie heute vermutlich in die Hand nehmen werden, einen festen Platz zu haben. Das beste System, das ich bislang kennengelernt habe, basiert auf einer Reihe verschiedenfarbiger Aktenordner. Bestimmten Aufgabenkategorien wird jeweils eine Farbe zugeordnet. Für jede Kategorie wird festgelegt, wie mit den jeweiligen Angelegenheiten zu verfahren ist. Ein ausführliches Beispiel finden Sie auf S. 152.

Folgende Kategorien erweisen sich gewöhnlich als äußerst nützlich: „Dringend", „Telefon", „Diktat", „Zu erledigen", „Prüfen".

Beispiel für Verfahren zum Umgang mit Arbeitsprioritäten

Kategorie	Punkte	Verfahren
A. Dringend (roter Ordner)	A-1. Nachrichten von VIPs, Rückrufe oder mit einer Frist versehene Anfragen	A-1. Nötigenfalls durchstellen/unterbrechen
	A-2. Am gleichen Tag zu erledigende Tagespost	A-2. Laufende Zusammenfassung an Innendeckel heften
	A-3.	A-3.
B. Telefon (blauer Ordner)	B-1. Alle nicht dringenden Telefonate	B-1. Alle Telefonate in blauen Ordner, wichtigstes nach oben
	B-2.	B-2. Laufende Zusammenfassung aller Telefonate an Innendeckel heften
	B-3.	B-3.
C. Diktat (gelber Ordner)	C-1. Alle nicht dringenden Diktate	C-1. Rückschreiben beigefügt, sofern nützlich
	C-2.	C-2. Wichtige Anfragen unterstreichen
	C-3.	C-3. Laufende Zusammenfassung von Briefen, Notizen in Ordner abheften
	C-4.	C-4.
D. Zu erledigen (orangefarbener Ordner)	D-1. Unterschriftsreife Dokumente/ Korrespondenz	D-1. Zu unterzeichnende Seite oben oder klar markiert
	D-2. Alle oben noch nicht aufgeführten zu erledigenden Punkte	D-2. Möglichst in den Tag einfügen
		D-3. Zumindest wöchentlich prüfen, um nicht in Rückstand zu geraten
		D-4. Nachfragen, was zu tun ist
		D-5. Laufende Zusammenfassung erstellen
E. Prüfen (grüner Ordner)	E-1. Alle Artikel, Notizen, etc. von allgemeinem, jedoch nicht dringendem Interesse	E-1. Für Reisen, Wochenenden, usw.

Sämtliche Schriftstücke, die über Ihren Schreibtisch gehen, werden sortiert (von Ihrer Sekretärin, sofern Sie eine haben). Die für den Tag benötigten Unterlagen werden in den jeweiligen Ordner abgelegt. Alles übrige wird delegiert, vorläufig abgelegt oder weggeworfen.

Alles zusammenfügen

Sie haben sich eine Tasse Kaffee geholt und sind bereit, den Arbeitstag zu beginnen. Schreiben Sie die heutigen Tagesziele auf, ordnen Sie sie nach der Rangfolge ihrer Priorität und versehen Sie jedes von ihnen mit einer Erledigungsfrist. Ihre Projekte, Telefongespräche, Korrespondenz, Besprechungen und Termine sind vollständig auf Ihrem Tagesplan bzw. auf dem Planungsbogen Ihres Planungs- und Organisationssystems verzeichnet. Organisieren Sie Akten und Korrespondenz, die Sie für die Tagesprojekte als Hintergrundinformationen benötigen. Alle übrigen Unterlagen sollten sich an ihrem Platz befinden (Schublade oder Aktenschrank), bis sie benötigt werden.

Beginnen Sie mit der Arbeit an dem Projekt, dem Sie heute höchste Priorität eingeräumt haben. Bleiben Sie daran, bis Sie es abgeschlossen oder soweit wie möglich vorangebracht haben. Legen Sie es dann zur Seite und beginnen Sie mit der Arbeit an Ihrem Projekt Nummer 2. Prüfen Sie in regelmäßigen Abständen den roten Ordner, in dem alle wichtigen Punkte aufgelistet sind.

Ist der für Telefongespräche reservierte Zeitblock gekommen, holen Sie den blauen Ordner hervor. Bei längeren Gesprächen sollten Sie nach dem orangefarbenen Ordner greifen und die Tageskorrespondenz unterzeichnen. Prüfen Sie andere Schritte mit geringerer Priorität, die in dem Ordner enthalten sind – ist das zuoberst abgeheftete Projekt noch immer am wichtigsten? Ist der für „Diktat" reservierte Zeitblock gekommen, holen Sie den gelben Ordner heraus. Machen Sie sich auf den Weg zu einem Termin außer Haus, zu einer Besprechung, mit der möglicherweise eine Wartezeit verbunden sein wird, auf den Nachhauseweg oder auf den Weg ins Wochenende, sollten Sie den grünen Ordner in Ihrem Aktenkoffer verstauen.

Nach Abschluß dieses Projekts wandern die projektbezogenen Unterlagen in einen Ordner oder eine Mappe mit der Bezeichnung „Ablage". Sie oder gegebenenfalls Ihre Sekretärin werden diese

Unterlagen dann nach einem System so ablegen, daß Sie sie später auch sicher wiederfinden können. Näheres über eine vernünftige Ablage finden Sie unter Zeit-Thema 12.

Prüfen Sie sich selbst

Sind Sie gut organisiert? Stufen Sie sich mit Hilfe der folgenden Skala ein und wiederholen Sie dieses Verfahren in drei Monaten.

Fast nie	=	0
Manchmal	=	1
Die Hälfte der Zeit	=	2
Meistens	=	3
Fast immer	=	4

	Punkte
1. Wichtige Instrumente bewahre ich in direkter Reichweite auf: Planungs- und Organisationssystem, Computer, Arbeitsunterlagen, Telefon, Taschenrechner, Diktiergerät, Telefonverzeichnis.	______
2. Ich sorge dafür, daß meine Mitarbeiter die notwendigen Ressourcen zur Verfügung haben, um Aufgaben termingerecht erledigen zu können.	______
3. Ich habe erkannt, wie leicht ein überhäufter Schreibtisch ablenken kann, und halte ihn daher frei von allem mit Ausnahme der Aufgabe, an der ich gerade arbeite.	______
4. Ich verwende ein System zur zentralen Aufzeichnung aller Dinge, die ich erledigen muß oder nicht vergessen darf.	______
5. Ich räume mögliche Ablenkungen, beispielsweise andere Arbeitsunterlagen, von meinem Schreibtisch, ehe ich mit der Arbeit an einer Aufgabe beginne.	______
6. Ich organisiere meine Arbeit mit Hilfe eines Systems, das es ermöglicht, Aufgaben nach der Reihenfolge ihrer Priorität zu erledigen.	______
Gesamt	______

8. Mangelnde Selbstdisziplin

Der Schlüssel zum Funktionieren unserer Zeitmanagement-Techniken liegt natürlich in der Selbstdisziplin. Disziplin ist erforderlich, um an einer wichtigen Aufgabe so lange zu arbeiten, bis sie abgeschlossen ist. Es erfordert Disziplin, an der Arbeit zu bleiben, während Freunde und Kollegen persönliche Gespräche führen. Disziplin ist auch notwendig, um darauf zu verzichten, einen Kollegen mit einer Frage zu einer Routineangelegenheit zu unterbrechen.

Auch als Einzelfaktor betrachtet, verursacht mangelnde Selbstdisziplin eine Vielzahl von Problemen. Dieses Thema verdient es daher, im folgenden genauer behandelt zu werden.

Wo liegt das Problem?

Mangelhafte Selbstdisziplin kann durch einen schlechten Gesundheitszustand oder auch durch Müdigkeit verursacht werden. Fühlt man sich nicht gerade auf der Höhe oder ist man nach einem langen Arbeitstag mit unzähligen Anforderungen anderer an die eigene Zeit völlig erschöpft, verfügt man nicht immer über die geistige und emotionale Energie, um sich auf die vor einem liegende Aufgabe zu konzentrieren. Sollte das der Fall sein, gilt es, die notwendigen Veränderungen vorzunehmen, um den Gesundheitszustand zu verbessern. Stellen Sie ein Fitneß-Programm auf. Prüfen Sie Ihre Ernährungsgewohnheiten. Gönnen Sie sich mehr Schlaf – versuchen Sie, jeden Abend eine Stunde früher zu Bett zu gehen. Lassen Sie am kommenden Freitagabend Ihre Arbeit im Büro und gönnen Sie sich dieses Wochenende einen Kurzurlaub.

Eine weitere Ursache des Problems liegt in mangelndem Interesse an der Arbeit. Gleichgültigkeit hat eine stark demotivierende Wirkung. Empfinden Sie Ihre Arbeit als langweilig oder wenig herausfordernd, werden Sie es um so schwieriger finden, die Disziplin aufzubringen, um Ihre Aufgaben gut zu erfüllen. Prüfen Sie Ihre Einstellung zu Ihrer Arbeit und schätzen Sie Ihre Situation ehrlich ein: Liegt das Problem in Ihrer Arbeit oder in Ihnen selbst begründet? Was können Sie zur Verbesserung der Situation unternehmen? Können Sie vielleicht Ihren Vorgesetzten um die

Übertragung einer Aufgabe bitten, die Sie mehr fordert? Könnten Sie Kollegen Ihre Mitarbeit bei ihren Projekten anbieten? Könnten Sie durch bessere Planung und dadurch bewirkte raschere Erledigung von Routineaufgaben Raum für neue Zuständigkeiten schaffen? Werden Sie im Beruf nicht genügend gefordert, sollten Sie erwägen, ehrenamtliche Aufgaben im Rahmen einer gemeinnützigen Organisation zu übernehmen. Das Gefühl, etwas geleistet zu haben, könnte Ihnen Energie für andere Lebensbereiche und den nötigen Antrieb dafür geben, sich wieder für Ihre Arbeit zu begeistern (ganz abgesehen davon, daß Sie der gemeinnützigen Organisation einen Dienst erwiesen haben).

Selbstdisziplin ist genauso wie mangelnde Selbstdisziplin eine Angewohnheit. Gehen Sie hart mit sich selbst ins Gericht: Ist es altgewohnte Faulheit? Wenn ja, müssen Sie sich fragen, ob Sie weiterhin ein Faulpelz bleiben wollen.

Eine weitere Ursache liegt schließlich in mangelndem Problembewußtsein. Die Frage nach der Selbstdisziplin überrascht manche Menschen, die bislang recht erfolgreich waren und daher nie Grund hatten, sich darüber Gedanken zu machen. Beginnen Sie erst einmal nachzudenken, erkennen Sie, daß Sie mit mehr Selbstdisziplin noch erfolgreicher sein könnten.

Zusätzlich zu diesen direkten Ursachen für Probleme mit der Selbstdisziplin können folgende Verbindungen mit anderen Zeitproblemen als indirekte Ursachen betrachtet werden:

- Fristen und Prioritäten werden nicht gesetzt. Dadurch wird man ermuntert, Aufgaben beiseite zu schieben und sich mit Dingen zu befassen, die man gern tut, statt sich um die Dinge zu kümmern, die zu erledigen sind.
- Das Unvermögen, den Fortgang des Projekts im Auge zu behalten. Dadurch kann die korrigierende Funktion der Selbstdisziplin nicht greifen.
- Fehlen anspruchsvoller Ziele und dadurch verursachter Motivationsmangel.

Was läßt sich unternehmen?

Ein wichtiger Bestandteil der Lösung von Problemen mit der Selbstdisziplin sind Selbstgespräche. Hören Sie damit auf, sich zu sagen: „Ich habe einfach keine Selbstdisziplin. Ich bin nun mal so." Während Sie sprunghaft von einer Aufgabe zur nächsten wechseln, dürfen Sie sich nicht mehr sagen: „Ich beschäftige mich nun einmal gern". Putschen Sie sich hoch. Sagen Sie sich immer und immer wieder, daß Sie ein organisierter, methodischer Mensch sind und über die Disziplin verfügen, das zu tun, was erledigt werden muß.

Selbstdisziplin zur Gewohnheit machen

Handeln Sie, als wären Sie ein selbstdisziplinierter Mensch – und Sie werden es bald sein. Es wird Sie überraschen festzustellen, wie schnell sich Gewohnheiten bilden. Im Nordwesten der Vereinigten Staaten unterrichtet eine bekannte Autorin angehende Schriftsteller in der Kunst des Schreibens. Sie gibt ihren Schülern drei wichtige Ratschläge:

1. Sich selbst als Schriftsteller betrachten.
2. Jeden Tag etwas schreiben.
3. Sich einen festen Platz zum Schreiben suchen und dort nichts anderes erledigen.

Von sich selbst berichtet sie folgende Geschichte: Als junge Schriftstellerin, die sich ihren Platz erst noch erkämpfen mußte, hatte sie noch nicht sehr viele Möbel und benutzte einen Spieltisch zum Schreiben. Eines Morgens setzte sie sich an diesen Tisch, um einen privaten Brief zu schreiben – und saß sechs Stunden später noch immer dort. Die Gewohnheit, an diesem Tisch ernsthaft zu arbeiten, war so stark geworden, daß sie mit der Arbeit an einem Roman begonnen hatte, ohne es selbst zu bemerken. Die Lehre aus dieser Geschichte lautet: Sobald die Gewohnheit fest genug verankert ist, stellt sich die Disziplin automatisch ein.

Verstärkung einbauen

Bei der Durchführung Ihres Programms zur Entwicklung von Selbstdisziplin sollten Sie Umstände schaffen, die Sie in Ihren Bestrebungen bestärken:

- *Ziele sichtbar vor Augen behalten.* Setzen Sie sich Ziele und plazieren Sie sie so, daß Sie sie den ganzen Tag über vor Augen behalten. Sobald Sie versucht sind, zu bummeln oder zu trödeln, werden Ihre Ziele Ihnen dazu verhelfen, sich wieder zu konzentrieren.

- *Alle verfügbaren Instrumente nutzen.* Sorgen Sie dafür, daß Sie alle Mittel ausnutzen: ein Organisationssystem, Tagespläne, Projektplanungsbögen, Statusberichte, eine Stoppuhr für Telefongespräche.
- *Fristen setzen.* Selbst wenn das Projekt an keine Frist gebunden sein sollte, sollten Sie sich eine Erledigungsfrist setzen. Eine noch bessere Methode besteht darin, das Projekt in mehrere Teile aufzuspalten und jedes davon mit einer Frist zu versehen. Nichts ist so nützlich wie eine Frist, wenn es darum geht, ein Gefühl der Dringlichkeit zu erzeugen. Sie werden dadurch gezwungen, sich selbst zu disziplinieren.
- *Tätigkeiten planen und Prioritäten festsetzen.* Ein Tagesplan, der die Aufgaben in der Rangfolge ihrer Prioritäten auflistet, wird Ihren Tag strukturieren. Ohne einen solchen Plan wird Ihre Konzentration undiszipliniert umherwandern.
- *Zeitbedarf gut einschätzen und Fortschritte überwachen.* Legen Sie sich selbst regelmäßig Rechenschaft über den Fortgang eines Projektes ab. Verläuft alles nach Plan? Wenn nicht, müssen Sie sich disziplinieren, um eine Kurskorrektur vorzunehmen.
- *Sich selbst belohnen.* Erfolge sollten nicht unbeachtet vorübergehen. Haben Sie ein Ziel erreicht, sollten Sie sich selbst belohnen.
- *Sich eine Persönlichkeit zum Vorbild nehmen.* Überall stößt man auf Geschichten von Menschen, die vor scheinbar unmögliche Herausforderungen gestellt wurden und sie mit Willensstärke bewältigten. Thomas Edison erfand das Gummi nach 1 500 Experimenten – er mußte also 1 499 Fehlschläge hinnehmen, gab aber dennoch nicht auf. Glenn Cunningham, ein früherer Weltrekordler über eine bestimmte Laufdistanz, zog sich als Kind so schwere Verbrennungen zu, daß die Ärzte sagten, er werde nie wieder laufen können. Wernher von Braun fiel in seinem ersten Mathematikkurs durch; er akzeptierte diesen Fehlschlag als Herausforderung und schwor sich, das Fachgebiet in den Griff zu bekommen.

Disziplinierte Menschen weisen bestimmte Gemeinsamkeiten auf. Sie geben sich nicht damit zufrieden, etwas „beinahe" erreicht zu haben. Sie geben nie auf. Sie setzen sich anspruchsvolle Ziele und arbeiten so lange an ihrer Verwirklichung, bis Sie sie erreicht haben. Anschließend stecken Sie sich noch höhere Ziele.

Prüfen Sie sich selbst

Wie erfolgreich sind Sie in puncto Selbstdisziplin? Stufen Sie sich mit Hilfe der folgenden Skala ein und wiederholen Sie dieses Verfahren in drei Monaten.

Fast nie	= 0
Manchmal	= 1
Die Hälfte der Zeit	= 2
Meistens	= 3
Fast immer	= 4

	Punkte
1. Ich erstelle täglich einen Plan mit klaren Zielen und behalte ihn ständig sichtbar vor Augen.	______
2. Ich setze für jede wichtige Aufgabe Fristen für mich selbst und mein Team.	______
3. Ich lasse mir regelmäßig Statusberichte über den Fortgang aller mit meiner Frist versehenen Aufgaben vorlegen.	______
4. Ich prüfe den Fortgang von Projekten anhand meiner eigenen Tagesfristen.	______
5. Ich verzichte darauf, andere bei ihrer Arbeit mit Angelegenheiten zu stören, die warten können.	______
Gesamt	______

9. Die Unfähigkeit, nein zu sagen

Es heißt, das stärkste Zeitmanagement-Instrument der Welt sei ein winziges Wort mit nur vier Buchstaben: nein. Ich schließe mich nicht unbedingt der Auffassung an, daß es sich dabei um *das* stärkste Instrument handelt, es ist jedoch mit Sicherheit eines der stärksten.

Aus Dutzenden von Gründen haben Menschen Schwierigkeiten damit, auf Anfragen anderer mit „nein“ zu reagieren, doch das Ergebnis ist immer das gleiche: Arbeitsüberlastung, Überstunden und ein Übermaß an Streß. Wer nicht nein sagen kann, scheint ständig zu schrumpfen – er wird immer kleiner und verschwindet hinter einem Berg von Arbeit, der immer größer wird.

Halten wir an diesem Punkt inne, um festzustellen, wo der Unterschied zwischen dem Versuch, zuviel auf einmal zu erledigen (Zeit-Thema 4) und der Unfähigkeit, nein zu sagen, liegt. Wer sich zuviel vornimmt, leidet an übersteigertem Selbstvertrauen – er glaubt, alles erledigen zu können. Die Unfähigkeit, nein zu sagen, bedeutet dagegen, nicht zu wissen, wie man nein sagen soll, und nicht über die emotionale Stärke zu verfügen, ein Anliegen abzulehnen. Schüchternheit, das Bedürfnis, anderen zu gefallen, die Angst, andere zu kränken oder ähnliche gefühlsmäßige Impulse bringen manche Menschen dazu, auf alle Bitten mit ja zu antworten.

Haben Sie die Angewohnheit, selbst ohne es zu wollen, automatisch ja zu sagen, läßt sich die Lösung dieses Problems am besten durch eine Analyse der Ursachen finden. Der übertriebene Wunsch, anderen zu gefallen oder ihre Anerkennung zu gewinnen, führt die Liste möglicher Ursachen an. Auf der einen Seite steht der Wunsch, anderen einen Gefallen zu erweisen – den wir in unserem Innersten gewiß alle hegen. Der Instinkt des Menschen, anderen in Not zu helfen, ist in der Tat ein lobenswerter Charakterzug. Andererseits kann der übertriebene Wunsch, anderen einen Gefallen zu tun, derart stark ausgeprägt sein, daß man darüber seine eigenen Prioritäten vergißt.

Sollten Sie spezielle Talente oder Fähigkeiten haben, die in Ihrem Unternehmen besonders gefragt sind, ist die Fähigkeit zum Neinsagen um so wichtiger. Wer dazu nicht imstande ist, fällt allzu leicht anderen zum Opfer, die seine Dienste benötigen, so daß er bald keine Zeit mehr für seine eigene Arbeit hat. Unser Ich stellt hier wahrhaftig eine Falle dar. Das Streben nach dem Gefühl, gebraucht zu werden oder wichtig und nützlich zu sein, kann einen nur allzu leicht dazu bewegen, mehr zu übernehmen, als man wirklich bewältigen kann. Nach einer Weile werden alle „Fragesteller“ herausgefunden haben, daß sie Sie ausnutzen können.

Manche Menschen geraten in die Jasager-Falle, wenn andere sich weigern, Verantwortung zu übernehmen. Sie springen ein, um die Lücke zu füllen. Innerhalb gewisser Grenzen ist dieses Verhalten bewundernswert, es kann jedoch auch zu einer Art Märtyrertum führen. Allzu häufig wird von denjenigen, die sich voll und ganz für eine Sache einsetzen, erwartet, daß sie das auch weiterhin tun. Lernen Sie, einen Schlußstrich zu ziehen.

Ein Aspekt der Unfähigkeit, nein zu sagen, liegt auch darin, daß man auf ineffektive Weise nein sagt – zögerlich, entschuldigend oder allzu bescheiden. Schüchterne Nein-Sager unternehmen gewöhnlich den schwachen Versuch, sich zu einem richtigen „nein“ voranzuarbeiten, indem sie mit einer Entschuldigung beginnen:

„Tja, hmm, ich weiß nicht. Eigentlich habe ich so viele andere Dinge zu erledigen . . .“

Das Problem liegt nun darin, daß der Gesprächspartner, der das Anliegen an Sie richtet, normalerweise jede mögliche Ausrede vorhergesehen hat und darauf vorbereitet ist, sie zu widerlegen. Kommt Ihnen folgende Erwiderung bekannt vor? „Oh, natürlich weiß ich, wie beschäftigt Sie sind. Gerade aus diesem Grund haben wir Sie ja ausgewählt. Wenn eine schwierige Aufgabe zu bewältigen ist, wendet man sich damit an Menschen, die viel zu tun haben, weil sie die Dinge auch wirklich erledigen.“ Sagen Sie nur halbherzig nein, bestärken Sie damit Ihr Gegenüber in dem Glauben, Sie überreden zu können. Bringen Sie nur schwache Ausreden vor, wecken Sie damit falsche Hoffnungen.

Müssen Sie wirklich ja sagen, wenn Ihnen keine überzeugende Ausrede einfällt? Ganz und gar nicht! Sie brauchen sich nicht zu entschuldigen. Beschließen Sie, auf eine Bitte mit nein zu antworten, brauchen Sie Ihre Entscheidung nicht zu rechtfertigen, wenn

Ihre Gründe den Fragesteller nichts angehen. Sagen Sie einfach: „Tut mir leid, aber ich muß diesmal nein sagen."

Anliegen, die ohne jegliche Vorwarnung an Sie herangetragen werden, sind besonders schwierig zu bewältigen. In der Eile fällt Ihnen keine Begründung für ein „nein" ein, so daß Sie statt dessen „ja" sagen. In dieser Situation stehen die Chancen gut für Ihr Gegenüber. Nehmen Sie sich Zeit. Zählen Sie bis zehn, ehe Sie ja sagen. Versuchen Sie es einmal mit folgender Antwort: „Lassen Sie mich darüber nachdenken. Ich habe einige Verpflichtungen, die vielleicht mit dieser Aufgabe kollidieren."

Die Nichtbeachtung Ihrer eigenen Prioritäten kann der wichtigste Einzelfaktor sein, weshalb Sie immer ja sagen. Sagen Sie zunächst ja zu sich selbst. Setzen Sie klare Prioritäten für die Dinge, für die Sie verantwortlich sind, und behalten Sie sie klar vor Augen. Wird dann ein Anliegen an Sie herangetragen, können Sie eine verantwortungsbewußte Entscheidung auf der Grundlage Ihrer eigenen Ziele treffen – und sie Ihrem Gesprächspartner erklären.

Selbst bei gründlich durchdachten Entscheidungen kann es gelegentlich vorkommen, daß Sie zunächst ja sagen und später feststellen, daß es ein Fehler war. Sie sollten in diesem Fall unverzüglich mit der betreffenden Person Kontakt aufnehmen, um ihr folgendes mitzuteilen:

„Jeff, ich muß mich bei dir entschuldigen. Ich habe eine Verpflichtung gegenüber dem Chef völlig vergessen, und es ist einfach unmöglich, beides zu erledigen. Es tut mir wirklich furchtbar leid." Sollte es die Situation zulassen, können Sie eine Alternative vorschlagen: „Hast du vielleicht schon einmal daran gedacht, ... zu fragen?"

Werden Sie mit einem Anliegen überrumpelt, sagen Sie **nichts**, ehe Sie bis 10 gezählt haben.

Vier Schritte zum Nein-Sagen

Sollte es Ihnen – wie den meisten von uns – schwerfallen, nein zu sagen, weil Sie Angst haben, andere zu kränken, sollten Sie sich folgende vierstufige Technik einprägen:

1. *Zuhören.* Stellen Sie sicher, daß Sie genau verstehen, worum man Sie bittet.
2. *Nein sagen.* Lautet Ihre Entscheidung „nein“, sagen Sie es höflich, aber bestimmt. Wecken Sie keine falschen Hoffnungen durch schwammige Antworten.
3. *Begründen.* Legen Sie gegebenenfalls Ihre Gründe offen. Dadurch wird Ihre Antwort glaubhafter.
4. *Alternativen darlegen.* Beweisen Sie Ihren guten Willen, indem Sie andere Möglichkeiten zur Erfüllung des an Sie herangetragenen Anliegens vorschlagen.

Auf eine Bitte, die Sie einfach nicht zu erfüllen imstande sind, können Sie eine Vielzahl von abschlägigen Antworten geben:

„Tut mir leid, ich habe andere Verpflichtungen, die es mir nicht gestatten, zum jetzigen Zeitpunkt ein neues Projekt zu übernehmen.“
„Wissen Sie, ich habe Silvester meiner Familie versprochen, in diesem Jahr keine neuen Projekte mehr anzunehmen. Ich habe sie viel zu sehr vernachlässigt.“
„Danke für das Kompliment, aber ich fürchte, ich muß Ihre Bitte ablehnen. Vielleicht im nächsten Jahr.“

Der Geschäftsführer eines Unternehmens in Seattle schrieb mir einmal folgendes: „Vielen Dank dafür, daß Sie mir nach meiner über zwanzigjährigen Tätigkeit in der Wirtschaft beigebracht haben, nein zu sagen. Soeben habe ich meinen Rücktritt aus dem Vorstand von vier Verbänden erklärt. Alle diese Posten hatte ich bereits viel zu lange inne und hinderte dadurch Jüngere daran, sie zu übernehmen und ihren Beitrag zu leisten. Ich litt an der Illusion, gebraucht zu werden, da ich immer wiedergewählt wurde. Jetzt weiß ich, daß der Grund für meine Wiederwahl in der Angst lag, mich zu kränken! Ich danke Ihnen. Auch meine Frau schließt sich diesem Dank an. Wir freuen uns darauf, vom heutigen Tag an mehr Zeit mit der Familie verbringen zu können.“

Zum Vorgesetzten nein sagen

Dem Vorgesetzten eine Bitte oder unvernünftige Frist abzulehnen, ist natürlich ein Kapitel für sich. Die grundlegende Strategie besteht in diesem Fall darin, Ihren Chef an die von Ihnen bearbeiteten Projekte zu erinnern und ihm klarzumachen, daß Sie dabei an seinen eigenen Prioritäten arbeiten. Sie sollten ihn dann darum bitten mitzuentscheiden, welche Priorität dem neuen Projekt zuzuordnen ist.

Sind Sie selbst der Vorgesetzte und haben einen Prioritätskonflikt geschaffen, sollten Sie die Mitglieder Ihres Teams dazu ermuntern, den Konflikt darzulegen und Alternativen aufzuzeigen. Sollten andere Mitarbeiter Ihres Unternehmens ein Anliegen an Mitglieder Ihres Teams herantragen, sollten Sie sie darin bestärken, auf unvernünftige Bitten mit „nein“ zu antworten. Nötigenfalls müssen Sie ihnen beibringen, wie man nein sagt.

Prüfen Sie sich selbst

Wie erfolgreich gelingt es Ihnen, nein zu sagen? Stufen Sie sich mit Hilfe der folgenden Skala ein und wiederholen Sie dieses Verfahren in drei Monaten.

Fast nie	= 0
Manchmal	= 1
Die Hälfte der Zeit	= 2
Meistens	= 3
Fast immer	= 4

	Punkte
1. Wird ein unvernünftiges Anliegen an mich herangetragen oder werde ich um die Erledigung einer Aufgabe gebeten, die ein anderer übernehmen sollte, gelingt es mir, nein zu sagen, ohne andere zu kränken.	_____
2. Ich ermuntere die Mitglieder meines Teams dazu, bei unvernünftigen Anfragen meinerseits darzulegen, daß diese Aufgabe wichtigeren Verpflichtungen zuwiderläuft, und vernünftige Alternativen aufzuzeigen.	_____

3. Ich achte auf Bitten, die von anderer Seite an meine Mitarbeiter herangetragen werden, und unterstütze sie, wenn sie solche Anfragen mit nein beantworten. ______
4. Ich erkenne, daß es schwierig ist, auf Unterbrechungen mit einem „nein“ zu reagieren, und praktiziere zahlreiche Alternativen zur beinahe automatischen Ja-Reaktion, wenn ich gefragt werde, ob ich „gerade eine Minute“ Zeit habe. ______
5. Habe ich ohne nachzudenken ja gesagt und erkenne später, daß es ein Fehler war, unternehme ich sofort etwas, um den Fehler zu korrigieren, indem ich der betreffenden Person mitteile, daß ich einen Fehler gemacht habe, und ihr erkläre, weshalb meine Antwort „nein“ lauten muß. ______

Gesamt ______

10. Bummelei

Vor einigen Jahren wohnte ich mit meiner Familie in einer Kleinstadt namens Chappaqua im Westchester County im Bundesstaat New York. Viele Einwohner der Stadt arbeiteten in der nahegelegenen Stadt New York. Der Bahnhof unserer Stadt war jeden Morgen ein sehr geschäftigter Ort, denn Gruppen verschlafener Pendler warteten auf dem Bahnsteig auf den Zug.

Eines Morgens saß ich im letzten Waggon und unterhielt mich mit dem Schaffner. Plötzlich blickte er aus dem Fenster und sagte: „Oh, da kommt noch einer." Ich folgte seinem Blick und sah einen Zuspätkommenden, der den Bahnsteig hinunterlief. Er hielt seinen Aktenkoffer in der einen und eine Zeitung in der anderen Hand. Der Ausdruck der Panik auf seinem Gesicht verstärkte sich, als der Zug losfuhr. Er war noch gut dreißig Meter entfernt, aber ich konnte förmlich sehen, wie er beschloß, es zu versuchen, und mit voller Kraft loslief. Nach etwa einer Minute war er auf der Höhe des letzten Waggons, aber der Zug beschleunigte schneller und ihn verließen die Kräfte. Er erkannte, daß es nicht zu schaffen war. Mit einem Blick der Verzweiflung blieb er stehen und schrie seine Wut und Enttäuschung dem fahrenden Zug hinterher.

Der Schaffner, der an die Tür gegangen war, um den Versuch zu beobachten, schüttelte den Kopf und sagte: „Er hätte eben früher loslaufen sollen."

Beginnt man rechtzeitig, muß man später nicht einen verzweifelten und möglicherweise gefährlichen Versuch in letzter Minute unternehmen.

Dennoch haben viele von uns Schwierigkeiten damit, den Anfang zu finden. Dinge aufzuschieben, die wir erledigen müssen, verursacht Probleme – für uns selbst, unsere Kollegen und unser Unternehmen. Was läßt sich jedoch tun, um dieses Verhalten zu ändern? Wie bei so vielen Zeitverschwendern, deren Ursachen in den Eigenarten des menschlichen Wesens verankert sind, besteht auch hier der erste Schritt darin, die Gründe für unser Verhalten zu begreifen.

Was steckt hinter dem Phänomen der Bummelei? Häufig sind es Versagensängste. Ist eine Aufgabe mit einem Risiko verbunden, werden hohe Leistungen von einem erwartet oder ist man sich seiner Fähigkeiten nicht sicher, wird es einem meistens schwer fallen, mit der entsprechenden Aufgabe zu beginnen – und ziemlich leicht, sie aufzuschieben. Merkwürdigerweise kann manchmal auch Angst vor Erfolg einen ebenso lähmenden Einfluß ausüben.

Ein weiteres verbreitetes Problem besteht in mangelndem Interesse an der Arbeit. Werden Menschen mit zu wenigen anspruchsvollen Aufgaben konfrontiert, stellt sich rasch ein Gefühl der Langeweile ein. Die Lethargie ähnelt einem schnell wuchernden Unkraut, das seine Wurzeln in alle Richtungen ausbreitet – sie erstickt jegliche Motivation, so daß es den Betroffenen bald schwerfällt, selbst einfache Aufgaben in Angriff zu nehmen.

Gelegentlich ist der Grund für das Aufschieben einer Aufgabe auch Angst oder Feindseligkeit – gewöhnlich gegenüber der Person, die einem die Aufgabe übertragen hat, aber vielleicht auch gegenüber „denen da oben“, der unspezifischen Bezeichnung für all diejenigen, die Verantwortung tragen. Man empfindet es als unangemessen, seine Feindseligkeit direkt zum Ausdruck zu bringen, und zieht es daher unbewußt vor, es „denen“ heimzuzahlen, indem man die Arbeit sabotiert.

Natürlich sind wir nicht bereit, diese wahren Gründe zuzugeben, und greifen daher zu Ausreden: „Ich habe noch nicht alle benötigten Unterlagen / ich muß erst den Bericht einer anderen Abteilung abwarten / ich bin jetzt einfach nicht in Stimmung / es hat keine Eile; es ist ohnehin noch längst nicht fällig / dies ist einfach nicht der richtige Zeitpunkt dafür / ich werde mich darum kümmern, sobald ich die anderen Dinge hier erledigt habe / ich werde es später erledigen; ich kann ohnehin unter Druck am besten arbeiten.“

Einer dieser „Gründe“ mag in der Tat zutreffen. Gelegentlich ist es durchaus sinnvoll, etwas aufzuschieben, weil der rechte Zeitpunkt zu seiner Erledigung noch nicht gekommen ist. Es gilt, sich des Unterschieds bewußt zu sein, der zwischen einer angemessenen Entscheidung zum Aufschub einerseits und Bummelei andererseits besteht – Bummelei stellt einen irrationalen Aufschub, das völlig unbegründete Hinausschieben von Maßnahmen dar. Erkennen Sie, was die anderen „Gründe“ in Wahrheit sind: Rechtfertigungen.

Die Gefahr des Aufschiebens

Bummelanten kommen zu Besprechungen zu spät und sind schlecht vorbereitet, wenn sie endlich ankommen. Sie schieben die Beantwortung der Korrespondenz auf und rufen nicht zurück, wenn man ihnen telefonisch eine Nachricht hinterläßt. Sie haben ihren Teil des Projekts nie termingerecht fertig und liefern nicht die Informationen, auf die andere angewiesen sind.

Es mag sich sogar um entspannte, unbekümmerte Menschen handeln, die sich keine Sorgen machen, sich aber mit ihrer Art, alles erst in letzter Minute zu erledigen, selbst immer wieder in Streßsituationen bringen. Natürlich ist der Streß, den sie den anderen Mitgliedern ihres Teams verursachen, noch schlimmer.

Ebenso ernst ist die Gefahr des Auftretens von Fehlern in der hektischen Atmosphäre einer in letzter Minute unternommenen Anstrengung. Schiebt man eine Aufgabe bis zur letzten Minute vor sich her, wird man fast immer minderwertige Arbeit leisten, weil man keine Zeit für Korrekturmaßnahmen läßt, falls etwas schiefgehen sollte – was zwangsläufig immer der Fall sein wird.

Aus diesem Grund wirkt sich die Rechtfertigung „Ich arbeite unter Druck am besten" besonders negativ aus. In dem Irrglauben, daß die Arbeit besser (oder zumindest gut genug) sein wird, entscheiden sich solche Menschen bewußt für Bummelei. Damit steht fest, daß die Arbeit garantiert nicht „besser", sondern ganz im Gegenteil schlechter erledigt wird.

Die Neigung, Dinge zu erledigen, die wir gern tun, statt uns mit Dingen zu befassen, die wir erledigen sollten, ist beinahe universeller Natur. Ist eine Aufgabe unangenehm, riskant, abschrekkend oder langweilig, ist die Versuchung groß, sie aufzuschieben – selbst wenn es sich um etwas handelt, das relativ rasch abzuwickeln wäre. Die Rüge an einen Mitarbeiter, das Einstudieren einer Rede, der Anruf bei einem potentiellen Kunden, der bereits zweimal eine abschlägige Antwort erteilt hat, die Kontaktaufnahme zu angeblich unzufriedenen Kunden oder die Beantwortung einer Mängelrüge – je stärker unsere Abneigung gegen die Erledigung solcher Aufgaben ist, desto länger schieben wir sie vor uns her.

Das bedeutet, daß die meisten die schwierigsten Aufgaben angehen, wenn die Leistungsfähigkeit auf das Tagestief gesunken ist.

Betrachten Sie die beiden Grafiken mit dem Titel „Abstimmung von Aufgabenanspruch und Leistungsfähigkeit" und rufen Sie sich Ihren idealen Tag in Erinnerung (vgl. Kap. 3). Glauben Sie ehrlich, eine Aufgabe besser erledigen zu können, wenn Sie ein solches Leistungstief haben? Unter diesen Umständen ist das Fehlerpotential enorm groß. Hier liegt der wahre Grund dafür, daß Bummelei ein Zeitverschwender ist – erledigen wir etwas, wenn wir bereits müde sind, brauchen wir für die Aufgabe erheblich länger, begehen mehr Fehler und benötigen dann noch mehr Zeit zu ihrer Korrektur.

Die erste Grafik zeigt, wie unsere Leistungsfähigkeit im Verlauf eines typischen Tages ständig abnimmt. Schieben wir unsere wichtigsten Prioritäten bis zum Ende des Tages vor uns her (vgl. die Linie „Aufgabenanspruch"), werden wir uns zu einem Zeitpunkt damit befassen müssen, zu dem unsere Energie bereits größtenteils erschöpft ist. Damit steht fest, daß unsere Leistung schwach sein wird. Nehmen wir dagegen unsere wichtigste Priorität gleich als erstes in Angriff, können wir unsere Produktivität beinahe verdoppeln, wie aus der zweiten Grafik ersichtlich ist.

Der Bummelei ein Ende setzen

Will man dem Problem der Bummelei abhelfen, besteht der erste Schritt in der Erkenntnis, daß die Verantwortung bei einem selbst liegt, und in dem Vorsatz, sich zu ändern. Erkennen Sie, daß Sie aus irgendeinem Grund die Gewohnheit entwickelt haben, Dinge aufzuschieben, und erinnern Sie sich daran, daß Sie in der Lage sind, diese schlechte Angewohnheit durch eine neue und bessere zu ersetzen. (Befassen Sie sich erneut mit den drei Schritten zur Entwicklung neuer Gewohnheiten, wie in Teil 3 beschrieben.) Die Ursache für Bummelei liegt bei Ihnen selbst. Sie selbst sind dafür verantwortlich. Sie können und werden Ihre Einstellung ändern. Bemühen Sie sich bewußt um die Einstellung, alle Angelegenheiten „jetzt sofort" zu erledigen.

Setzen Sie sich selbst Fristen. Durch nichts läßt sich ein Gefühl der Dringlichkeit so gut erzeugen wie durch eine Frist. Handelt es sich um ein großes Projekt, sollten Sie es in mehrere kleinere Einheiten unterteilen und sich für jede von ihnen eine Erledigungsfrist setzen. Setzen Sie sich auch eine Frist für die Inangriffnahme der ersten dieser Einheiten. Informieren Sie andere über Ihre Fristen

Stimmen Sie Ihre Aufgaben auf Ihre Leistungsfähigkeit ab

Fehlende Abstimmung von Aufgabenanspruch und Leistungskurve

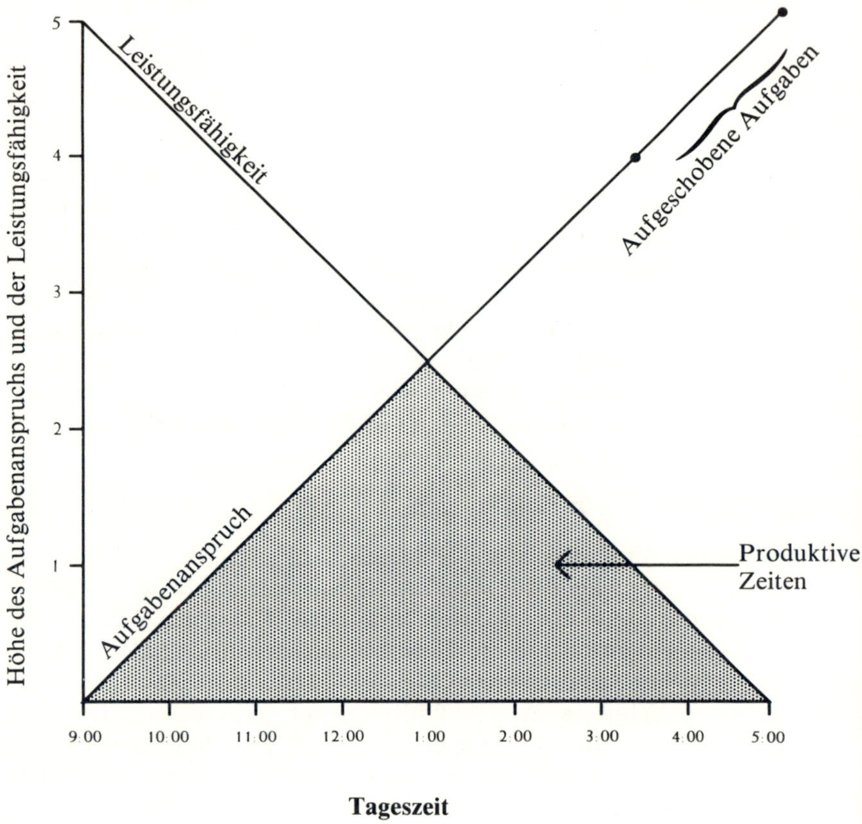

Anmerkung: Die Verbindung von weniger bedeutenden Aufgaben und hoher Leistungsfähigkeit oder von wichtigen Aufgaben und niedriger Leistungsfähigkeit erzeugt minimale Ergebnisse.

Abstimmung von Aufgabenanspruch und Leistungsfähigkeit

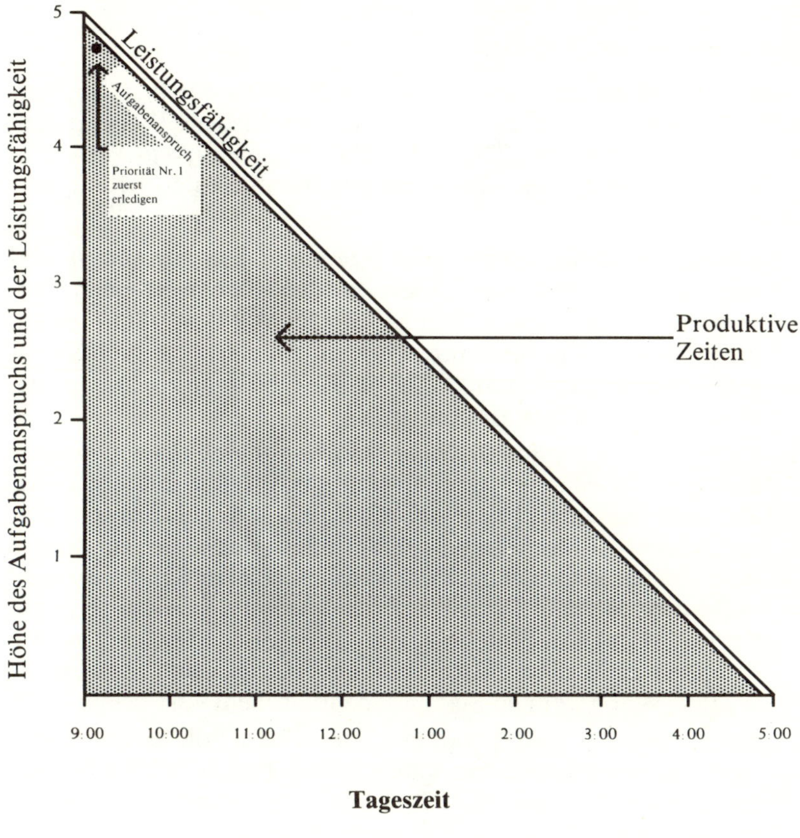

Anmerkung: Die schraffierte Fläche belegt, daß die Zeiten hoher Produktivität bedeutend länger sind, wenn Aufgabenanspruch und Leistungsfähigkeit aufeinander abgestimmt werden.

und regen Sie sie dazu an, später bei Ihnen nachzufragen. Belohnen Sie sich, sobald Sie eine Phase abgeschlossen haben. Versuchen Sie, sich auf das Endergebnis zu konzentrieren. Entwickeln Sie eine klare Vorstellung des Endprodukts und des Gefühls, das Sie empfinden werden, sobald alles erledigt ist.

Anregungen für Vorgesetzte

Sind Mitglieder Ihres Teams von dem Problem des Aufschiebens von Aufgaben betroffen, ist ihnen auf verschiedene Weise zu helfen. In seinem Buch „The Now Habit" nennt *Neil Fiore* vier Schritte, die Ihnen beim Umgang mit Bummelanten helfen werden[1].

1. *Vertrauensbildung nicht durch Vorgaben, sondern durch Vereinbarungen.* Läßt man andere an den sie betreffenden Entscheidungen mitwirken, wächst ihr Engagement. Statt zu sagen: „Sie haben es bis heute Mittag abzuliefern", sollten Sie sagen: „Sie kennen unseren Zeitplan – bis wann glauben Sie, diesen Teil erledigen zu können?"
2. *Betonung der Inangriffnahme statt des Abschlusses von Aufgaben.* Der Gedanke, für eine wichtige Aufgabe mit weit in der Zukunft liegender Frist verantwortlich gemacht zu werden, verunsichert Bummelanten. Sie fühlen sich dem gewaltigen Ausmaß der Aufgabe nicht gewachsen. Bauen Sie diese Angst ab, indem Sie den Akzent auf den Beginn der Arbeit an dem Projekt verlagern. Statt zu sagen: „Vergessen Sie nicht, in zwei Monaten muß diese Angelegenheit erledigt sein", sollten Sie sagen: „Wann können Sie mit einem Grobentwurf beginnen?"
3. *Konstruktive Kritik.* Verärgerte, negative Kritik ist immer destruktiv, sie ist jedoch besonders unangebracht bei Bummelanten. Sie fürchten um ihr Überleben und verlieren jegliche Fähigkeit, sich auf die Prioritäten ihrer Arbeit zu konzentrieren. Sagen Sie nicht: „Dieser Bericht geht total am Thema vorbei", sondern statt dessen: „Das ist ein ganz guter Anfang. Wenn wir zu A und B noch einige Gedanken einfügen können und die Schlußfolgerung stärker herausarbeiten, wird es gewiß ein Erfolg." Lassen Sie Ihre Mitarbeiter wissen, daß Sie sie als Men-

1 *Neil Fiore,* The Now Habit (Los Angeles: Jeremy P. Tarcher, Inc., 1989).

schen schätzen, und belohnen Sie Fortschritte auf dem Weg zur Vollendung des Projekts.

4. *Entschlossenheit zeigen und Prioritäten setzen.* Die Neigung mancher Führungskräfte, Prioritäten zu verlagern, sobald neue Probleme auftreten, ist nur allzu bekannt. Diese Tendenz ist gleichzeitig äußerst schädlich für Mitglieder des Teams und ihre Produktivität. Einige von ihnen werden versucht sein zu sagen: „Laßt uns einfach noch einen oder zwei Tage abwarten, um festzustellen, ob sie ihre Meinung erneut ändern." Ändern Sie Prioritäten nur in einem wirklichen Notfall. Ihren Mitarbeitern einmal zugewiesene Aufgaben sollten Sie nur unter Berücksichtigung ihrer übrigen Prioritäten ändern. Achten Sie darauf, daß für die Bewältigung von Krisensituationen immer wieder andere Mitarbeiter herangezogen werden.

„Aber ich arbeite nun einmal besser unter Druck ..." Als Führungskraft werden Sie früher oder später einmal mit einem Mitarbeiter zu tun haben, der eine wichtige Aufgabe mit der Rechtfertigung aufschiebt, daß er „unter Druck am besten" arbeiten könne. Sehen wir uns an wie Kay, eine gute Führungskraft, mit diesem weitverbreiteten Problem fertig wird. Kay hat um eine Besprechung mit Doug gebeten, dem eine wichtige Aufgabe übertragen worden ist, der jedoch die Inangriffnahme dieses Projekts immer wieder hinausgeschoben hat. Kay ist darüber beunruhigt und hat dies Doug mitgeteilt. Er erwidert:

„Tja, ich weiß, ich hätte wahrscheinlich schon eher mit diesem Projekt beginnen sollen, aber ich hatte so viele andere Dinge zu erledigen. Dennoch glaube ich, daß es keinen Grund zur Beunruhigung gibt, weil ich der Typ Mensch bin, der unter Druck am besten arbeitet. Ich weiß, daß ich bis nächsten Freitag Zeit dafür finden werde. Das ist doch Ihre Frist, nicht wahr?"

„Der Termin ist Freitag, das stimmt. Ihr Zeitplan beunruhigt mich jedoch. Sind Sie sicher, daß Sie mit diesem Projekt nicht trödeln, daß Sie nicht andere Dinge erledigen, die Sie lieber tun?"

„Oh nein, das ist keine Bummelei. Ich hatte wirklich viele andere Dinge zu erledigen. Ich habe geplant, mit diesem Projekt im Verlauf der Woche zu beginnen, und ich weiß, daß das schon in Ordnung gehen wird, denn ich kann unter Druck ziemlich viel und gute Arbeit leisten."

„Davon scheinen Sie wirklich überzeugt zu sein, das sehe ich – aber ich bin mir da nicht so sicher. Können Sie mir erklären, weshalb Sie glauben, daß Sie Ihre Arbeit besser erledigen können, wenn Sie sie bis kurz vor Ablauf der Frist vor sich herschieben?“

„Tja, hm ... ich denke, ich kenne die genauen Gründe dafür eigentlich auch nicht. Ich weiß einfach aus Erfahrung, daß ich gute Arbeit geleistet habe, wenn ich mit einer knappen Frist konfrontiert worden bin. Es spornt mich irgendwie dazu an, mein Bestes zu geben.“

„Ich weiß, daß Sie das glauben – aber, ehrlich gesagt, haben Sie mich nicht überzeugt. Daß Sie unter Druck gut arbeiten, liegt an Ihrer natürlichen Fähigkeit, unter beinahe allen Umständen gute Arbeit zu leisten. Ich wette, daß Sie ohne den Druck noch bessere Arbeit leisten könnten. Ich werde daher folgendes unternehmen. Ich werde Sie bitten, diesem Projekt Ihre höchste Priorität einzuräumen, und ich werde die Frist für Sie um zwei Tage auf Mittwoch vorziehen. Ich werde Ihnen auch erklären, weshalb ich das tue.

Erstens lassen Sie sich durch den Aufschub bis zu einem Zeitpunkt so kurz vor Ablauf keine Zeit für Planung, und für Projekte dieser Art ist Planung von entscheidender Bedeutung. Zweitens werden Sie Ihren Plan mit den anderen Beteiligten durchgehen wollen, und auch dafür werden Sie Zeit benötigen. Drittens lassen Sie keine Zeit für einen Überblick über das gesamte Projekt und für Korrekturen, falls Ihnen in letzter Minute etwas auffallen sollte, das Sie bis dahin übersehen haben.

Sollte Ihnen etwas einfallen, das meine Einstellung ändern könnte, können Sie mich morgen früh um acht Uhr sprechen. Andernfalls werde ich davon ausgehen, daß Sie die neu festgesetzte Frist akzeptieren.“

Prüfen Sie sich selbst

Sind Sie dazu imstande, Bummelei erfolgreich zu bewältigen? Stufen Sie sich mit Hilfe der folgenden Skala ein und wiederholen Sie dieses Verfahren in drei Monaten.

Fast nie	=	0
Manchmal	=	1
Die Hälfte der Zeit	=	2
Meistens	=	3
Fast immer	=	4

	Punkte
1. Wenn ich in Versuchung gerate, Aufgaben aufzuschieben, setzte ich mir selbst Fristen, darunter auch eine Frist für die Inangriffnahme der Aufgabe.	______
2. Ich achte auf Bummelei in meinem Team und helfe meinen Mitarbeitern bei der Überwindung dieses Problems.	______
3. Wird Bummelei zu einem ernstzunehmenden Problem, gehe ich damit „an die Öffentlichkeit", indem ich meine Frist anderen mitteile und sie bitte, mich daran zu erinnern, falls ich selbst sie ignorieren sollte.	______
4. Ich belohne mich selbst für Fortschritte auf dem Weg zur fristgerechten Erledigung einer Aufgabe.	______
5. Wenn ich aus Angst vor Fehlern Entscheidungen oder Maßnahmen aufschiebe, erinnere ich mich selbst an den Nutzen rechtzeitigen Handelns (mehr Zeit für Korrekturmaßnahmen, wenn etwas schiefläuft – und der Vorteil einer raschen Entscheidung, wenn alles glatt verläuft).	______
Gesamt	______

11. Besprechungen

Kein Zeitverschwender ist Gegenstand so vieler Artikel, Vorträge, Gespräche oder auch Witze wie Besprechungen. Heutzutage würde kein Firmensitz mehr gebaut, der nicht wenigstens einen, manchmal gar Dutzende von Konferenzräumen aufweist. Selbst bei einem mittelständischen Unternehmen gibt es keinen Geschäftsführer mehr, der keinen Sitzungsraum hätte. Hotels ohne Konferenzräume sind nicht mehr vorstellbar.

Wie äußern sich die Menschen, die Zeit in Besprechungszimmern, Sitzungssälen und Konferenzräumen verbringen müssen, über Besprechungen und Konferenzen? Sie sagen: Es gibt viel zu viele davon, die falschen Personen nehmen daran teil, sie werden schlecht geleitet, sie dauern zu lange, und nach einer Besprechung werden meistens keine weiterführenden Maßnahmen ergriffen. Ein Manager verbringt im Durchschnitt zehn Stunden pro Woche in Besprechungen. 90 % aller Führungskräfte sind der Auffassung, die Hälfte der in Konferenzen verbrachen Zeit sei verschwendet. Das sind fünf Stunden wöchentlich oder 250 Stunden jährlich pro Konferenzteilnehmer. In bestimmten Bereichen, die besonders anfällig für Besprechungen sind, beispielsweise im Bildungssektor, liegt die Gesamtstundenzahl erheblich höher.

Welche Lösung ist für diese Zeitverschwendung denkbar? Eine Besprechung sollte nur anberaumt werden, wenn sie wirklich notwendig ist und straff geleitet wird.

Wenn Sie selbst der Besprechung vorsitzen

Sind Sie selbst für eine Besprechung verantwortlich, sollten Sie folgende Ideen nutzen, um einen effektiven Ablauf zu gewährleisten. Selbst wenn eine Besprechung nicht in Ihren Zuständigkeitsbereich fallen sollte, sollten Sie nach Wegen zur allmählichen Einführung dieser Techniken suchen:

- Stellen Sie fest, ob eine Besprechung wirklich notwendig ist. Es ist erstaunlich, wieviel Zeit für Konferenzen verwendet – verschwendet – wird, die nie hätten einberufen werden sollen. Diese Feststellung gilt überall auf der Welt. Australier und Deutsche, Kanadier und Venezolaner, Amerikaner und Südafrikaner – sie alle wünschen sich dasselbe: weniger Besprechungen.

Im allgemeinen gibt es vier Gründe für eine Besprechung:

1. Koordinierung einer Maßnahme oder Erfahrungsaustausch
2. Motivierung eines Teams
3. Regelmäßige Diskussion von Problemen (wie bei Mitarbeiterbesprechungen)
4. Beschlußfassung

Der zuletzt genannte Grund sollte eigentlich Mißtrauen erwecken. Fragen Sie sich, ob Sie durch das Ansetzen einer Besprechung nicht in Wahrheit das Risiko einer Entscheidung, die in Wahrheit allein Ihnen obliegt, von anderen mittragen lassen wollen. Jeder von uns tendiert gelegentlich dazu. Menschliche Charaktereigenschaften, wie Selbstbild, Selbstvertrauen und Risikobereitschaft, spielen dabei eine Rolle. Häufig verläuft der Prozeß so: Sie stellen fest, Ihre reguläre Mitarbeiterbesprechung findet in ein oder zwei Tagen statt. Sie beschließen daher, das Thema „zur Diskussion" zu stellen. Sie werden die Meinung Ihrer Mitarbeiter zu diesem Punkt erfahren – obgleich dies einen erheblichen Zeitaufwand erfordern wird. Letzten Endes werden jedoch noch immer Sie selbst die betreffende Entscheidung fällen müssen.

Ist die Besprechung wirklich notwendig? Läßt sich das gleiche Ergebnis nicht auch mit einem Rundschreiben oder einer Rundfrage per Telefon erreichen? Wird die Besprechung aus Gewohnheit statt aus Notwendigkeit einberufen? Würde vielleicht eine vierzehntägliche Mitarbeiterbesprechung anstelle der wöchentlichen ausreichen? Ist es an der Zeit, den Ausschuß aufzulösen, da er seinen Zweck bereits erfüllt hat?

● Bereiten Sie eine Tagesordnung mit einer zeitlichen Begrenzung für jeden Tagesordnungspunkt vor und verteilen Sie sie im voraus. Dadurch erhält jeder Teilnehmer Gelegenheit, sich im voraus auf die Besprechung vorzubereiten. Wird für die einzelnen Punkte ein Zeitlimit vorgesehen, wird es Ihnen erheblich leichter fallen, die Diskussion voranzubringen und die Besprechung planmäßig abzuschließen.

● Laden Sie die richtigen Teilnehmer zum richtigen Zeitpunkt und Ort ein. Der Teilnehmerkreis sollte all diejenigen umfassen, die das Problem lösen werden – nicht mehr Personen, aber auch nicht weniger. Achten Sie darauf, den richtigen Zeitpunkt zu wählen. Solange die benötigten Informationen noch nicht vollständig vorliegen, ist es für eine Besprechung zu früh. Sie sollte jedoch auch nicht so lange aufgeschoben werden, daß eine effektive Umsetzung der Ergebnisse nicht mehr möglich ist. Ist abzusehen, daß die Diskussion sehr langwierig oder schwierig sein wird, sollten Sie erwägen, die Konferenz außer Haus durchzuführen.

● Beginnen Sie pünktlich. Wer mit der Eröffnung der Konferenz auf alle Zuspätkommer wartet, belohnt die Unpünktlichen und bestraft die, die sich die Mühe gemacht haben, rechtzeitig zu erscheinen. Haben die Pünktlichen erst einmal erkannt, daß Sie es mit der Anfangszeit nicht sehr genau nehmen, werden auch sie beim nächstem Mal nicht mehr so pünktlich erscheinen. Sie sollten für die Zuspätkommer auch nicht alles noch einmal aufrollen. Beschränkt sich dieses Problem lediglich auf ein oder zwei Teilnehmer, ist folgende Lösung denkbar: Setzen Sie die Lieblingsthemen der Betroffenen an die Spitze der Tagesordnung und handeln Sie sie als erstes ab. Aller Wahrscheinlichkeit nach werden Sie kein zweites Mal so verfahren müssen.

● Entlassen Sie Teilnehmer, deren Anwesenheit nicht mehr erforderlich ist. Die Tagesordnung sollte nach Möglichkeit auf die von den einzelnen Punkten betroffenen Teilnehmer zugeschnitten werden. Sobald ein Thema abgehandelt ist, sollten Sie die davon Betroffenen aus der Konferenz entlassen. Diese Zeitspar-Technik ist sehr wichtig und wird von jedermann sehr geschätzt.

● Halten Sie sich an die Tagesordnung. Sie haben für jeden Tagesordnungspunkt ein Zeitlimit festgelegt. Ist die vorgesehene Zeit verstrichen, sollten Sie zum nächsten Punkt übergehen. Haben die Teilnehmer erst einmal erkannt, daß es Ihnen damit ernst ist, werden die Diskussionen sehr viel konzentrierter geführt werden. Sollte ein Teilnehmer all Ihren Bemühungen zum Trotz versuchen, ein nicht auf der Tagesordnung stehendes Thema anzusprechen, können Sie folgende Strategie versuchen:

„Das ist wirklich ein sehr interessanter Punkt, Charlie, aber ich fürchte, er wird uns zu einem Thema führen, das nicht auf der Tagesordnung steht. Außerdem sind die meisten nicht darauf vorbereitet. Wie wäre es, wenn wir dieses Thema als ersten Punkt auf die Tagesordnung für die Besprechung in der nächsten Woche setzen, damit wir uns besser darauf vorbereiten und ihm wirklich gerecht werden können?"

Sollte Charlie darauf bestehen, das Thema jetzt zu diskutieren, sollten Sie ihm sagen: „Okay, Charlie, wir wollen demokratisch vorgehen. Laßt uns darüber abstimmen. Wieviele sind mit Charlie ebenfalls der Meinung, daß dieses Thema jetzt sofort besprochen werden muß?"

Sie können sich des Ergebnisses einer solchen Abstimmung ziemlich sicher sein, denn die übrigen Teilnehmer wissen, daß die Aufnahme des Punkts die Besprechung unnötig in die Länge ziehen wird.

● Um die Einhaltung der Tagesordnung zu gewährleisten, sollten Sie persönliche Gespräche auf ein Minimum reduzieren und Unterbrechungen von außen nur in äußerst dringenden Fällen zulassen. Es kann vorkommen, daß die Diskussion eines schwierigen Themas in eine Sackgasse gerät und eine Seite versucht, der anderen ihre Haltung aufzuzwingen. In einem solchen Fall sollten Sie zum nächsten Thema übergehen – oder die Konferenz vertagen, falls sie sich nur mit diesem einen Thema zu befassen hatte. Vertagen Sie die Besprechung auf den folgenden Morgen, und Sie werden überrascht sein, wie rasch die Angelegenheit geregelt werden kann, wenn jeder sie mit etwas mehr Distanz betrachtet.

● Beschließen Sie die nächsten Schritte. Als letzter Tagesordnungspunkt sollte eine Abstimmung über die Folgemaßnahmen stattfinden – wer, wie, wann, welche Schritte einleiten muß.

● Schließen Sie die Besprechung pünktlich. Die Teilnehmer müssen sich darauf verlassen können, daß die Besprechung zum vorgesehenen Zeitpunkt beendet wird, damit sie für die verbleibende Zeit des Tages planen können. Zieht sich eine Besprechung länger hin als geplant, gefährdet sie die nächsten Termine, und sie werden das übelnehmen. Der Vorsitzende solcher Besprechungen geriete damit auf die Dauer in eine unhaltbare Position. Die zeitlich genau fixierte Tagesordnung wird hier von großem Nutzen sein.

● Lassen Sie ein Protokoll abfassen und verschicken. Sollen Folgemaßnahmen effektiv sein, sind alle angewiesen, daß genau festgehalten wird, welche Beschlüsse über zu ergreifende Schritte getroffen wurden. Ein Protokoll wird besonders nützlich für diejenigen sein, die nicht an der Besprechung teilnehmen konnten.

Admiral Hyman Rickover war für die straffe Organisation von Besprechungen bekannt. Er entwickelte ein wunderbar knappes Formular, das gleichzeitig als Tagesordnung und als Protokoll diente. Zu Beginn der Konferenz werden die Themen, einzeln mit der jeweiligen Anfangszeit versehen, aufgezeichnet. Bis zum Ende der Besprechung war die Entscheidung zu jedem Thema – ja, nein oder vertagen – notiert, die Verantwortung einem bestimmten Teilnehmer übertragen und eine Frist festgelegt. Rickover unterzeichnete dann mit einem großen „R", strich das Wort „Tagesordnung" durch, ersetzte es durch „Protokoll" und ließ es sofort an alle verteilen, die diese Informationen brauchten.

Tagesordnung/Protokoll à la Rickover

Zeit	Thema	Entscheidung	Zuständigkeit	Frist
10:00	A	J	BJ	15. 9.
10:20	B	N	– –	– –
10:35	C	V	– –	– –
10:45	D	N	– –	– –
10:55	E	J	CB	1. 10.
11:00	Ende			

Wie man aus einer Konferenz herauskommt

Wir alle haben schon einmal das Gefühl gehabt, in einer Besprechung festzusitzen, in der wir nicht wirklich gebraucht wurden. Natürlich ist das gelegentlich unvermeidbar. Manchmal jedoch geben wir uns nicht genügend Mühe, den wahren Zweck der Besprechung im voraus festzustellen. In einem solchen Fall läßt sich eine der folgenden Strategien anwenden:

● Nehmen Sie nur an dem Teil der Besprechung teil, der Sie betrifft. Dies gilt vor allem, wenn Ihr Vorgesetzter die Besprechung einberufen hat. Führen Sie den Nutzen, den er selbst daraus zieht, als Argument an: Durch Auslassen eines Teils der Besprechung werden Sie mehr Zeit für die Arbeit an den Aufgaben mit höchster Priorität haben, die Ihr Vorgesetzter bis zum nächsten Tag erledigt haben möchte. Hat ein Kollege die Besprechung angesetzt, werden Sie je nach seiner Position in der Führungshierarchie für diesen Versuch eventuell die Unterstützung Ihres Vorgesetzten benötigen.

● Berufen Sie sich als Entschuldigung auf Ihren Vorgesetzten. Angenommen, ein Mitarbeiter aus einer anderen Abteilung spricht Sie auf dem Flur an und bittet Sie, auf der morgen stattfindenden Ausschußsitzung „vorbeizuschauen", wobei Ihnen aber nicht klar ist, welche Funktion Ihnen dabei zukommt. Versuchen Sie in diesem Fall, weitere Informationen zu erhalten und sich gleichzeitig eine Grundlage für eine ablehnende Antwort zu schaffen: „Ich denke, die Besprechung morgen nachmittag wird mit einer Verpflichtung für meinen Vorgesetzten kollidieren. Wenn es Ihnen nichts ausmacht, möchte ich das gern zunächst mit ihm abklären, ehe ich Ihnen eine Antwort gebe. Um sicher zu gehen, daß ich Sie richtig verstanden habe, möchte ich Sie bitten, noch einmal zu wiederholen, was morgen auf der Sitzung besprochen werden soll."

● Treffen Sie Entscheidungen, ohne eine Besprechung anzuberaumen. Ruft Sie ein Kollege an, um eine Besprechung mit Ihnen anzusetzen, sollten Sie fragen: „Können wir die Angelegenheit nicht jetzt sofort telefonisch besprechen?" Sollte Sie ein konferenzwütiger Kollege auf dem Flur ansprechen und eine Besprechung vorschlagen, sagen Sie: „Nun, wir stehen doch schon beieinander - können wir das nicht jetzt sofort entscheiden?"

Setzt Ihr Vorgesetzter eine Besprechung an, um ein Risiko nicht allein tragen zu müssen, sollten Sie ihm – wenn Sie ein gutes Verhältnis zu ihm haben – sagen: „Wissen Sie, wir akzeptieren Ihre Entscheidung, wie sie auch ausfallen mag. Warum entscheiden Sie nicht selbst? Für welchen Kurs Sie sich auch entscheiden – wir werden Sie unterstützen."

● Schicken Sie ersatzweise eine schriftliche Stellungnahme. Nehmen wir an, ein Kollege hat Sie zu einer Besprechung gebeten. Sie glauben jedoch, Ihre Teilnahme sei unwesentlich. Der Konferenzleiter ist eine wichtige Persönlichkeit, so daß Sie es nicht riskieren können, ihn zu kränken. Sie haben jedoch Ihre eigene Arbeit zu erledigen. Vorausgesetzt, Ihr Vorgesetzter versteht und unterstützt Ihr Verhalten, sollten Sie folgenden Ansatz ausprobieren:

Rufen Sie zunächst die Sekretärin des Kollegen an, der die Besprechung anberaumt hat: „Sarah, ich habe von Harold eine Nachricht über die Besprechung am Donnerstag erhalten und fürchte, es gibt Probleme aufgrund verschiedener Projekte, die ich für meinen Chef zu erledigen habe. Mir ist nicht ganz klar, welcher Beitrag zur Diskussion von mir erwartet wird. Können Sie mir vielleicht weiterhelfen? Zu welchem Thema erwartet Harold einen Beitrag von mir?"

Ist Sarah darüber informiert, wird sie es Ihnen mitteilen: „Er möchte, daß Sie bei der Diskussion über A und B dabei sind." Jetzt müssen Sie rasch nachdenken.

„Sarah, wenn ich an der Besprechung nicht teilnehmen kann, kann ich Ihnen dann nicht eine schriftliche Erklärung zu diesen beiden Punkten zukommen lassen und Sie bevollmächtigen, sie Harold zu übergeben? So kann ich Schwierigkeiten mit meinem Chef vermeiden."

Sollte Sarah dagegen nicht wissen, weshalb sie zur Teilnahme an der Konferenz eingeladen wurden und bei Harold nachfragen muß, wird er wohl selbst an den Apparat kommen (oder Sie zu einem späteren Zeitpunkt zurückrufen). Er dürfte fragen: „Was höre ich da – Sie können nicht an der Besprechung teilnehmen?"

In diesem Fall erwidern Sie: „Nun, Harold, wissen Sie, Tom (deutlicher Hinweis) arbeitet zur Zeit an zwei großen Projekten für den stellvertretenden Vorstandsvorsitzenden, und ich bin in unserer Abteilung der Hauptansprechpartner für diese beiden Projekte. Sie haben die Besprechung für morgen angesetzt, was ein bißchen knapp für mich ist. Daher habe ich Sarah gefragt, ob es nicht eine Möglichkeit gibt, Ihnen nach besten Kräften weiterzuhelfen, ohne Schwierigkeiten mit Tom zu bekommen."

Nur wenige Manager werden ein solches vernünftiges Anliegen ablehnen.

Beginn einer Besprechung, die man nicht selbst einberufen hat

Das größte Problem bei vielen Besprechungen liegt darin, daß sie nicht pünktlich anfangen. Dadurch wird nicht nur zu Beginn wichtige Zeit verschwendet, sondern darüber hinaus entsteht auch eine träge, schleppende Atmosphäre für die gesamte Besprechung. Leiten Sie selbst die Besprechung, sollten Sie keinerlei Verzögerung zulassen. Was können Sie jedoch unternehmen, wenn Sie die Konferenz nicht selbst leiten? Dazu gibt es eine ganze Reihe von Möglichkeiten.

Betrachten wir ein Beispiel, bei dem der Vorsitzende pünktlich kommt, jedoch nicht gleich mit der Besprechung beginnt. Die Teilnehmer stehen in Gruppen beieinander und unterhalten sich. Vielleicht warten sie auch und trommeln mit dem Bleistift auf den Tisch. Sie können die Situation steuern. Sagen Sie laut und mit dem Unterton der Überraschung: „Es ist zehn Uhr!" Jeder wird das Gespräch einstellen und auf die Uhr sehen. Der Vorsitzende, der sich wahrscheinlich mit jemandem am oberen Ende des Tisches unterhält, wird sagen: „In Ordnung, fangen wir also an." Insgeheim werden alle hinzufügen: „Amen".

Kommt derjenige, der die Besprechung angesetzt hat, selbst zu spät, sollten Sie nicht warten. Sie können beispielsweise sagen: „Janice wird wahrscheinlich noch am Telefon festgehalten. Warum fangen wir nicht schon an? Sobald sie kommt, kann sie einfach übernehmen. Der erste Punkt also – welche Meinungen gibt es dazu?"

Wenn Janice schließlich kommt, fassen Sie zusammen: „Wir wußten, daß Sie aufgehalten wurden. Daher haben wir schon mit der Diskussion des Carson-Vorschlags angefangen. Wir haben darüber abgestimmt und uns mit zehn zu zwei Stimmen dagegen entschieden, wenn Ihnen diese knappe Information etwas nützt." Dann setzen Sie sich.

Ist der Leiter der Besprechung als ineffektiver Manager bekannt, sollten Sie diesen Ansatz nicht versuchen – Sie würden sich nur in Schwierigkeiten bringen. Eine gute Führungskraft wird Ihnen jedoch uneingeschränkt zustimmen.

Prüfen Sie sich selbst

Wie erfolgreich haben Sie Besprechungen im Griff? Stufen Sie sich mit Hilfe der folgenden Skala ein und wiederholen Sie dieses Verfahren in drei Monaten.

Fast nie	=	0
Manchmal	=	1
Die Hälfte der Zeit	=	2
Meistens	=	3
Fast immer	=	4

	Punkte
1. Ich setze keine Besprechungen an und nehme an keine Besprechung teil, deren Zweck unklar ist.	______
2. Alle von mir einberufenen Besprechungen haben eine feste und zeitlich fixierte Tagesordnung (Zeitlimit für jeden Punkt).	______

3. Von mir selbst angesetzte Besprechungen beginnen und enden pünktlich. ______
4. Teilnehmer, deren Anwesenheit nicht bei der gesamten Besprechung erforderlich ist, werden dazu ermuntert, nur an dem sie betreffenden Teil teilzunehmen. ______
5. Werden Themen angeschnitten, die nicht auf der Tagesordnung stehen, schlage ich vor, sie auf die Tagesordnung zu setzen, damit sich jeder darauf vorbereiten kann. ______

Gesamt ______

12. Papierkrieg

Das Zeitalter der Automation, das die amerikanische Wirtschaft von der Last des Papierkriegs befreien sollte, mit der sie so lange gerungen hatte, hat die Lage nur noch verschlechtert. Computer verringern den Papierausstoß nicht. Sie ermöglichen es vielmehr, immer größere und optisch gelungenere Papierberge schneller und effektiver zu produzieren. Heutzutage, da sich in beinahe jedem Büro neben mehreren Computern auch noch ein Telefaxgerät befindet, wächst der Papierberg noch erheblich schneller an.

Es handelt sich wahrhaftig um einen richtigen Berg! Vor einigen Jahren beseitigte eine Abteilung eines Großunternehmens, mit dem wir arbeiteten, bei einer Aufräumkampagne zehn Tonnen Papier. Vor kurzem führte Adia Personnel Services in Kalifornien eine Erhebung mit 908 Personalchefs durch, um festzustellen, welchen Anteil ihrer Arbeitszeit sie mit routinemäßigem Papierkram verbrachten[1]. Über die Hälfte von ihnen (53 %) antwortete, täglich eine bis drei Stunden darauf zu verwenden. Dies läuft letzten Endes auf etwa 94 Arbeitstage im Jahr hinaus. Ich kann mir sogar einige Bereiche vorstellen, in denen noch erheblich mehr Zeit mit der Erledigung von Papierkram verbracht wird. Berichte und Mitteilungen zirkulieren in weitem Umkreis, ohne daß jemand fragen würde, ob sie auch wirklich benötigt werden. Das Topmanagement wird mit Unterlagen der nächsten Führungsebenen bombardiert, während Führungskräfte auf niedrigeren Ebenen unter einem Wust von Akten von oben ersticken, die auf der jeweils nächsten Ebene an Wichtigkeit und Dringlichkeit zu gewinnen scheinen.

Was machen wir mit all dem Papierkram? Wir schieben ihn eine Weile hin und her, legen die Papiere von einem Stapel auf den nächsten, lassen sie ein paar Tage im Eingangskorb für zu bearbeitende Vorgänge liegen (in der Hoffnung, daß sich die Sache von selbst erledigen wird) und heften den Vorgang schließlich in der Ablage ab – wo er wahrscheinlich für immer verschwinden wird, ohne daß man je danach sucht. Weniger als 5 % aller abgelegten Unterlagen werden nach dem ersten Jahr je wieder angeschaut, dennoch bewahren wir sie jahrelang auf – „für alle Fälle“.

---

1 Outlook: Up to 94 Days a Year Spent on Paperwork, Quality Digest (Januar 1989), S. 3.

Wie mag die Lösung aussehen? Sie liegt in der Entwicklung von Möglichkeiten zu einer effektiveren Durchsicht und rascheren Behandlung aller eingehenden Unterlagen. Darüber hinaus sollten Sie alle Papiere kritisch überprüfen, die Sie selbst verschicken. Seien Sie aufgeschlossen für unkonventionelle Techniken: Halten Sie einen Bericht einmal zurück, um festzustellen, ob jemand ihn vermißt! Erarbeiten Sie Systeme und halten Sie sich daran. Besorgen Sie große Papierkörbe und entwickeln Sie Möglichkeiten zur Wiederverwendung des Papiers.

Eingänge

Briefe und Aktennotizen

Es heißt, William Randolph Hearst habe seine Post nie beantwortet. Er selbst behauptete, nach zwei Wochen kämen die Briefschreiber zur Besprechung ihres Anliegens zu ihm, riefen ihn an oder verfaßten einen zweiten Brief – woraufhin er wieder zwei Wochen abwarten würde. Ich kenne auch den Hauptgeschäftsführer eines der 500 größten Unternehmen der Welt, der das Prinzip der „neunzig-Tage-Schublade“ verwendet, wie er es nennt. Seine gesamte Post wandert in diese Schublade, um dort zu „reifen“. Es sei überraschend, wie wenig davon nach 90 Tagen noch von Bedeutung ist.

Ich empfehle keine dieser beiden Techniken, aber es gibt gewiß Mittel und Wege zu einem effektiveren Umgang mit der Post.

● Posteingänge sichten lassen. Diese Methode ist mit Abstand am besten dazu geeignet, Ihre Arbeitslast zu verringern. Beauftragen Sie Ihre Sekretärin mit dem Öffnen, Sortieren und Sichten der eingehenden Post. Sie soll dabei nach einem vierstufigen Verfahren vorgehen:

1. *Erledigen.* Ermuntern Sie Ihre Sekretärin, die Routinepost weitgehend selbständig zu erledigen. Übertragen Sie ihr die Befugnis, gegebenenfalls Post wegzuwerfen.
2. *Delegieren.* Wenn Sie Post erhalten, die ein Mitarbeiter besser bearbeiten kann, soll Ihre Sekretärin sie an die betreffende Person weiterleiten. Müssen Sie darüber informiert werden, wird sie Ihnen eine Zusammenfassung geben.
3. *Ablegen.* Handelt es sich nicht um eine dringende Angelegenheit, aber dennoch um Unterlagen, die Sie später gern lesen

würden, wird Ihre Sekretärin die Post in einem speziell dafür vorgesehenen Ordner abheften.

4. *Vorlegen.* Übrig bleiben nur diejenigen Unterlagen, um die Sie sich selbst kümmern müssen. Entwickeln Sie mit Ihrer Sekretärin ein Verfahren dafür: Sie wird die wichtigsten Passagen markieren und alles in Ihren Korrespondenzordner mit entsprechender farblicher Markierung abheften.

- Erledigen Sie die Vorgänge sofort, sobald Sie sie in die Hand bekommen. Wer keine Sekretärin/Assistentin zum Sichten seiner Post hat, muß sich damit behelfen, die Entscheidung zu jedem gelesenen Brief sofort zu treffen: Wegwerfen, zur späteren Prüfung ablegen, weiterleiten oder beantworten.

Berichte

Lesen Sie die Zusammenfassung, die jeder gute Bericht aufweisen sollte (vgl. den folgenden Abschnitt über das Abfassen von Berichten) oder lassen Sie Ihre Sekretärin die Berichte lesen und für Sie zusammenfassen.

Seien Sie konsequent. Verschwenden Sie keine Zeit auf das Lesen von Unterlagen, die für Sie unwesentlich sind. Vor einigen Jahren besuchte ich die Büroräume des Geschäftsführers eines sehr großen Beratungsunternehmens in Europa. Das Unternehmen hat Dutzende von Zweigstellen und Schwesterfirmen. Enorm viele Projekte wurden gleichzeitig abgewickelt. Auf seinem Beistelltisch stapelten sich dicke Computerausdrucke, die die laufenden Projekte des Unternehmens in allen Einzelheiten beschrieben.

„Lesen Sie all das wirklich?“, fragte ich ihn.

„Um Gottes Willen, nein. Das meiste brauche ich nicht zu lesen; darin wird nur der Bericht der Vorwoche wiederholt. Ich wünschte, unser System könnte umgestellt werden, damit ich nur Informationen über die eingetretenen Änderungen erhalte, aber bis dahin ... Haben Sie bemerkt, daß sich unmittelbar unter den meisten dieser Berichte der Papierkorb befindet? Dort werden sie enden.“

Fachzeitschriften

Über sämtliche Literatur auf seinem Fachgebiet auf dem laufenden zu bleiben, wird leicht zu einem hoffnungslosen Unterfangen.

Fast alle Führungskräfte, mit denen ich über dieses Thema spreche, geben zu, sich mit der Lektüre wichtiger Fachliteratur ständig im Rückstand zu fühlen. Hier seien einige Ideen dazu vorgestellt:

● Lassen Sie Ihre Sekretärin alle Veröffentlichungen überfliegen und wichtige Aspekte für Sie markieren oder zusammenfassen. Sie können auch verschiedene Mitarbeiter mit der Lektüre bestimmter Publikationen beauftragen.

● Nehmen Sie einen Service in Anspruch, der eine Vorauswahl für Sie trifft. Läßt es Ihr Computersystem zu, sollten Sie sich an eine On-line-Datenbank anschließen lassen, die sich auf Ihr Fachgebiet spezialisiert hat.

● Schicken Sie Ihre Fachzeitschriften im Rundlauf an Ihre Mitarbeiter und versehen Sie sie mit einem Laufzettel, auf dem Ihr Name an letzter Stelle steht. Ermuntern Sie Ihre Mitarbeiter dazu, interessante Beiträge am Rand zu markieren. Kommt eine Zeitschrift mit sehr wenigen Notizen am Rand zu Ihnen zurück, werden Sie wissen, daß Ihre Mitarbeiter wenig Interessantes darin gefunden haben. Erwägen Sie, das Abonnement zu kündigen.

● Lernen Sie, schneller zu lesen – sei es mit Hilfe eines Schnelllese-Kurses oder durch Eigenübungen im Schnellesen. Selbst ein kurzer Schnellese-Kurs befähigt die meisten Menschen zu einer Steigerung ihrer Lesegeschwindigkeit ohne Beeinträchtigung des Verständnisses.

● Die beste Technik, die ich je kennengelernt habe, war die einer Führungskraft, die nur das Inhaltsverzeichnis auf interessante Artikel durchging und jeweils anmerkte, unter welchem Thema der betreffende Artikel abgelegt werden sollte. Sollte dieser Manager den Artikel einmal brauchen, war er unmittelbar auffindbar. Bis dahin verschwendete er keine Zeit damit, ihn zu lesen oder auf seinem Schreibtisch hin- und herzuschieben.

Postausgänge

Briefe und Mitteilungen

Die meisten Menschen verwenden viel zuviel Zeit auf den Entwurf von Antwortbriefen oder die Formulierung von Aktennotizen. Probieren Sie folgende Tips zur raschen Erledigung aus.

- *Alternativen prüfen.* Vielleicht brauchen Sie gar keine Aktennotiz zu schreiben. Ein Telefongespräch reicht möglicherweise auch. Das gleiche gilt für die Beantwortung von Briefen oder Aktennotizen. Ein Anruf ist weniger förmlich, freundlicher und erfordert gewöhnlich weniger Zeit. Wenn Sie und der Empfänger über die notwendigen technischen Voraussetzungen verfügen, sollten Sie den elektronischen Briefkasten nutzen.

- *Schreibarbeiten* möglichst delegieren. Kann Ihre Sekretärin oder einer Ihrer Mitarbeiter sie erledigen, halten Sie sie dazu an.

- *Fassen Sie sich kurz.* Zu viele von uns sind in der Formulierung ihrer Geschäftskorrespondenz dem Stil des neunzehnten Jahrhunderts verhaftet. Dadurch werden die Briefe schwerfällig und langatmig, und sie enthalten viele hochtrabende Phrasen und leblose Klischees. Versuchen Sie, Ihre Briefe legerer abzufassen. Sagen Sie, was Sie zu sagen haben, und lassen Sie es dabei bewenden. Können Sie einen Brief oder eine Mitteilung mit wenigen Worten beantworten, sollten Sie Ihre Antwort unten auf das Original schreiben und es zurückschicken.

- Fassen Sie Ihre Korrespondenz in *angemessenem*, jedoch *nicht perfektem Stil* ab. Es genügt völlig, sich klar und treffend auszudrücken. Eine weitere Stunde darauf zu verwenden, einem Brief den letzten Schliff zu geben, ist kein Garant für ein erheblich besseres Ergebnis. Briefe und Notizen sollten Sie verfassen, ohne zuvor einen ersten Entwurf zu erstellen.

- *Korrespondenz diktieren.* Handschriftlich abgefaßte Entwürfe sind Zeitverschwendung – für Sie selbst und Ihre Sekretärin. Diktieren Sie die gesamte anstehende Korrespondenz in einem Stück. Es wird erheblich weniger Zeit kosten, fünf Briefe nacheinander zu diktieren, als jeweils einen Brief zu fünf verschiedenen Tageszeiten.

- Für sich *wiederholende Vorfälle* sollten Sie eine Akte mit „Musterbriefen" anlegen. Sie oder Ihre Sekretärin können gegebenenfalls kleinere Veränderungen vornehmen, um Antwortbriefe individuell zu gestalten.

Berichte

- Für alle Berichte, die in Ihren Zuständigkeitsbereich fallen, sollten Sie ein festes Standardformat entwickeln. So sparen Sie

Zeit, die Sie sonst darauf verwenden müßten, das Rad noch einmal zu erfinden. Gleichzeitig helfen Sie auch den Empfängern der Berichte, Zeit zu sparen, da sie schnell wissen werden, welcher Berichtsteil jeweils die für sie relevanten Informationen umfaßt.

● Bemühen Sie sich bewußt um eine Verringerung der Zahl und eine Kürzung der Berichte. Langatmige Berichte und Dokumente werden häufig ohnehin nicht gelesen, jedenfalls nicht vollständig. Werden unnötige Berichte gar nicht erst verfaßt, sparen Sie damit eine ungeheure Menge an Zeit und Ablageplatz. Von Zeit zu Zeit sollten Sie prüfen, ob regelmäßige Berichte überhaupt noch gelesen werden. Um dies zu testen, sollten Sie, wie bereits vorgeschlagen, einen bereits fertiggestellten Bericht zurückhalten. Stellen Sie dann fest, ob der Bericht angemahnt wird.

● Sie sollten nach Möglichkeit eine Reihe von Verfahren für den Umgang mit internen Berichten für Ihre Abteilung oder das gesamte Unternehmen entwickeln. Wenn Sie das nicht selbst veranlassen können, sollten Sie einen entsprechenden Vorschlag an die dafür zuständige Person richten.

Wiedervorlage

Eine gut organisierte Wiedervorlage kann auf vielerlei Weise Zeit sparen. Benötigt man Unterlagen, braucht man nicht lange herumzusuchen, da man immer weiß, wo sie zu finden sind. Gleichzeitig braucht man jedoch keine Aufmerksamkeit darauf zu verwenden, ehe eine Maßnahme fällig wird.

Ein beliebtes Sytem ist die sogenannte „31-Tage-Wiedervorlage“. Alle Unterlagen werden in eine Mappe abgelegt, deren Fächer mit den Zahlen 1 bis 31 beschriftet sind. Sie haben beispielsweise am 18. Januar einen Brief beantwortet und wollen prüfen, ob eine darin zugesagte Maßnahme bis zum 22. Januar erfolgt ist. Also legen Sie Ihren Durchschlag des Briefes in das Fach mit der Nummer 22 ab. Wird ein bestimmter Vorgang für eine für den 3. Februar angesetzte Besprechung benötigt, legen Sie ihn im Fach Nummer 3 ab. Jeden Morgen sollten Sie die Wiedervorlage als Teil Ihrer Planungsroutine prüfen. Sind die zu ergreifenden Folgemaßnahmen erledigt, werden die Unterlagen entweder zu den Akten genommen oder weggeworfen. Ihr Schreibtisch bleibt frei von allem Papierkram. Automatischer Zugriff ist jedoch sichergestellt, wenn die jeweiligen Maßnahmen fällig sind.

Ein anderes System kommt mit lediglich sechs Fächern aus. Sie tragen die Bezeichnungen „Heute", „Diese Woche", „Nächste Woche", „Mittelfristig" (ein bis drei Monate), „Langfristig" (drei bis zwölf Monate) und „Schwebe" ein. Vorgänge, Korrespondenz, Notizen und alle übrigen Schriftstücke werden nach Fälligkeit in die entsprechenden Fächer eingeordnet. Das Fach mit der Bezeichnung „Heute" enthält beispielsweise sämtliche Hintergrundmaterialien zu den Projekten, die heute auf Ihrem Tagesplan stehen. Am Ende eines Arbeitstages entnehmen Sie dem Fach „Diese Woche" die Unterlagen für den bevorstehenden Tag und legen sie in das Fach „Heute". Am Ende der Woche sollte der Ordner für „Diese Woche" leer sein. Montags morgens werden dann jeweils die Unterlagen aus dem Ordner „Nächste Woche" umgeschichtet. Das Fach mit der Bezeichnung „Schwebe" ist für Angelegenheiten gedacht, für die noch kein Datum feststeht. Sobald sie zeitlich fixiert werden, sind sie in das entsprechende Fach einzuordnen.

Diese beiden Systeme sind besonders geeignet, wenn man keine Sekretärin hat. Das zuletzt beschriebene System erfordert besonders wenig Zeitaufwand.

Nach Abschluß der Aufgabe – Ablage

Ein absolut sicheres Ablagesystem, das gleichzeitig jederzeitigen Zugriff sichert, läßt sich am besten in enger Zusammenarbeit von Führungskraft und Sekretärin entwickeln. Wenn Sie keine Sekretärin haben oder Ihre Sekretärin gleichzeitig auch für andere Führungskräfte arbeitet, sollten Sie besonders auf folgende Grundregeln achten:

- Entwickeln Sie ein eindeutiges Kennzeichnungssystem für alle zur Ablage bestimmten Unterlagen. Gut ist es, wenn Sie jede Unterlage mit Ihren Initialen und dem Tagesdatum versehen. Reservieren Sie getrennte Aktenordner für abgeschlossene Arbeiten.

- Sie müssen darüber entscheiden, unter welcher Bezeichnung oder welchem Oberbegriff eine Unterlage abzulegen ist. Markieren Sie ein geeignetes Wort oder schreiben Sie die Bezeichnung oben auf die Akte und unterstreichen Sie sie.

● Die Entscheidung darüber, wie lange Unterlagen in der Ablage bleiben, fällt ebenfalls in Ihren Zuständigkeitsbereich. Sie können folgende Kodierung verwenden oder Ihr eigenes System entwikkeln:

M	=	Nach einem Monat zu vernichten
J	=	Bis zum Ablauf dieses Kalenderjahres abzulegen
J + 1	=	Bis zum Ablauf dieses und des kommenden Jahres abzulegen
J + 7	=	Bis zum Ablauf dieses und der nächsten sieben Jahre abzulegen
PA	=	Bis zum Abschluß des Projektes abzulegen
A	=	Archiv

Möglicherweise müssen Sie auch Ihre Einstellung zur Ablage ändern. Viele haben die Angewohnheit, alle Unterlagen automatisch abzulegen, ohne einen klaren Zweck damit zu verfolgen. So benötigen wir rasch immer mehr Aktenschränke.

Ein Manager in London berichtete mir einmal von einer Lektion über die Eindämmung von Papierbergen, die er zehn Jahre zuvor gelernt hatte. Seine Ablagekapazitäten waren erschöpft, und gewohnheitsmäßig hatte er einen Antrag auf Genehmigung eines weiteren Aktenschranks eingereicht. Der Antrag wurde abgelehnt. Als er seinen Vorgesetzten nach dem Grund des ablehnenden Bescheids fragte, bekam er zu hören: „Ich habe Ihren Antrag auf Genehmigung eines weiteren Aktenschranks abgelehnt, weil ich nicht den geringsten Hinweis dafür erkennen kann, daß Sie wirklich versuchen, die Menge der abgelegten Unterlagen einzuschränken. Ich möchte Sie bitten, Ihre Akten durchzugehen und alles wegzuwerfen, von dem Sie nicht absolut überzeugt sind, es zu einem späteren Zeitpunkt noch zu benötigen. Teilen Sie mir das Ergebnis mit – und sagen Sie mir, ob Sie dann immer noch einen weiteren Aktenschrank benötigen." In den zehn Jahren, die seit dieser Begebenheit verstrichen waren, hat er immer nur einen einzigen Aktenschrank benötigt.

Entwickeln Sie weitestgehend vereinfachte Verfahren. Lassen Sie die Antwort auf einen Brief auf die Rückseite des Originals fotokopieren – so benötigen Sie nur halb soviel Platz. Überladen Sie Ihre Ablage nicht mit Unterlagen von zweifelhaftem Wert. Dies gilt vor allem, wenn noch anderswo Kopien vorhanden sind. Hören Sie auf den Rat des Vorstandsmitglieds einer Bank, der mit Ausnahme von Originalen keinerlei Unterlagen aufbewahrt. „Wenn es eine Kopie ist“, erklärt er, „brauche ich lediglich zu wissen, wer das Original aufbewahrt.“ Er kam im Verlauf seiner gesamten Laufbahn mit nur einem Aktenschrank aus – ein eindrucksvolles Ergebnis, wenn man bedenkt, daß er der Personalvorstand eines Unternehmens mit 5 000 Beschäftigten war.

Prüfen Sie sich selbst

Wie erfolgreich sind Sie in der Handhabung des Papierkriegs? Stufen Sie sich mit Hilfe der folgenden Skala ein und wiederholen Sie dieses Verfahren in drei Monaten.

Fast nie	=	0
Manchmal	=	1
Die Hälfte der Zeit	=	2
Meistens	=	3
Fast immer	=	4

	Punkte
1. Die Menge des umlaufenden Papierbergs wird zunehmend eingedämmt, um alle unnötigen Formulare, Berichte und Kopien abzuschaffen.	______
2. Moderne Ablagesysteme werden verwendet, um die Zugriffsgeschwindigkeit zu optimieren.	______
3. Nach einem genau festgelegten Zeitplan werden die Akten durchgesehen und alle nicht mehr benötigten Unterlagen weggeworfen.	______
4. Bürokratische Erscheinungen, wie unnötige Vorschriften und Verfahrensweisen, werden nicht geduldet.	______
5. Ich habe Schnellesen gelernt und praktiziere es auch.	______
Gesamt	______

13. Nichtvollendung von Aufgaben

Die Kunst der Nichtvollendung von Aufgaben zeigt viele Erscheinungsformen. Lassen wir eine Unterbrechung zu, legen wir automatisch den Vorgang nieder, an dem wir gerade arbeiten. Unterbrechen wir uns selbst – indem wir Tagträumen nachhängen, eine Pause einlegen oder unsere Aufmerksamkeit auf einen Vorgang auf unserem Schreibtisch abschweifen lassen –, lassen wir die eine Aufgabe ruhen, um uns einer anderen zuzuwenden. Auch andere leiden unter den Folgen. Unabgeschlossene Aufgaben führen zu einer erheblichen Beeinträchtigung der Arbeit anderer, die auf die Erledigung dieser Aufgaben angewiesen sind.

Dr. John Mee, ehemaliger Professor für Management an der School of Business der Universität von Indiana, ist der einzige mir bekannte Mensch, der sich ernsthaft mit der „Kunst der Vollendung“ auseinandergesetzt hat. „Menschen, die Aufgaben zum Abschluß bringen“, sagt er, „haben die Gabe des Vollendungszwangs.“ Sie sind in der Lage, an einem Projekt zu arbeiten, bis es – zuweilen wider Erwarten – fertiggestellt ist. Sie lassen keine Unterbrechungen zu, es sei denn, es handele sich um dringende Angelegenheiten. Selbst dann widerstehen sie der Versuchung, die derzeit behandelte Aufgabe niederzulegen, solange nicht eindeutig klar ist, daß a) die Krise eine höhere Priorität hat als die soeben bearbeitete Aufgabe und b) ihre Hilfe für die Bewältigung der Krise unverzichtbar ist.

„Nicht-Vollender“ sind dagegen aus einer Reihe psychologischer Gründe nicht dazu in der Lage, Aufgaben abzuschließen. Sie sind an der Spur nur halb erledigter Arbeiten zu erkennen, die sich hinter ihnen herzieht. Einige von ihnen schrecken vielleicht unbewußt davor zurück, eine Aufgabe zum Abschluß zu bringen, weil sie fürchten, das Ergebnis werde nicht gut genug sein. Andere sind nicht dazu imstande, miteinander konkurrierende Prioritäten gegeneinander abzuwägen, und wechseln daher den ganzen Tag lang zwischen zwei Aufgaben hin und her.

Es findet sich immer ein Grund dafür, eine Aufgabe unvollendet liegen zu lassen – zuweilen sogar ein guter Grund. Der Trick besteht darin, die Selbstdisziplin aufzubringen, nach einer Unterbrechung sofort wieder zu der begonnenen Aufgabe zurückzukehren und zuvor Vorkehrungen dafür zu treffen, daß sich der rote Faden leicht wieder aufnehmen läßt.

Werden Sie aus einem berechtigten Grund mitten in der Bearbeitung eines Vorgangs unterbrochen, sollten Sie unbedingt Vorkehrungen für die Wiederaufnahme treffen. Machen Sie sich klar, daß Sie womöglich im Verlauf der nächsten Stunde oder vielleicht sogar bis zum Ende des Arbeitstags nicht mehr dazu kommen werden, die Arbeit wieder aufzunehmen. Teilen Sie der Person, die Sie unterbrochen hat, mit: „Ich brauche noch ein oder zwei Minuten, werde Ihnen dann jedoch sofort zur Verfügung stehen." Ergreifen Sie dann alle notwendigen Schritte – beenden Sie den Satz, schließen Sie die Zahlenspalte ab, erledigen Sie das Telefongespräch. Notieren Sie rasch, wie Sie das Projekt nach Ihrer Rückkehr abzuschließen planen. Lassen Sie die Notiz mitten auf Ihrem Schreibtisch liegen – stellen Sie Ihre Kaffeetasse darauf.

Wahrscheinlich ist Ihnen bereits aufgefallen, daß das Problem der Nichtvollendung von Aufgaben mit einer Reihe anderer Zeitverschwender verbunden ist – mit mangelnder Selbstdisziplin, dem Unvermögen, Prioritäten zu setzen, verschiedenartigen Unterbrechungen, fehlende Selbstorganisation. Diese Verbindungen liefern auch den Schlüssel zur Beherrschung der Kunst der Vollendung. Sie sollten vor allem folgende Aspekte beachten:

- Belohnen Sie sich selbst, sobald Sie eine Aufgabe abgeschlossen haben – jedoch nicht vorher.
- Setzen Sie sich Fristen. Achten Sie jedoch darauf, daß sie auch realistisch sind.
- Behalten Sie Ihre Prioritäten ständig klar vor Augen. Sollten Zweifel auftreten, halten Sie Rücksprache mit Ihrem Vorgesetzten. Seine Prioritäten sollten auch Ihre Prioritäten sein.
- Lernen Sie, Probleme vorherzusehen und sich auf unerwartete Verzögerungen einzustellen.
- Räumen Sie Ihren Schreibtisch auf. Sie dürfen nicht zulassen, daß Ihnen der sichtbare Beweis einer unvollendeten Aufgabe keine Ruhe läßt und Sie bei der Bearbeitung einer anderen Aufgabe stört.

Prüfen Sie sich selbst

Wie erfolgreich sind Sie bei der Vollendung von Aufgaben? Stufen Sie sich mit Hilfe der folgenden Skala ein und wiederholen Sie dieses Verfahren in drei Monaten.

Fast nie	=	0
Manchmal	=	1
Die Hälfte der Zeit	=	2
Meistens	=	3
Fast immer	=	4

	Punkte
1. Werde ich mitten in der Bearbeitung einer Aufgabe gestört, bemühe ich mich nach Möglichkeit, die Unterbrechung auf einen späteren Zeitpunkt zu verschieben oder auf Alternativen zu verweisen, um die angefangene Aufgabe abschließen zu können.	______
2. Ist es nicht möglich, die Unterbrechung aufzuschieben oder abzuwehren, delegiere ich die Aufgabe an einen Mitarbeiter, der sie abschließen kann, oder treffe Vorkehrungen, um sie nach Beendigung der Unterbrechung mit minimalem Zeitverlust wieder aufnehmen zu können.	______
3. Da ein überhäufter Schreibtisch ständig Grund zu Ablenkungen und Störungen bietet, achte ich darauf, daß sich abgesehen von der derzeit bearbeiteten Aufgabe nichts weiteres auf meinem Schreibtisch befindet.	______
4. Ich ergreife Schritte zur Eindämmung von Lärm und visuellen Ablenkungen in meiner Arbeitsumgebung.	______
5. Ich habe einen Plan zum Abblocken von Telefongesprächen, unangemeldeten Besuchern und Papierkrieg und halte mich daran.	______
Gesamt	______

14. Personaldefizite

Personaldefizite können auf zwei unterschiedlichen Ebenen auftreten: Zum einen kann ein quantitativer Mangel, d. h. also Personalmangel, vorliegen, zum anderen kann es sich jedoch auch um einen qualitativen Mangel, d. h. mangelnde Qualifikation der Mitarbeiter, handeln. Beiden Problemen kann man abhelfen.

Personalmangel

In der modernen, von Konkurrenzdenken geprägten Wirtschaft sind Umstrukturierungen, „Gesundschrumpfen“ oder Rationalisierungsmaßnahmen weit verbreitete Phänomene. Clevere Manager müssen lernen, eine höhere – oder zumindest gleichgebliebene – Arbeitslast mit weniger Mitarbeitern zu bewältigen.

Bessere Zeitnutzungstechniken

Der direkteste Ansatz zur Lösung des Problems des Personalmangels besteht darin, Ihren Mitarbeitern gute Zeitmanagementtechniken zu vermitteln. Wir wissen bereits, daß jeder, der sich auch nur halbwegs Mühe gibt, eine Stunde täglich einsparen kann. Bei ernsthaften Bemühungen um die Kontrolle über die Zeitnutzung lassen sich täglich sogar zwei Stunden einsparen.

Die erfolgreiche Beherrschung dieser Techniken läßt sich durch gute Betreuung Ihrer Mitarbeiter erzielen. Machen Sie sich mit den Techniken zur Abwehr von Unterbrechungen vertraut – von Ihnen selbst verursachte Unterbrechungen nicht ausgenommen. Führen Sie sie in die Kunst ein, sich Tagesziele zu setzen und sie nach der Rangfolge ihrer Prioritäten zu ordnen. Weisen Sie sie darauf hin, daß ein Schreibtisch, auf dem sich Aktenberge stapeln, Sie keineswegs beeindruckt. Meines Erachtens besteht der Trick darin, Ihren Mitarbeitern klarzumachen, daß Sie selbst den gleichen Lernprozeß durchmachen. Falls einige Mitarbeiter es beispielsweise ablehnen, ein Zeit-Tagebuch zu führen, sollten Sie ihnen mitteilen, daß auch Sie selbst ein solches Tagebuch führen. Beschreiben Sie ihnen, in welcher Weise Sie selbst davon profitiert haben.

	4	Mitarbeiter
×	2	Stunden Zeitersparnis täglich
	8	zusätzliche Arbeitsstunden
=	1	zusätzlicher Mitarbeiter in der Abteilung

Vorschläge für die Aufstockung des Personalbestands

Bei Personalmangel sollte der erste Schritt immer darin bestehen festzustellen, welche Verbesserungen sich mit Hilfe des bestehenden Teams erzielen lassen. Haben Sie diese Maßnahme bereits ergriffen und hat sie sich als unzureichend erwiesen, werden Sie auf der nächsthöheren Führungsebene um die Einrichtung zusätzlicher Stellen nachsuchen müssen.

Erarbeiten Sie eine gründliche Kosten-Nutzen-Analyse und beschreiben Sie detailliert, welche zusätzlichen Aufgaben mit Hilfe neuer Mitarbeiter bewältigt werden können. Eine wesentliche Voraussetzung dafür ist das Führen eines Zeit-Tagebuchs. Es wird Ihnen den Nachweis darüber ermöglichen, welche zur Zeit von Mitgliedern des Teams bearbeiteten Aufgaben von Mitarbeitern auf niedrigeren Ebenen erledigt werden können. Ein Zeit-Tagebuch wird es Ihnen ebenfalls möglich machen, neue Projekte zu benennen, die sich dank der frei werdenden Zeit durchführen lassen.

Mangelnde Qualifikation

Hat einer der Mitarbeiter Ihres Teams nicht die notwendigen Qualifikationen für die Erledigung einer Aufgabe, läßt sich dies auf eine der beiden folgenden Ursachen zurückführen: Entweder wurde beim Einstellungsverfahren ein Fehler begangen, oder die Ausbildung für die betreffende Position entsprach nicht den Erfordernissen.

Ist es offensichtlich, daß der Mitarbeiter für die Aufgabe ungeeignet ist, ist es unfair, wenn man nichts unternimmt. Erstens gilt es, die Interessen Ihres Mitarbeiters zu bedenken. Er hat ein Recht darauf, über unbefriedigende Leistungen unterrichtet zu werden. In vielen Fällen gehen die Betroffenen davon aus, daß sie ihre

Arbeit ordentlich erledigt haben, da sie nichts Gegenteiliges erfuhren. Zweitens hat die Führungskraft das Recht auf ein kompetentes Mitarbeiterteam. Drittens kann das Unternehmen mit Recht erwarten, daß jede Stelle mit einem qualifizierten Mitarbeiter besetzt wird. Stellen Sie sich unverzüglich dem Problem mangelnder Qualifikation, denn es richtet auf allen Ebenen Schaden an.

Das Problem einer mangelhaften Ausbildung ist wiederum ein Kapitel für sich. Die Verantwortung für eine gute Ausbildung der Mitarbeiter liegt bei den jeweiligen Führungskräften. Mit Unterstützung der Personalabteilung nimmt der Abteilungsleiter gewöhnlich eine Bedarfseinschätzung vor und entwickelt einen Zeitplan für die Teilnahme an externen Kursen und für spezielle Betreuung am Arbeitsplatz. Er erarbeitet ein System zur Evaluierung der unterschiedlichen Ausbildungsformen und zur Entwicklung weiterführender Maßnahmen. So zumindest verläuft der Prozeß im Idealfall. In der Realität erfolgt die Ausbildung jedoch allzu häufig schubweise und in willkürlicher, unkoordinierter Form.

Möglicherweise sind Sie in der Lage, die Ausbildungsmethode in Ihrem Unternehmen zu beeinflussen – vielleicht jedoch auch nicht. Auf jeden Fall können Sie aber einen bedeutenden Einfluß auf die Mitglieder Ihres Teams ausüben, indem Sie ihnen Beratung und Unterstützung bei ihrer tagtäglichen Arbeit zukommen lassen.

Prüfen Sie sich selbst

Wie erfolgreich ist Ihr Personalmanagement? Stufen Sie sich mit Hilfe der folgenden Skala ein und wiederholen Sie dieses Verfahren in drei Monaten.

Fast nie	= 0
Manchmal	= 1
Die Hälfte der Zeit	= 2
Meistens	= 3
Fast immer	= 4

Punkte

1. Bei der Besetzung von Stellen achte ich auf Einhaltung aller vereinbarten Schrite des Einstellungsverfahrens. Dazu gehören Prüfung der Referenzen, Einstellungsgespräche mit erfahrenen Gesprächsleitern, etc. ______

2. Bei der Besetzung von Stellen achte ich darauf, daß eine genaue Stellenbeschreibung erarbeitet wird. Ich bestimme, welche Qualifikationen für die Erledigung der beschriebenen Tätigkeiten erforderlich sind, und bewerte die Qualifikation der Kandidaten vor dem Hintergrund dieser Aufgabenanforderungen. ______
3. Fehlen die erforderlichen Qualifikationen, empfehle ich eine angemessene Ausbildung auf der Grundlage der Bedarfseinschätzung. ______
4. Ich stelle sicher, daß nach Abschluß der Ausbildung effektive Folgemaßnahmen durchgeführt werden, um festzustellen, wie weit erwünschte Verhaltensänderungen eingetreten sind. ______
5. Bei offensichtlichem Personalmangel stelle ich zunächst fest, wie effektiv die vorhandenen Mitarbeiter eingesetzt werden. ______
6. Zur Rechtfertigung der Kosten für eine Aufstokkung des Personalbestands lasse ich mir eine durch ein Zeit-Tagebuch belegte Analyse vorlegen, um festzustellen, was sich durch eine Personalaufstokkung erreichen läßt, welche Kosten entstehen, und was mit der frei werdenden Zeit erreicht werden soll. ______

Gesamt ______

15. Die Pflege persönlicher Beziehungen

Unter Zeit-Thema 2 und 5 haben Sie zahlreiche Techniken zur Eindämmung von Unterbrechungen durch das Telefon oder unangemeldete Besucher kennengelernt. Beide Zeitverschwender enthalten eine stark soziale Komponente. Außerdem ist beiden gemeinsam, daß sie einer unangebrachten persönlichen Kontaktpflege Vorschub leisten können. Die beiden diesen Problemen gewidmeten Abschnitte gingen jedoch von der Vermutung aus, daß die Unterbrechung ursprünglich durch einen geschäftlichen Anlaß motiviert war. Ein Mitarbeiter Ihrer Abteilung kommt in Ihr Büro, um Ihnen eine Frage zu stellen; Sie erhalten einen Anruf mit der Bitte um Informationen. In diesem Abschnitt liegt der Schwerpunkt jedoch ausschließlich im sozialen Bereich: Ein Freund ruft Sie an – oder, was wahrscheinlicher ist, besucht Sie in Ihrem Büro –, um sich mit Ihnen zu unterhalten – oder, um die Dinge beim Namen zu nennen, ein Schwätzchen abzuhalten.

Die Ursachen für die übermäßige Pflege persönlicher Beziehungen lassen sich relativ leicht feststellen: Einsamkeit. Das Bedürfnis, eine Pause einzulegen oder für eine Weile aus dem eigenen Büro herauszukommen. Geselligkeit. Neugier. Der Wunsch, auf dem laufenden zu bleiben. Das eigene Ich. Die Angst, andere zu kränken. Die Unfähigkeit, solche Eindringlinge abzuwehren. Das Unvermögen, ein Gespräch mit einem „Schwätzer" zu beenden. Eine ungünstige Lage Ihres Büros, die zu Besuchen geradezu einlädt. Die Übernahme der Rolle eines Botschafters guten Willens für alle zufällig Vorüberkommenden. Eine Ausrede, um sich vor unangenehmer Arbeit zu drücken.

Der Arbeitsplatz ist natürlich einer der wichtigsten Orte für soziale Kontakte. Auch gehört die Entwicklung freundschaftlicher Beziehungen zu unseren Kollegen zu den befriedigendsten Aspekten unserer Arbeit. Es trifft zu, daß gute persönliche Beziehungen für eine effektive Teamarbeit unabdingbar sind. Es stimmt, daß die Fähigkeit, mit anderen auszukommen, eine häufig geforderte Voraussetzung für die Besetzung einer Stelle ist. Es stimmt auch, daß in bestimmten Bereichen Freundlichkeit und Kontaktfreude entscheidende Vorbedingungen für Erfolge sind.

Es läßt sich jedoch nicht leugnen, daß man es leicht übertreiben kann. Prüfen Sie sich – Sie brauchen nur zwei Tage lang ein Zeit-

Tagebuch zu führen, das sich ausschließlich auf die Pflege sozialer Kontakte konzentriert. Vermutlich werden Sie überrascht sein, wenn Sie sehen, wieviel Zeit Sie insgesamt darauf verwenden. Wenn ich mit meiner Vermutung richtig liege, werden Sie gewiß einiges ändern. Dazu einige Anregungen:

- *Lassen Sie sich gegen Besucher und Anrufe abschirmen.* Wenn Sie eine Sekretärin haben, sollten Sie ihr die Befugnis geben, Sie gegen alle Telefongespräche und Besucher abzuschirmen. Dadurch läßt sich ein Großteil der rein sozial motivierten Kontakte vermeiden. Es liegt dann an Ihnen selbst, die Gespräche mit zu Ihnen durchgestellten Anrufern oder zu Ihnen vorgelassenen Besuchern auf rein dienstliche Themen zu konzentrieren.

- *Schauen Sie sich die räumlichen Gegebenheiten an.* Kommt jeder auf dem Weg zur Kantine an Ihrer Tür vorbei, können Sie sicher sein, mehr als nur ein Mindestmaß an Besuchen zu erhalten. Lassen Sie sich nach Möglichkeit ein anderes Büro zuweisen. Ist das nicht möglich, sollten Sie zumindest Ihre Tür für Zeiten konzentrierter Arbeit schließen. Gibt es keine Tür, die Sie schließen könnten, sollten Sie Ihren Schreibtisch so umstellen, daß er vom Hauptverkehrsstrom abgewendet steht. Ist auch das nicht möglich, dürfen Sie nicht das Gefühl haben, Ihre Arbeit für einen Gruß an jeden Vorbeikommenden unterbrechen zu müssen. Üben Sie sich darin, Augenkontakte zu vermeiden. Suchen Sie sich einen Platz, an den Sie sich zurückziehen können.

  Stellen Sie keine zusätzlichen Sitzgelegenheiten in Ihr Büro. Auch Kaffeemaschine mitsamt Geschirr und Keksdose sind in Ihrem Büro fehl am Platz. Sie werden von anderen als Signal aufgefaßt, hereinzukommen und sich für eine Weile hinzusetzen.

- *Entwickeln Sie Techniken zur Beendigung privater Gespräche.* Wenn sich jemand aus vorgeblich dienstlichen Gründen in Ihrem Büro aufhält, es in Wahrheit jedoch lediglich auf ein Schwätzchen mit Ihnen abgesehen hat, müssen Sie die Situation in die Hand nehmen. Räumen Sie der sozialen Komponente des Gesprächs einen Ihnen angemessen erscheinenden Zeitraum ein, signalisieren Sie dann jedoch auf nichtverbale Weise, daß es an der Zeit ist, mit der Arbeit zu beginnen. Wechseln Sie aus der entspannten Sitzhaltung, die sie bislang eingenommen haben, in eine aufrechtere Haltung über. So zeigen Sie, daß Sie für den Übergang zum dienstlichen Teil bereit sind. Sie sollten Ihre Unterlage aufschlagen und sagen: „Nun, ich denke, wir sollten uns nun ein paar Minuten über folgendes unterhalten . . .“ Oder: „Schön, daß Sie mir über diesen Ferienort berichtet haben. Ich werde später gern mehr darüber hören. Jetzt muß ich Sie jedoch erst einmal fragen, . . .“

Plaudern Sie im Kreis von Kollegen – das sprichwörtliche Dorfbrunnen-Szenarium – und haben Sie das Gefühl, daß es an der Zeit ist, sich loszueisen, sollten Sie beispielsweise folgendes sagen: „Tja, ich fürchte, wir armen Kerle müssen wieder zurück an die Arbeit. Ich habe da eine furchtbar knappe Frist einzuhalten – bis später also.“ Dann gehen Sie. Ihre Äußerung klingt freundlich und nicht bedrohlich, und die Chancen stehen recht gut, daß ein Kollege sagen wird: „Apropos Arbeit . . .“ und sich die Gruppe daraufhin auflösen wird.

Manche Menschen haben das Talent, sich still aus einer Gruppendiskussion zurückzuziehen, ohne jemanden zu kränken. Sie lächeln, nicken, zucken mit den Schultern, als wollten sie sagen: „Mensch, ich wüßte auch nicht, was ich in dieser Situation unternehmen sollte“, drehen sich einfach um und gehen.

- *Stehen Sie auf.* Sehen Sie, daß sich ein notorischer Schwätzer Ihrem Büro nähert, sollten Sie ihn auf seinem Weg zu Ihnen abfangen. Stehen Sie auf, gehen Sie um Ihren Schreibtisch herum, um ihn zu begrüßen und schütteln Sie seine Hand mit den Worten: „Hallo, Pat – schön, dich zu sehen. Worum geht's?“ Machen Sie einen Schritt in Richtung Tür: „Ich wollte gerade in die Buchhaltung, um dort etwas nachzuprüfen. Hast du Lust, mich zu begleiten? So können wir uns auf dem Weg dorthin ein paar Minuten unterhalten.“

- *Geben Sie bei hartnäckigen Schwätzern nicht auf;* behalten Sie Ihr Ziel im Auge. Sollten Ihre Versuche, das Gespräch auf geschäftliche Themen zu lenken, fehlschlagen – was bei manchen Menschen der Fall sein wird –, müssen Sie sich durchsetzen. Angenommen, Sie klappen den Aktenordner auf und stellen die erste dienstliche Frage, Ihr Besucher entgegnet jedoch: „Nein, warte noch einen Augenblick, ich muß dich noch etwas fragen. Hast du schon gehört, was mit Clarence passiert ist?"

Daraufhin sollten Sie erwidern: „Ja, ich hab's gehört und war wirklich überrascht. Ich werde mich zu einem anderen Zeitpunkt gern mit dir darüber unterhalten. Leider geht das jetzt nicht, weil ich eine sehr knappe Frist für den Chef einzuhalten habe. Können wir vielleicht nach Büroschluß darüber sprechen? Laß uns jetzt mal sehen, was mit Stufe B los ist. Hier gibt's einige Probleme mit den Zahlen vom letzten Jahr."

Ihr schriftlicher Tagesplan ist in diesem Fall Ihr Verbündeter. Bei der Erwähnung Ihrer Frist sollten Sie auf den Plan verweisen. Wenn Ihr Besucher hartnäckig ist und fragt: „Um was für eine Frist geht es denn?", können Sie ihm Ihren Plan vorlegen und ihm zeigen: „Hier, Thema Nr. 2, 11:30 Uhr. Ich muß dieses Projekt bis dahin dem Chef vorlegen."

- *Bringen Sie Ihre Besucher zum Arbeiten.* Für Besucher, die sämtliche Bemühungen, zum Dienstlichen überzugehen, ungeniert ignorieren, entwickelte ein Manager folgende geniale Technik. Er hatte in seiner Schublade einen Ordner mit der Bezeichnung „Besucher". Dort bewahrte er Aufgaben für Besucher auf, die einfach nicht gehen wollten – je langweiliger, desto besser. „Ich brauche noch ein paar Minuten, um dieses Projekt zu erledigen", pflegte er in einem solchen Fall zu sagen, „ehe ich mit dir sprechen kann. Übrigens, da du schon hier bist, würde es dir etwas ausmachen, diese Zahlenspalte für mich zu addieren? Bis du damit fertig bist, werde auch ich meine Aufgabe gewiß erledigt haben, und dann können wir uns unter halten." Er berichtete, seine Kumpel seien bald nicht mehr vorbeigekommen.

Es ist Ihr Büro. Die dort verbrachte Zeit gehört Ihnen.

- *Lernen Sie, mit Ihrem Vorgesetzten umzugehen.* Sie mögen nun sagen: „Alles schön und gut – aber was soll ich tun, wenn derjenige, der sich bei mir in den Sessel fallen läßt, um ein Schwätzchen abzuhalten, mein Chef selbst ist?" Zunächst einmal sollten Sie sicherstellen, daß Sie den Eindruck vermitteln, beschäftigt zu sein. Mit Hilfe visueller, nichtverbaler Hinweise müssen Sie das Gefühl vermitteln, daß Sie an der Arbeit sind und eine Plauderei eine Unterbrechung Ihrer Arbeit darstellt. Es kommt in diesem Fall sehr auf die Persönlichkeit Ihres Vorgesetzten und Ihre Beziehung zu ihm an. Ihre Hauptstrategie besteht darin, ihm zu zeigen, daß eine Einschränkung persönlicher Gespräche in seinem eigenen Interesse liegt: „Können wir vielleicht zu einem späteren Zeitpunkt noch einmal darauf zurückkommen? Ich muß jetzt wirklich an dem Projekt weiterarbeiten, das ich für Sie bearbeite." Die Worte „für Sie" sollten Sie besonders betonen.

Befinden Sie sich im Büro Ihres Vorgesetzten und driftet das Gespräch allzusehr in den privaten Bereich ab, sollten Sie sagen: „Ich mache mich jetzt wohl besser wieder an die Arbeit, sonst werden Sie den Bericht nicht rechtzeitig zu der Besprechung erhalten." Oder: „Wenn es Ihnen nichts ausmacht, würde ich gern ein paar andere Dinge für Sie erledigen, die ich wirklich in Angriff nehmen muß."

Prüfen Sie sich selbst

Wie erfolgreich sind Sie bei der Eindämmung der Pflege persönlicher Beziehungen? Stufen Sie sich mit Hilfe der folgenden Skala ein und wiederholen Sie dieses Verfahren in drei Monaten.

Fast nie	=	0
Manchmal	=	1
Die Hälfte der Zeit	=	2
Meistens	=	3
Fast immer	=	4

	Punkte
1. Ich schließe meine Bürotür, um persönliche Kontakte abzuwehren, gebe jedoch gleichzeitig bekannt, daß meine Tür für jeden offensteht, der Dienstliches mit mir zu besprechen hat.	______
2. Ich praktiziere Techniken zur Beendigung von Unterhaltungen, ohne andere zu kränken.	______
3. Ich vermeide unangebrachte Privatgespräche, indem ich mich gegen Telefonate und Besucher abschirmen lasse.	______

4. Ich achte darauf, daß Lage und Aufstellung der Schreibtische so geplant werden, daß die Pflege sozialer Kontakte auf ein Minimum reduziert wird. ______

Gesamt ______

16. Mangelhafte Abgrenzung von Verantwortungsbereichen oder Befugnissen

Zwei Menschen glauben, eine Aufgabe erledigen zu müssen – daher wird sie zweimal erledigt.

Zwei Menschen glauben, der jeweils andere solle die Aufgabe erledigen – daher wird sie überhaupt nicht erledigt.

Einem von beiden wird eine Aufgabe zugewiesen, der andere erfährt jedoch nichts davon – daher arbeitet er nicht mit ihm zusammen.

Jeder von beiden glaubt, dazu befugt zu sein, etwas zu tun – daher erteilen sie einander widersprüchliche Anweisungen.

Herrscht Unklarheit über die Abgrenzung von Verantwortungsbereichen oder gehen Verantwortungsbereiche und Befugnisse nicht Hand in Hand, wird viel Zeit und Mühe verschwendet.

Probleme mit Verantwortungsbereichen

Eine mangelhafte Abgrenzung von Verantwortungsbereichen ist gewöhnlich auf Stellenbeschreibungen zurückzuführen. Gibt es nur eine schlechte – oder gar keine – Stellenbeschreibung, ergeben sich unzählige Situationen, in denen die Bemühungen in einem völligen Durcheinander enden. Gibt es lediglich eine vage oder gar keine Stellenbeschreibung für Ihre Arbeit, müssen Sie sich mit dieser Tatsache, die zu ineffektiver Arbeitsweise führt, nicht abfinden. Übernehmen Sie selbst die Verantwortung für Ihre Arbeit. Entwerfen Sie eine Aufstellung Ihrer Verantwortungsbereiche oder auch eine ausführliche Stellenbeschreibung und legen Sie sie Ihrem Vorgesetzten vor, um seine Zustimmung einzuholen. Kommt es zu – realen oder eingebildeten – Überschneidungen mit der Arbeit von Kollegen, sollten Sie die betreffenden Verantwortungsbereiche feststellen und sich mit Ihrem Vorgesetzten treffen, um sie durchzusprechen.

Die Aneignung von Zuständigkeiten durch andere stellt für gewissenhafte Mitarbeiter häufig ein wirkliches Problem dar. Oberflächlich betrachtet, mag ein solcher Vorfall ein wahrer Segen sein – Ihnen wird Arbeit abgenommen, die eigentlich Sie zu erledigen hätten. Es ist jedoch ein Fehler, ein solches Vorgehen zuzulassen – aus einem einfachen Grund: Sie tragen die Verantwortung für die Ergebnisse. Für etwas zur Rechenschaft gezogen zu werden, das jemand anders erledigt hat, ist unannehmbar. In solch einer Lage müssen Sie die betreffende Person darauf ansprechen und offen mit ihr darüber reden. Nehmen Sie Ihre Stellenbeschreibung mit und erklären Sie folgendes:

„Wissen Sie, ich denke, wir haben hier ein Problem. Mir scheint, Sie arbeiten an einigen Dingen, die im Grunde ich erledigen sollte. Ich glaube nicht, daß wir den Chef mit dieser Angelegenheit belästigen müssen – ich bin sicher, daß wir sie selbst klären können. Nach meiner Stellenbeschreibung fallen diese beiden Aufgaben in meinen Verantwortungsbereich. Mir scheint daher, daß sie im Grunde von mir erledigt werden sollten. Vielleicht sollten wir einmal Ihre Stellenbeschreibung prüfen. Möglicherweise liegt ein Fehler vor, so daß wir beide für diesen Bereich zuständig sind."

Sie werden vielleicht folgende Antwort erhalten: „Ich denke, Sie sollten sich darüber keine Sorgen machen. Dem Chef geht es doch eigentlich nur darum, daß die Arbeit überhaupt erledigt wird, egal von wem. Weshalb soll ich mich nicht weiter darum kümmern?"

Ihre Antwort darauf lautet: „Solange diese Aufgabe in meiner Stellenbeschreibung aufgeführt ist, bin ich dafür zuständig. Wenn Sie einen Fehler machen, bin ich dafür verantwortlich." Damit müßte das Problem erledigt sein.

Sollte Ihr Gegenüber jedoch ernsthaft einwenden, daß die Erledigung dieser Aufgabe von ihm erwartet werde, müssen Sie die Frage Ihrem Vorgesetzten zur Klärung vorlegen. Aller Wahrscheinlichkeit nach wird daraufhin eine von zwei Möglichkeiten eintreten. Ihr Chef wird sagen: „Es war ein Versehen; ich werde mich darum kümmern." Oder aber: „Wahrscheinlich bin ich selbst für dieses Durcheinander verantwortlich. Ich habe in der Tat Doug mit diesem Projekt beauftragt. Ist mir nie in den Sinn gekommen, daß es eigentlich in Ihren Verantwortungsbereich fällt. Sie haben recht, aber ich möchte ihm das Projekt nicht mitten in der Arbeit wegnehmen. Überlassen Sie Doug das Projekt und auch die Verantwortung für die Ergebnisse. Beim nächsten Mal werden wir das in Ordnung bringen." In jedem Fall sollten Sie Ihren Vorgesetzten gelegentlich an diesen Punkt erinnern – natürlich auf dezente Weise.

Probleme mit Befugnissen

Verantwortungsbereiche – die Klärung der Frage, wer die Pflicht hat, welche Aufgaben zu erledigen – werden gewöhnlich in Stellenbeschreibungen definiert, die auch Hauptbezugspunkt für die Klärung eventuell auftretender Probleme sind. Befugnisse sind jedoch ein Kapitel für sich. Eine Befugnis ist die Vollmacht, die Dinge zu erledigen, für die man verantwortlich ist. Die Vollmacht, Bestellungen für notwendige Lieferungen zu unterzeichnen. Die Vollmacht, Informationen von anderen Abteilungen anzufordern. Die Vollmacht, die Zeit und Fähigkeiten anderer Mitglieder des Teams in Anspruch zu nehmen.

Tagtäglich begehen Führungskräfte schwerwiegende Fehler, indem sie Mitarbeitern lediglich die Verantwortung für eine Aufgabe, nicht jedoch auch die entsprechend notwendigen Befugnisse übertragen. Bemühen sich die Mitarbeiter dann gewissenhaft um die Aufgabe, werden jedoch ständig blockiert, geht enorm viel Zeit verloren – ganz zu schweigen von dem Schaden, den die Arbeitsmoral eines loyalen Mitarbeiters dadurch nehmen kann.

Mary mochte ihre Arbeit sehr. Dennis, ihr Vorgesetzter, übertrug ihr umfangreiche Aufgaben. Ihr wurden anspruchsvollere Aufgaben übertragen als allen anderen Mitarbeitern des Teams. Dennoch hatte sie das Gefühl der Unsicherheit. Ihr Vorgesetzter war gerade von einem Zeit-Management-Seminar zurückgekehrt und hatte sie damit beauftragt, alle Telefongespräche und Besucher abzublocken. Als sie ihn fragte, wie sie diese Aufgabe erfüllen solle, antwortete er: „Stellen Sie einfach fest, was die Betreffenden wollen. Können Sie ihr Anliegen nicht selbst erledigen, vereinbaren Sie einfach einen Termin oder arrangieren einen Rückruf für mich." Schon ging er in sein Büro und schloß die Tür hinter sich – was er äußerst selten tat.

Kurze Zeit später kam Lew, ein langjähriges Mitglied des Teams, um mit dem Chef zu sprechen. Als Lew auf die Tür von Dennis' Büro zuging, versuchte Mary, ihn abzufangen: „Kann ich etwas für dich tun, Lew?"

„Nee", antwortete er, „muß nur kurz eine Minute mit Dennis sprechen." Schon ging er hinein und ließ Mary in dem Gefühl zurück, versagt zu haben.

Wer trägt hier die Schuld? Die Schuld liegt nicht bei Mary; sie versuchte lediglich zu tun, was man ihr aufgetragen hatte. Sie liegt auch nicht bei Lew; er konnte von dem neuen Verfahren nichts wissen. Die Schuld liegt bei Dennis. Er hätte seinem Team erklären müssen, was er sich von dem Abschirmprozeß versprach, und hätte alle Mitarbeiter um Kooperation mit Mary bitten müssen.

Die Wahrscheinlichkeit des Auftretens von Problemen durch mangelhaft abgegrenzte Verantwortungsbereiche und Befugnisse ist besonders groß, wenn sich zwei Unternehmen zusammenschließen, wie es heutzutage häufig in Form von Firmenzusammenschlüssen oder -übernahmen geschieht. Vor kurzem verfolgte ich eine Unternehmensübernahme, die zu einer besonderen Zeitverschwendung führte.

Ein kleiner Betrieb, Firma A, wurde von dem sehr viel größeren Unternehmen B aufgekauft. Der frühere Besitzer von A wurde zum Generalbevollmächtigten des Gesamtunternehmens (Firma A/B) ernannt. Er ernannte seinen ehemaligen Büroleiter zu seinem Stellvertreter. Der Vorstandsvorsitzende des Unternehmens B, jetzt Vorstandsvorsitzender des Zusammenschlusses A/B, bat den neuen Stellvertreter des Generalbevollmächtigten (früher Büroleiter der Firma A), beim ehemaligen Büroleiter der Firma B – der, nebenbei bemerkt, mit der Ernennung zum stellvertretenden Generalbevollmächtigten gerechnet hatte –, einige vertrauliche Personalakten anzufordern. Büroleiter B weigerte sich, die Akten herauszugeben, obwohl Büroleiter A darauf hinwies, daß der Vorstandsvorsitzende selbst darum ersucht hatte. Büroleiter A fragte dann nach dem Namen des Vorgesetzten von B – in der Hoffnung, die verfahrene Situation zu klären, aber dieser Vorgesetzte erwies sich als ein Vorstandsmitglied, das für mehrere Wochen außer Landes war. Auch der Geschäftsführer war nicht erreichbar, so daß Büroleiter A nichts anderes übrigblieb, als unverrichteter Dinge in sein Büro zurückzukehren.

Wieviele Menschen haben hier Zeit verloren? Büroleiter A, der die ihm übertragene Aufgabe nicht erledigen konnte. Büroleiter B, der Zeit darauf verwendete, seine Privilegien zu wahren, aber schließlich dennoch nachgeben mußte. Generalbevollmächtigter A/B, der gestört wurde, um ihm das Problem zu erklären. Vorstandsvorsitzender A/B, der sich das Problem ebenfalls anhören und eingreifen mußte. Hinzu kommen noch all diejenigen, die die belasteten Beziehungen wieder auszubügeln hatten. All das hätte sich vermeiden lassen, wenn sich der Vorstandsvorsitzende des Unternehmens A/B einen Augenblick Zeit dafür genommen hätte, Büroleiter B zu sich zu rufen und ihn vorzuwarnen.

Einem Mitarbeiter Befugnisse zu übertragen, erfordert auch, andere darüber zu unterrichten. Sollen Befugnisse effektiv eingesetzt werden, müssen sie anderen bekannt sein.

Prüfen Sie sich selbst

Wie erfolgreich sind Sie bei der klaren Abgrenzung von Verantwortungsbereichen und Befugnissen? Stufen Sie sich mit Hilfe der folgenden Skala ein und wiederholen Sie dieses Verfahren in drei Monaten.

Fast nie	= 0
Manchmal	= 1
Die Hälfte der Zeit	= 2
Meistens	= 3
Fast immer	= 4

Punkte

1. Ich bringe die Stellenbeschreibungen aller Mitarbeiter, für die ich zuständig bin, regelmäßig auf den neuesten Stand, um sicherzustellen, daß ihre Verantwortungsbereiche und Befugnisse klar definiert sind. ______
2. Bei der Delegation von Verantwortung achte ich darauf, daß gleichzeitig auch die entsprechenden Befugnisse übertragen werden. ______
3. Bei der Suche nach den Ursachen unzulänglicher Delegation prüfe ich automatisch auch die Möglichkeit einer mangelnden Übertragung der entsprechenden Befugnisse. ______
4. Bei mangelnder Abgrenzung von Verantwortungsbereichen und Befugnissen prüfe ich automatisch die Möglichkeit einander überlappender Stellenbeschreibungen. ______

Gesamt ______

17. Mangelhafte Kommunikation

Bringt man eine Gruppe von Geschäftsleuten zusammen und fragt sie nach dem größten Mißerfolg, der ihnen je zu Ohren gekommen ist, wird man in neun von zehn Fällen eine Geschichte über fehlgeschlagene Kommunikation hören. Die Pointe lautet gewöhnlich: „Als wir schließlich nachforschten, wie es dazu gekommen war, sagte dieser arme Kerl: ‚aber ich dachte, Sie hätten gesagt . . .‘ “.

Manche Menschen kommunizieren effektiv, ohne sich bewußt darum zu bemühen. Andere bemühen sich darum, ohne je Erfolg zu haben. Kommunikationsfähigkeit ist ein entscheidender Faktor, wird jedoch häufig nicht verstanden. Allzu oft wird sie als selbstverständlich vorausgesetzt. Wir wissen, wie man redet, und die anderen wissen, wie man zuhört – mehr ist nicht erforderlich, nicht wahr? Falsch. Effektive Kommunikation ist ein sehr viel komplexerer Prozeß.

Jeder an der Kommunikation Beteiligte muß den verwendeten Begriffen die gleiche Bedeutung zuordnen. Wird auch nur ein einziges Wort mißverstanden, kann dadurch großer Schaden entstehen. Der Sprecher muß darauf achten, den Kanal zu wählen, der sich in der Situation am besten eignet. Der Empfänger der Mitteilung muß die Information in der richtigen Verfassung empfangen. Für beide Seiten muß der Zeitpunkt stimmen. Der Sprecher muß darauf achten, genügend Informationen zu übermitteln, damit der Empfänger die Botschaft auch versteht – jedoch wiederum nicht zu viele, damit der Empfänger nicht abschaltet. Kommunikation ist nicht leicht. Sie ist jedoch das Medium, mit dessen Hilfe Aufgaben erledigt werden. Wir alle sollten uns daher darum bemühen, bessere Techniken zu erlernen.

Schritte zu besserer Kommunikation

Unabhängig davon, ob Sie sich informell mit jemandem unterhalten, ob Sie zu einer Ihnen bekannten Gruppe sprechen, beispielsweise einer Mitarbeiterversammlung, ob Sie ein Telefongespräch führen, eine Mitteilung oder einen Brief verfassen oder einen offiziellen Vortrag vor einer großen Versammlung halten – immer befaßt der Prozeß effektiver Kommunikation bestimmte grundlegende Schritte.

1. Den Zweck klar definieren. Ist Ihnen nicht klar, weshalb Sie etwas mitteilen, wird Ihre Unsicherheit gewiß spürbar sein und die Effektivität Ihrer Kommunikation beeinträchtigen.
2. Den richtigen Kanal wählen. Ist es angebracht, einen Brief abzufassen? Ist ein Telefongespräch besser geeignet? Oder ist es besser, mit dem Betreffenden persönlich zu sprechen?
3. Die Botschaft möglichst eindeutig formulieren. Verwenden Sie einfache Formulierungen. Ihr Ziel besteht darin, verstanden zu werden, und nicht darin, Ihre Redegewandtheit unter Beweis zu stellen.
4. Die Nachricht möglichst klar (wie steht es um Ihre Diktion?) und mit dem geringstmöglichen Maß an Störungen übermitteln; einen Zeitpunkt wählen, zu dem der Empfänger am besten darauf eingestellt ist.
5. Rückfragen stellen, um das Verständnis zu überprüfen.

Richtig zuhören

Vor einigen Jahren stieß ich auf folgende Information: Der durchschnittliche Erwachsene ist beim Zuhören nur zu 25 % effektiv. Wir verbringen mehr Zeit damit, anderen zuzuhören, als damit, selbst zu sprechen, zu lesen oder zu schreiben, lernen jedoch nur sehr wenig darüber. Dr. *Ralph Nichols,* ehemaliger Professor für Kommunikation an den Universitäten von Iowa und Minnesota, hat mit seinen Arbeiten zum Thema Zuhören Neuland erschlossen. Heute gibt es eine Vielzahl von Büchern, Artikeln und Seminaren, die zum großen Teil auf seiner Forschungsarbeit beruhen. Wenn Sie sich Gedanken über Ihre Kommunikationsfähigkeit machen, werden folgende Vorschläge, die Dr. *Nichols'* Arbeit entnommen wurden, gewiß Ihr Interesse wecken[1]:

1. Vorurteile ignorieren. Aufgeschlossen zuhören. Keine vorschnellen Schlüsse ziehen.
2. Übererregung vermeiden. Bei emotional belasteten Ausdrükken nicht übermäßig reagieren.

---

1 Aus *Ralph G. Nichols* und *Leonhard A. Stevens:* Are You Listening? (New York: McGraw-Hill, 1957).

3. Beim Zuhören auf wichtige Punkte achten. Nebensächlichkeiten ignorieren. Auf Schlüsselinformationen achten, die sich auf wichtige Punkte beziehen.
4. Notizen machen, um ein besseres Verständnis zu gewährleisten und es zu vermeiden, ein Übermaß an Informationen im Gedächtnis speichern müssen.
5. Ablenkungen vermeiden. Sich konzentrieren.
6. Fragen stellen.
7. Auf Körpersprache achten und sie interpretieren – Gesten, Gesichtsausdrücke, Untertöne.
8. Zwischen den Zeilen lesen. Was wurde nicht gesagt?
9. Der Versuchung widerstehen, den Redner zu unterbrechen.

Wahl der richtigen Worte

Die erstaunlichsten Dinge können sich bei zwischenmenschlicher Kommunikation ereignen, weil zwei Menschen ein Wort auf unterschiedliche Weise auslegen. Jeder geht davon aus, daß der andere ihm die gleiche Bedeutung zuschreibt. Daher zieht keiner von beiden die Möglichkeit eines Mißverständnisses in Betracht.

In der Wirtschaft verläuft dieser Vorgang häufig folgendermaßen: Der Vorgesetzte diktiert eine rasche Mitteilung an die Mitarbeiter. Sie enthält die Anweisung, etwas zu erledigen. Unmittelbar danach geht er auf eine Geschäftsreise. Nach seiner Abreise tippt seine Sekretärin die Mitteilung und sorgt für die Weiterleitung an alle Mitarbeiter. Es dauert nicht lange, bis ein Mitarbeiter kommt und fragt: „Was soll dieser Satz hier bedeuten? Wenn man ihn so betrachtet, hat der Chef dies gemeint – der Satz könnte jedoch auch jene Bedeutung haben. Welche der beiden Möglichkeiten ist gemeint?“ Die Sekretärin, die die zweite Interpretation nicht in Betracht gezogen hatte, erkennt, daß die Formulierung in der Tat unklar ist. Der Chef ist jedoch nicht mehr erreichbar, daher bleibt alles liegen, bis sie ihn danach fragen kann.

Um Situationen zu vermeiden, die auf diese Weise Zeit verschwenden, sollte der Vorgesetzte sich angewöhnen, die Sekretärin auch über die Hintergründe seiner Anweisung zu informieren. Hätte der Vorgesetzte dem Diktat eine Bemerkung über den Hintergrund der Angelegenheit vorausgeschickt: „Ich möchte, daß jeder Ideen dazu entwickelt, wie wir die Raumplanung hier verbessern können“, wäre die Sekretärin in der Lage gewesen, mehrdeutige Formulierungen zu erklären, weil sie die Intention des Vorgesetzten gekannt hätte.

> Nehmen Sie sich Zeit dafür,
> – richtig zuzuhören,
> – Vermutungen abzuklären,
> – Ihre Formulierungen sorgfältig zu wählen,
> – um Feedback zu bitten.
>
> Letzten Endes werden Sie Zeit **sparen.**

Andere Probleme ergeben sich im Zusammenhang mit weitverbreiteten Ausdrücken, denen manche Menschen eine bestimmte Bedeutung zuschreiben. Manchmal werden wir erst durch Schaden klug. Ein Zeichner in einem Ingenieurbüro erhielt die Anweisung, ein Projekt „so bald wie möglich" zu erledigen. Der Projektleiter verwendete diese Formulierung als Code für den Hinweis, daß es „dringend" war. Nach dem Verständnis des Zeichners bedeutete diese Formulierung jedoch: „sobald Sie Zeit dazu finden".

Beim nächsten Mal war der Zeichner darauf vorbereitet und unterbreitete einen konstruktiven Vorschlag: „Wissen Sie, als ich das letzte Mal darum gebeten wurde, etwas ‚so bald wie möglich' zu erledigen, geriet ich in Schwierigkeiten, weil ich nicht genau verstanden hatte, was damit gemeint war. Es würde mir sehr helfen, wenn wir für dieses Projekt eine konkrete Frist setzen könnten."

Nichtverbale Kommunikation verstehen

Kommunikationsexperten berichten, daß 70 % aller Kommunikation nichtverbaler Natur ist. Durch unsere Mundstellung, den Ausdruck in unseren Augen oder die Art und Weise, wie wir sitzen, sagen wir mindestens ebenso viel wie mit den konkreten Worten, die wir laut aussprechen. Das ist gewöhnlich noch nicht alles: Formulierungen lassen sich steuern, diese nichtverbalen Reaktionen sind jedoch nicht immer steuerbar. Sie „sprechen" die Wahrheit.

Was bedeutet es beispielsweise, wenn jemand mit verschränkten Armen, gerade ausgestreckten Beinen und überkreuzten Füßen dasitzt, seinen Körper von Ihnen wegdreht und Ihnen nur sein Gesicht zuwendet? Es bedeutet, daß die betreffende Person Ihnen nicht mehr zuhört.

Was tun, wenn man etwas nicht versteht?

Für Kommunikation jeglicher Art gilt, daß die geschickte Nutzung von Rückfragen Mißverständnissen vorbeugt. Sind Sie der Sender einer Mitteilung, sollten Sie die Grundregeln der Rückkoppelung erlernen. Sind Sie der Empfänger, sollten Sie auf einem Feedback bestehen.

Folgende Beschwerde ist häufig zu hören: „Der Chef spricht unheimlich schnell und hofft darauf, daß ich den Rest schon erraten werde." Eine Führungskraft, die Anweisungen herunterrattert und anschließend sofort verschwindet, ohne den Mut – oder die Intelligenz – aufzubringen, sich die wenigen zusätzlichen Minuten Zeit zu nehmen, um sicherzustellen, daß er verstanden wird, verursacht lediglich Chaos und Zeitverschwendung. Stellen wir uns eine solche Szene vor:

Der Vorgesetzte hat eine dreitägige Geschäftsreise vor und ruft Steven, den Leiter eines neuen Projekts, in letzter Minute zu sich herein, um ein Projekt noch rasch mit ihm durchzugehen. In rasanter Geschwindigkeit hakt er vier oder fünf Dinge ab, die Steven während seiner Abwesenheit regeln soll. Dann fragt er ungeduldig: „Kapiert?".

Steven, dem die Unsicherheit deutlich im Gesicht geschrieben steht, antwortet: „Hm ... ja, ich denke schon." Der Vorgesetzte, der die deutlichen Hinweise darauf, daß Steven nicht verstanden hat, nicht bemerkt, sagt knapp: „Das ist dann alles. Bitten Sie bitte Karen herein, in Ordnung?" Anschließend verfährt er genauso mit seiner Sekretärin.

Steven sollte nun trotz seines Zögerns, seine Unsicherheit zuzugeben, und trotz der Ungeduld und ablehnenden Haltung des Vorgesetzten einfach sagen: „Nein, ich habe es nicht verstanden." Ein vorübergehendes Unbehagen ist sehr viel besser, als drei Tage Arbeit auf eine Aufgabe zu verschwenden, die man nicht verstanden hat.

Was soll Karen tun? Sie sollte einen Tip von Shirley Wilson befolgen, der wunderbaren Sekretärin, die mich eine Lektion über

Selbstorganisation gelehrt hat (vgl. Zeit-Thema 12). Mit ihr bin ich einmal so umgegangen, wie man es (wie soeben beschrieben) nicht tun sollte: Ich baute mich vor ihrem Schreibtisch auf und ratterte eine Reihe von Anweisungen herunter, schnappte dann nach meinem Aktenkoffer und rannte aus der Tür. Erst als ich in mein Auto stieg, bemerkte ich, daß sie mir gefolgt war. Sie war völlig gelassen, setzte sich auf den Beifahrersitz und sagte ruhig: „Vielleicht wiederholen Sie alles noch einmal, und ich mache mir diesmal Notizen. Sie fahren, ich schreibe. Ich werde Ihr Auto vom Flughafen zurückfahren und Sie bei Ihrer Rückkehr dort abholen." Mit diesen Worten zog sie ihren Notizblock heraus. Nie wieder bin ich so mit ihr umgegangen.

Prüfen Sie sich selbst

Wie erfolgreich ist Ihre Kommunikation? Stufen Sie sich mit Hilfe der folgenden Skala ein und wiederholen Sie dieses Verfahren in drei Monaten.

Fast nie	= 0
Manchmal	= 1
Die Hälfte der Zeit	= 2
Meistens	= 3
Fast immer	= 4

	Punkte
1. Ich kläre den Zweck jeder Mitteilung ab, ehe ich mit ihr beginne.	______
2. Ich verfasse die Nachricht so, daß sie nicht mißverstanden werden kann.	______
3. Ich wähle den Kanal (verbal, schriftlich, nichtverbal) sorgfältig aus, ehe ich die Mitteilung beginne.	______
4. Ich wähle den Zeitpunkt für die Kommunikation so aus, daß ein Maximum an Aufmerksamkeit gewährleistet ist.	______
5. Ich lasse mir ein Feedback geben, um sicherzustellen, daß die Intention meiner Botschaft verstanden wurde.	______
Gesamt	______

18. Unzureichende Kontrollen und Statusberichte

Wir haben bereits gesehen, wie nützlich es ist, Aufgaben mit Erledigungsfristen zu versehen, große Projekte in kleinere Segmente zu unterteilen, Zwischentermine zur Überwachung des Fortgangs zu setzen und Zeitpolster einzubauen, um für die unvermeidbaren Verzögerungen gewappnet zu sein (vgl. Zeit-Themen 1, 3, 8 und 10) – und welche ungeheuren Schwierigkeiten entstehen, wenn man nicht so verfährt. Im folgenden Abschnitt werden wir uns auf ein entscheidendes Element in diesem Prozeß konzentrieren, das einen so wichtigen – und so häufig übersehenen – Schritt darstellt, daß es sich einen eigenen Platz auf der Liste der weltweiten Zeitverschwender verdient hat.

Bei allen Großprojekten ist es von entscheidender Bedeutung, die Kontrolle nicht zu verlieren. Das nützlichste Kontrollinstrument sind regelmäßige Statusberichte. Ungeachtet dessen, ob Sie das Projekt selbst leiten oder es an andere delegiert haben, muß die Abfolge der Arbeiten so organisiert werden, daß eine Vorwärtsdynamik gewährleistet bleibt, Fortschritte jederzeit an der Projektplanung zu messen und Probleme rasch zu diagnostizieren sind.

Ein ausgezeichnetes Steuerungs- und Überwachungssystem ist die Erstellung einer Zeitkurve. Es heißt, sie allein könne bereits die Hälfte aller Krisen beseitigen. Eine Zeitkurve besteht im wesentlichen aus drei Elementen, die graphisch in Form einer Abbildung dargestellt werden: einer Erledigungsfrist, einem angepeilten Zeitpolster – mindestens 20 % – und Kontrollterminen für regelmäßige Statusberichte.

Der Zweck eines Statusberichts besteht darin, eine Struktur zu schaffen, mit deren Hilfe sich Abweichungen, potentielle Probleme oder andere unerwartete Vorkommnisse entdecken lassen, die negative Auswirkungen auf das Projekt haben könnten – und sie so rechtzeitig zu diagnostizieren, daß Korrekturmaßnahmen eingeleitet werden können, solange sie noch keinen größeren Kostenaufwand verursachen. Die Festlegung des Zeitraums zwischen den einzelnen Berichten wird weitgehend von der Art des Projekts und der Abschlußfrist abhängig sein. Statusberichte können vierteljährlich, monatlich, wöchentlich oder täglich erfor-

Projekt-Zeitkurve

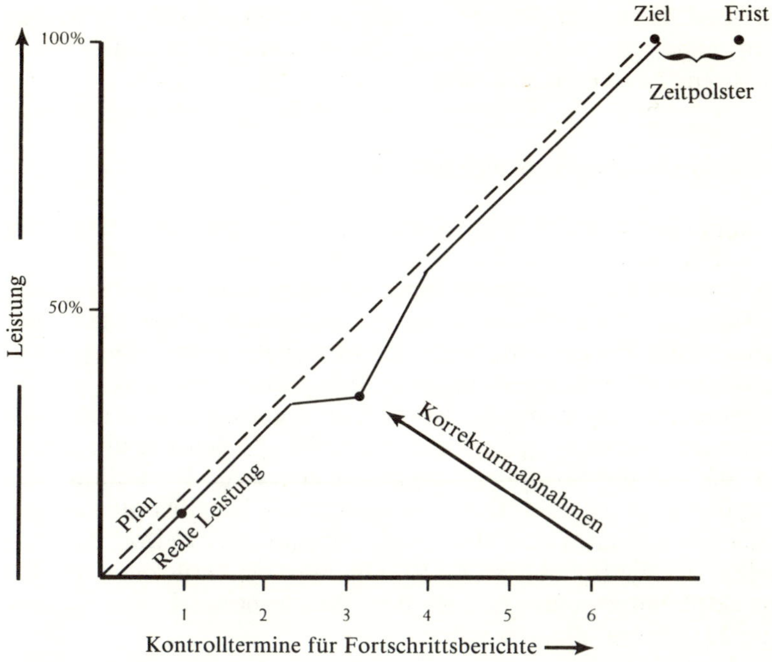

derlich sein, am häufigsten sind jedoch monatliche oder wöchentliche Berichte.

Diese Berichte erfüllen gleichzeitig auch eine weitere Funktion: Jeder Bericht wird selbst zu einer Frist, die Sie dazu ansporn, einen Teil des Projekts bis zu einem bestimmten Termin zu erledigen, weil dann ein Statusbericht von Ihnen erwartet wird – auch wenn Sie selbst hinter dieser Erwartung stehen sollten. Diese Kontrolltermine bestärken Sie in dem Gefühl, dem Projekt hohe Priorität einzuräumen zu müssen, und sie sind ein Instrument, das automatisch Ihre Fortschritte mißt.

Für jedes größere Projekt, für das Sie verantwortlich sind, empfehle ich die Erarbeitung eines Projektplanungsbogens, der alle zu ergreifenden Maßnahmen zusammenführt und sie jeweils mit den Fälligkeitsterminen verbindet. Für jedes Projekt ist ein getrennter

Bogen zu verwenden. Haben Sie die endgültige Abschlußfrist, das angepeilte „Zeitpolster" und die Kontrolltermine festgelegt, sollten Sie diese Daten in Ihre Monats- und Wochenpläne übertragen (vgl. Zeit-Thema 3). Die Priorität des Projekts wird sich in den Prioritäten widerspiegeln, die Sie den einzelnen Kontrollterminen auf Ihrem Tagesplan zuweisen.

Fälligkeit von Statusberichten

Anhand eines konkreten Projekts soll der Verlauf des Verfahrens dargestellt werden. Nehmen wir an, Ihr Abteilungsleiter will ein neues Ausbildungsprogramm für neue Mitarbeiter entwickeln und hat Ihnen die Verantwortung für ein Ausbildungsvideo über Zeitmanagement für die Mitglieder des Mitarbeiterteams übertragen. Sie werden als erstes verschiedene Alternativen erwägen und die Kostenrelationen ermitteln. Ist die Entscheidung zugunsten eines bestimmten Ansatzes gefallen, werden Sie alle Schritte durchdenken, die auf der Grundlage dieses Ansatzes zur Herstellung des Videofilms erforderlich sind. Ebenso werden Sie alle notwendigen Hilfsmaßnahmen prüfen und in einen vernünftigen Zeitrahmen einpassen, der die Ihnen gesetzte Erledigungsfrist berücksichtigt. Ihr Projektplanungsbogen könnte dem Musterbeispiel, das Sie auf Seite 221 finden, ähnlich sehen.

Betrachten wir als nächstes ein Projekt, das Sie an einen Mitarbeiter Ihres Teams delegiert haben. Der Mitarbeiter ist für die Entwicklung des Projektplanes verantwortlich. Sie selbst sollten sich jedoch in groben Zügen mit dem Plan vertraut machen und auf Ihrem eigenen Kalender Kontrolltermine vormerken.

Im Idealfall schlägt die für die Durchführung des Projekts zuständige Person selbst einen Zeitplan vor. Bei der Delegation des Projekts sollten Sie fragen: „Welches Verfahren schlagen Sie vor? Wann können Sie mir einen Bericht über den Fortgang des Projekts vorlegen?"

„Nun, das Projekt erstreckt sich über drei Monate. Was halten Sie davon, einmal wöchentlich, jeweils freitags, das Projekt durchzusprechen und in der letzten Woche dann täglich darüber zu konferieren?"

„Das klingt recht vernünftig. Ich wünsche mir jedoch eine geringfügige Veränderung. Da es sich um das erste große Projekt han-

Musterbeispiel eines Projektplanungsbogens

Ausbildungsvideo	Monat					Monat					Monat					Monat				
	Jan					*Feb*					*Mär*					*Apr*				
	1	*8*	*15*	*22*	*29*	*5*	*12*	*19*	*26*		*5*	*12*	*19*	*26*		*2*	*9*	*16*	*23*	*30*
1. Bereits erarbeitete Alternativen	*S*	*F*																		
prüfen? Intern bewältigen?																				
Externen Berater hinzuziehen?																				
2. Vorläufiges Budget erstellen	*S*	*F*																		
3. Format wählen			*F*																	
4. Inhalt skizzieren			*S*																	
– Marktgängige Videos prüfen			/																	
– Ideen der Mitarbeiter			/																	
– Vorlageentwurf							/													
– Endfassung									*F*											
5. Drehbuch									*S*											
– Erster Entwurf												/								
– Endgültiger Entwurf												/								
6. Dreharbeiten											*S*									
– Produktionsfirmen sichten												/								
– Vertrag unterzeichnen													/							
– Storyboards													*S*	*F*						

S – geplanter Starttermin
/ – Kontrolltermin zur Überwachung des Fortgangs
F – Erledigungsfrist
X – planmäßiger Verlauf
⊘ – Rückstand

Musterbeispiel einer Kontrollmatrix Abteilung *Finanzen*

Projekt/Datum	Maßnahme	Maßnahme	Maßnahme	Maßnahme
1. *Auf Campus Mittagessen mit Vorstand* *20. 1.*	Planen: *Programm abschließen* *27. 1.* Maßnahme: *Programm vereinbart* *27. 1.*	P. *Gäste einladen* *31. 1.* M. *Dienstpl. komplett* *31. 1.*	P. *Mittag-essen* *6. 2.* M. √	P. M.
2. *Grundstückpla-nungsprojekt* *27. 1.*	P. *Seminar besuchen & Bericht* *9. 2.* M. *Bewertung Seminar*	P. *Direkt-versand-Pm. vorber.* *23. 2.* M. *Genehmigt*	P. *Erstes Anschreiben* *27. 2.* M. *Verzöge-rung Poststelle*	P. *Anschr. ver-schieben* *3. 3.* M.
3. *Videos Ehemalige* *27. 1.*	P. *Zeitplan erstellen* *3. 3.* M. *Genehmigt*	P. *Bis 17. 2.* *Freiwillige werben* M. *Abgeschl.* *17. 2.*	P. *Ausbild.-Seminar* *24. 12.* M. √	P. *Videos* *3. – 7. 3.* M. √
4. *Brief an Eltern wg. Spenden* *27. 1.*	P. *Entwurf genehmigt* *29. 1.* M. *OK* √	P. *Postaufgabe* *3. 2.* M. √	P. M.	P. M.
5.	P. M.	P. M.	P. M.	P. M.

delt, das wir gemeinsam abwickeln, schlage ich vor, eine tägliche Besprechung für die letzten zwei Wochen einzuplanen."

Statusberichte sind sinnlos, wenn sie zu spät erfolgen. Wenn Ihnen ein Statusbericht fehlt, sollten Sie bei dem zuständigen Mitarbeiter nachfragen:

„Was ist passiert?"

„Um ehrlich zu sein, gab es nicht viel, über das ich hätte berichten können. Ich wußte jedoch, daß bis Montag ein Punkt geklärt sein würde, und beschloß daher, so lange zu warten."

„Nun, diese Art der Erledigung von Aufgaben schätze ich nicht besonders. Ich halte es für erheblich besser, an dem vereinbarten Tag zu sagen: ‚Nichts zu berichten; neue Version am kommenden Montag'. Sorgen wir also dafür, daß dies das letzte Mal war, in Ordnung?"

Sollte sich der Vorfall wiederholen, rufen Sie den Mitarbeiter wieder und teilen Sie ihm mit: „Mir scheint, wir brauchen tägliche Statusberichte für den Rest der Woche."

Der Rektor eines College in New England entwickelte eine Kontrollmatrix (vgl. Musterbeispiel auf Seite 222). Jedes Mitglied seines Leitungsteams verwendete den Vordruck zur zeitlichen Planung der wichtigsten Maßnahmen zu laufenden Projekten. Rektor und Abteilungsleiter erhielten jeweils eine Kopie. Sie trafen sich an den geplanten Berichtstagen und notierten den jeweiligen Stand der einzelnen Projekte auf ihrer Kopie der Matrix.

Verwenden Sie das Format, das sich für Ihre Projekte am besten eignet. Vielleicht bevorzugen Sie einen maßgeschneiderten Projektplanungsbogen, der Ihren Bedürfnissen optimal entspricht. Das Format ist lediglich ein Instrument, das Ihnen zur Verwirklichung einer nützlichen Idee verhelfen soll: regelmäßige Statusberichte, die Sie so rechtzeitig über das Auftreten von Schwierigkeiten infomieren, daß sich noch ein Ausweg finden läßt.

Prüfen Sie sich selbst

Wie erfolgreich sind Sie bei der Wahrung der Kontrolle durch Statusberichte? Stufen Sie sich mit Hilfe der folgenden Skale ein und wiederholen Sie dieses Verfahren in drei Monaten.

Fast nie	=	0
Manchmal	=	1
Die Hälfte der Zeit	=	2
Meistens	=	3
Fast immer	=	4

	Punkte
1. Ich setze für alle wichtigen Aufgaben Fristen fest.	______
2. Ich lasse mir über alle wichtigen Aufgaben regelmäßig Statusberichte vorlegen.	______
3. Ich fordere Leistungsnormen bei allen wichtigen, sich wiederholenden Aufgaben.	______
4. Ich lasse Kontrolltermine für Routineverfahren festlegen, damit die jeweils Zuständigen gewarnt werden, falls der Fortgang des Projekts erheblich vom Plan abweicht.	______
Gesamt	______

19. Unzureichende Informationen

Wir alle kennen das frustrierende Gefühl, aufgrund fehlender Informationen mit unserer Arbeit nicht voranzukommen. Die Unterlagen, die wir für unser Projekt benötigen, kommen zu spät. Wenn wir sie schließlich erhalten, umfassen sie nur die Hälfte dessen, worum wir die Gegenseite gebeten hatten.

Wo liegt hier der Fehler? In unseren Vermutungen. Wir vermuten, daß die Gegenseite weiß, was wir benötigen und weshalb wir es brauchen. Wir vermuten, daß die Gegenseite unsere Anfrage mit der gleichen Dringlichkeit behandelt, die sie für uns hat. Außerdem vermuten wir, daß wir selbst nichts weiter unternehmen können, da die Informationen von anderer Seite kommen müssen – daß uns die Hände gebunden sind, bis wir sie erhalten. Alle diese Vermutungen sind falsch.

Erarbeitung eines Systems

Die beste Garantie dafür, daß alle benötigten Informationen im Bedarfsfall rechtzeitig verfügbar sind, besteht in einer systematischen Organisation Ihrer Bedürfnisse. Durchdenken Sie das gesamte Projekt anhand folgender Fragen:

- Welche Informationen werden in welchen Phasen des Projektes erforderlich sein?
- Woher werden die Informationen kommen? Welche Abteilungen, welche Mitarbeiter sind an der Informationsweitergabe beteiligt?
- Wer wird für die Organisation der Informationen zuständig sein? Delegieren Sie die Zuständigkeit für die Informationsbeschaffung. Bei einem sehr großen Projekt sollten Sie die Zuständigkeit auf mehrere Mitglieder Ihres Teams verteilen.
- Entwickeln Sie einen Zeitplan und berechnen Sie, zu welchem Zeitpunkt nachgefragt werden muß. Wann werden Sie die Informationen benötigen? Wielange werden die Beteiligten für die Beschaffung brauchen? Wann müssen Sie sich mit der Bitte um Informationen an sie wenden?
- Was könnte schiefgehen? Welche Ursache für Verzögerungen ist am wahrscheinlichsten? Welche Schritte können Sie ergrei-

fen, um Verzögerungen zu verhindern oder ein Zeitpolster einzubauen? Gibt es alternative Quellen für die benötigten Informationen? (Gehen Sie nochmals die Stufen der Eventualplanung, wie unter Zeit-Thema 1 beschrieben, durch.)

Bitte um Informationen

Notwendige Informationen von anderen – vor allem von Nichtmitgliedern Ihres Teams – zu erhalten, erfordert Takt, Diplomatie und Geschick.

Wählen Sie zunächst die geeignete Form für Ihr Anliegen – Telefongespräch, informelle Notiz, formelle Aktennotiz oder Brief – und berücksichtigen Sie dabei die Art des Projektes und Ihre Beziehung zu der Gegenseite. Seien Sie direkt, offen, freundlich und gründlich. Beschreiben Sie genau, was Sie benötigen und bis wann Sie es brauchen. Wenn es nicht wirklich unangebracht ist, sollten Sie ebenfalls erklären, weshalb Sie die Informationen benötigen. Dadurch wird die Gegenseite Verständnis für Ihr Anliegen entwickeln und sich hilfsbereit und kooperativ zeigen.

Werden die Informationen nicht rechtzeitig geliefert, sollten Sie offen mit der zuständigen Person darüber sprechen. Legen Sie ihr die Gründe dar, weshalb die Informationen für Sie von so großer Bedeutung sind, und streben Sie die Vereinbarung einer Frist an. Sollten die Unterlagen auch bis zum vereinbarten Termin nicht bei Ihnen eingegangen sein, sollten Sie den Betreffenden erneut ansprechen. Weisen Sie nochmals – vielleicht etwas nachdrücklicher – auf die Notwendigkeit und Bedeutung der Informationen hin.

Was können Sie unternehmen, wenn auch diese Vorgehensweise nicht funktioniert? Gehen Sie in das Büro der betreffenden Person, setzen Sie sich und erklären Sie:

„Charlie, wir müssen wirklich über diese Angelegenheit sprechen. Ich habe ernsthafte Schwierigkeiten mit meinem Chef und will diese unangenehme Lage nicht hinnehmen. Er ist wirklich großartig, aber es ist kein besonderes Vergnügen, in seiner Nähe zu sein, wenn er verärgert ist. Ich werde daher folgendes unternehmen. Ich werde weiter an der Abfassung meines Berichts arbeiten, wenn ich zu dem Abschnitt komme, für den ich deine Informationen benötige, und sie bis dahin immer noch nicht eingegangen sind, werde ich an der entsprechenden Stelle vermerken: ‚Informationen werden von Charlie P. zurückgehalten'. Dann wird mein Chef nachhaken, und ich möchte wirklich nicht erleben, was geschieht, wenn er dich in die Finger bekommt – du weißt, ich hasse Blutvergießen. Versuchen wir also noch einmal in dieser Angelegenheit zusammenzuarbeiten, damit wir Freunde bleiben können. Termin ist nächsten Dienstag. Ich werde in meinem Postkorb nach deinen Unterlagen Ausschau halten. Vielen Dank für deine Kooperation."

Bei Ihrem Streben nach Kooperation können sich zwei Mittel als nützlich erweisen.

1. *Antwortfristen.* Setzen Sie für den Eingang der Unterlagen eine vernünftige Frist. Schicken Sie eine schriftliche Bestätigung Ihrer Anfrage mit allen wichtigen Einzelheiten. Oben auf die Seite sollten Sie in Großbuchstaben TERMIN Freitag mittag schreiben, um deutlich klarzustellen, daß die Informationen bis Freitag mittag benötigt werden. Kann die Gegenseite diese Frist nicht einhalten, ist sie verpflichtet, es Ihnen rechtzeitig mitzuteilen und einen vernünftigen Termin mit Ihnen zu vereinbaren oder eine Alternative vorzuschlagen.
2. *Eine „Wenn-ich-nichts-Gegenteiliges-höre"*-Mitteilung. Erwarten Sie eine Entscheidung, können Sie mit Hilfe folgender Technik die Antwort beschleunigen und/oder ihre Notwendigkeit verdeutlichen. Kopieren Sie Ihre ursprüngliche Anfrage und versehen Sie sie mit folgender Anmerkung: „Anbei eine Kopie meiner Bitte um Ihre Entscheidung zu Projekt X. Es ist an der Zeit für mich, etwas zu unternehmen. Wenn ich bis Freitag, den 12. August, nichts Gegenteiliges von Ihnen höre, gehe ich davon aus, daß Sie meinen Projektentwurf billigen, und werde entsprechend weiterverfahren."

Abschließend noch dieser zarte Wink: Sollten andere Sie um Informationen oder eine Entscheidung bitten, sollten Sie umgehend reagieren. Zusammenarbeit ist keine Einbahnstraße.

Prüfen Sie sich selbst

Wie erfolgreich sind Sie bei der Steuerung des Informationsflusses? Stufen Sie sich mit Hilfe der folgenden Skala ein und wiederholen Sie dieses Verfahren in drei Monaten.

Fast nie	=	0
Manchmal	=	1
Die Hälfte der Zeit	=	2
Meistens	=	3
Fast immer	=	4

	Punkte
1. Ich treffe Vorkehrungen für die Beschaffung von Informationen, die ich selbst oder mein Team als Grundlage für Entscheidungen, Planung oder zur allgemeinen Information benötigen.	______
2. Ich führe regelmäßige Besprechungen mit meinem Team, um sicherzustellen, daß meine Mitarbeiter über alles informiert sind.	______
3. Ich setze nötigenfalls kurze Besprechungen an, um den Fortgang der Arbeit zwischen meinen Mitarbeitern zu koordinieren.	______
4. Werden notwendige Informationen zurückgehalten, weise ich die entsprechende Gegenseite deutlich auf die jeweilige Priorität hin. Sollten diese Bemühungen keine Erfolge zeitigen, wende ich mich mit der Bitte um Unterstützung entweder an meinen eigenen Vorgesetzten oder an den Vorgesetzten der betreffenden Person.	______
5. Ich halte andere von Anfragen nach irrelevanten Informationen ab.	______
Gesamt	______

20. Reisen

Der Jungmanager, Teilnehmer an einem Zeitmanagement-Seminar, hatte, wie es ihm aufgetragen war, sein Zeit-Tagebuch der letzten drei Tage und die Liste seiner Zeitverschwender mitgebracht. Ich bat ihn, mir sein Zeit-Tagebuch zu zeigen, und sah mir die Einträge des ersten Tages an:

„Erzählen Sie mir, Stan, was haben Sie auf dem Flug geleistet?"

„Was soll das heißen?"

„Was haben Sie in dem Zeitraum erreicht, für den Sie diese diagonale Linie von 9 Uhr bis 12:15 Uhr gezogen haben?"

„Nun, ich bin nach Minneapolis gelangt."

Ohne ein einziges Wort zu sagen, hielt ich sein Zeit-Tagebuch und daneben seine Zeitverschwender-Liste hoch und drehte beide Blätter so herum, daß er sie lesen konnte. Ganz oben auf der Liste seiner persönlichen Zeitverschwender stand „Reisen". In dem Maße, in dem ihm die Ironie der Situation bewußt wurde, machte sich allmählich ein breites Grinsen auf seinem Gesicht breit.

„Ich vermute, ich hätte die Zeit unterwegs wohl besser nutzen können, was?"

Wie so viele andere mußte auch Stan lernen, seine Einstellung zum Reisen zu verändern. Ist man gut organisiert, ist Reisen kein Zeitverschwender, sondern sogar ein Zeitsparer. Es ist beinahe so, als ob die Fluggesellschaft Ihnen nicht nur den Service bietet, Sie von einer Stadt zur anderen zu befördern, sondern Ihnen darüber hinaus auch noch ein wunderbares Geschenk macht: ungestörte Zeit zum Arbeiten. Kein Telefon, keine unangemeldeten Besucher, keine Besprechungen stören Sie, und wenn es zu einer Krise kommt, kümmert sich jemand anders darum! In einer Stunde Flugzeit können Sie ebenso viel leisten wie in drei Stunden „normaler" Bürozeit. Damit verdreifacht sich also Ihre Produktivität!

Vorbereitende Planung

Die Zeit unterwegs sollte *für* Sie, nicht gegen Sie arbeiten. Den Grundstein dafür legen Sie noch im Büro. Sie können im Vorfeld einer Reise vieles vorbereiten, um Ihre Reisezeit möglichst gut nutzen zu können.

Alle Alternativen bedenken

Werden Sie mit einer Geschäftsreise konfrontiert, sollten Sie als erstes prüfen, ob diese Reise wirklich notwendig ist. Es gibt eine Vielzahl von Alternativen zur Erfüllung Ihres Auftrags.

● *Laden Sie die Gegenseite zu sich ein.* Der Aufsichtsratsvorsitzende eines Unternehmens in Kalifornien, das eine Firma in Großbritannien aufgekauft hatte, beschwerte sich beim Vorstandsvorsitzenden darüber, daß er soeben erst von einer anstrengenden viertägigen Reise nach London zurückgekehrt sei, aber bereits in der kommenden Woche erneut dorthin reisen müsse. Der Vorstandsvorsitzende fragte: „Weshalb fliegen Sie hinüber? Warum bitten Sie nicht die Gegenseite, hierher zu kommen?“ Ein ausgezeichneter Schachzug – der Aufsichtsratvorsitzende sparte zwei Tage Reisezeit, und die Mitarbeiter in London erhielten die Gelegenheit, ihre amerikanischen Kollegen in entspannter Umgebung kennenzulernen.

Erwägen Sie die Möglichkeit, Ihren Kunden in Ihr Büro zu bitten. Dort stehen Ihnen sämtliche Informationen zur Verfügung, und Sie haben darüber hinaus die Möglichkeit, sich ihm in Ihrer eigenen Umgebung zu präsentieren.

● *Schicken Sie einen Vertreter.* Ein jüngerer Kollege, der Sie bei der Besprechung vertritt, kann eine unschätzbare Lernerfahrung machen. Sollte das Fachgebiet spezielles Fachwissen erfordern, entsenden Sie den jeweiligen Experten.

● *Verwenden Sie andere Kommunikationsformen.* Läßt sich Ihr Ziel auch mit Hilfe eines Briefes oder Telefongesprächs erreichen? Eine Telefon- oder Videokonferenz kann es überflüssig machen, daß mehrere Beteiligte den ganzen Tag für eine einstündige Konferenz auf Reisen verbringen müssen.

● *Verschieben Sie die Besprechung.* Sie sollten nicht überreagieren und sofort losrasen, um ein Problem zu lösen. Warten Sie ab, bis Ihnen alle Faktoren vorliegen. Setzen Sie die Besprechung nicht an, solange ein wichtiger Entscheidungsträger nicht erreichbar ist. Wenn es sich nicht um eine dringende Angelegenheit handelt, sollten Sie auf einen zweckmäßigeren Zeitpunkt warten. Schlagen Sie vor: „Ich bin in etwa eineinhalb Wochen ohnehin in Ihrer Nähe. Kann die Angelegenheit bis dahin warten?"

Koordinierte Planung

Haben Sie einmal entschieden, daß die Reise notwendig ist, sollten Sie nach Möglichkeiten suchen, wie Sie Ihre Zeit am effektivsten nutzen können. Planen Sie die Reiseroute so, daß Sie die Zeit zwischen Ihrer Abfahrt und Ihrer Rückkehr maximal ausnutzen können. Versuchen Sie möglichst, mehrere Termine zusammenzulegen. Gibt es andere Geschäftspartner, die Sie auf der gleichen Reise besuchen können? Lassen sich andere Termine gleichzeitig mitdiskutieren? Vereinbaren Sie Verabredungen am Flughafen, führen Sie Telefongespräche oder lesen Sie Fachlektüre.

Erstellen Sie sorgfältig eine Liste aller mitzunehmenden Dinge. Sie können keine Entscheidung über ein Projekt fällen, wenn Sie nicht alle notwendigen Akten mit den Hintergrundinformationen haben. Sie sollten auch darauf achten, alle notwendigen Arbeitsinstrumente mitzunehmen: Notiz- und Briefpapier, Taschenrechner, Diktiergerät, Laptop-Computer. Denken Sie an Ersatzbatterien und die Einrichtungen zur Datenfernübertragung auf dem Computer Ihrer Sekretärin.

Erstellen Sie einen ausführlichen Terminplan mit Namen, Adressen und Telefonnummern sämtlicher Geschäftspartner. Notieren Sie möglichst auch die Privattelefonnummern, falls sich außerhalb der Bürozeit Änderungen der Pläne ergeben. Bei allen Terminen sollten Datum, Uhrzeit und Ort und die jeweilige Wegbeschreibung notiert werden.

Reisevorbereitungen

Es wäre dumm von Ihnen, Ihre Reisevorkehrungen selbst zu treffen – diese Aufgabe sollten Sie lieber einem Profi überlassen: Ihrer Sekretärin/Assistentin, dem Reisekoordinator Ihres Unternehmens, dem Reisebüro. Nach Bestätigung Ihrer Termine sollte Ihre Sekretärin (sofern Sie eine haben) die Flüge entsprechend buchen – nicht umgekehrt. Vermeiden Sie möglichst, während der jeweiligen Stoßzeiten anzukommen oder abzureisen.

Derjenige, der Ihre Reise organisiert, sollte Ihnen den Flugplan mit Flugnummern, Bordservice, Abflug- und Ankunftszeiten, Einzelheiten zu Anschlußverbindungen und die Hotelreservierungen, jeweils mit Adresse, Telefonnummer und Reservierungsnummer, aushändigen. Bitten Sie um eine Kopie dieser Unterlagen für Ihre Familie.

Wenn Sie häufig auf Geschäftsreisen sind, sollten Sie eine Checkliste mitzunehmender Gegenstände erstellen – für Reiseziele in wärmere und in kältere Regionen. Gewiß wollen Sie keine Zeit darauf verwenden, rasch ein Geschäft aufsuchen zu müssen, weil Sie etwas einzupacken vergessen haben. Versuchen Sie möglichst, Ihr Gepäck auf ein Bordgepäckstück zu beschränken. Dadurch sparen Sie bei der Ankunft viel Zeit.

Arbeiten unterwegs

Sie sollten möglichst nicht selbst zum Flughafen fahren, sondern lieber ein Taxi oder den Flughafenservice in Anspruch nehmen. Das erspart Ihnen die Mühe der Parkplatzsuche und ermöglicht es Ihnen, die Zeit auf der Autobahn zum Lesen oder zur Entspannung zu nutzen. Verlassen Sie das Büro rechtzeitig. Wenn Sie sich wie verrückt abhetzen müssen, um das Flugzeug zu erreichen, werden Sie versucht sein, statt zu arbeiten, sich zurückzulehnen und zu entspannen, wenn Sie erst einmal Platz genommen haben. Kalkulieren Sie ein Zeitpolster ein und nutzen Sie dann die wenigen Ihnen verbleibenden Minuten, bevor Sie an Bord gehen, für Telefonate. Für diesen Zweck sollten Sie eine Taschenliste anlegen. Sie können auch Ihre Präsentation noch einmal durchgehen oder sich mit Ihrer Korrespondenzakte befassen, die gleich obenauf in Ihrem Aktenkoffer liegt. Unterschätzen Sie den Wert dieser kleinen Zeit-Häppchen nicht. Zehn Minuten mögen nicht viel erscheinen, sechs derartiger Zeitblöcke ergeben jedoch bereits eine Stunde.

Bei Flügen der Economy-Klasse sollten Sie um einen Sitz am Gang bitten. Sie haben ein wenig mehr Platz, sich auszubreiten, und können von dort auch leicht die anderen Sitzreihen im Auge behalten. Sie sollten nach einem Platz neben einem weiteren freien

Sitzplatz Ausschau halten, den Sie gut gebrauchen können, wenn Sie arbeiten. Reisen Sie mit einem Kollegen, sollten Sie sich nicht neben ihn setzen, es sei denn, Sie hätten etwas zu besprechen. Seien Sie offen und erklären Sie ihm, daß Sie ein wenig ruhige Zeit zum Arbeiten benötigen.

In Ihrem Aktenkoffer haben Sie Ordner mit allen Projekten, an denen Sie während des Flugs arbeiten wollen. Der Ordner mit dem Projekt höchster Priorität liegt oben. Ein Farbkodierungs-System kann sich als sehr nützlich erweisen. So können Sie beispielsweise einen Ordner mit der Bezeichnung „Korrespondenz" einrichten, der Briefe und Notizen enthält, die nicht dringend sind und für diesen Zweck dort abgelegt werden. Sie sollten jeweils am Rand Notizen machen und anmerken, wer sich damit befassen und wie das weitere Verfahren aussehen soll. Jeden fertigen Brief legen Sie dann jeweils in einen farbigen Hefter ab. Nach Ihrer Ankunft schicken Sie sämtliche erledigten Arbeiten an Ihre Sekretärin (verwenden Sie dazu vorfrankierte Umschläge). Rufen Sie sie an, um ihr mitzuteilen, was Sie abgeschickt haben, und lassen Sie sich von ihr über den Stand der Dinge unterrichten. Wenn Sie einen Laptop oder einen tragbaren Computer verwenden, werden Sie zweifellos neben weniger wichtigen Dingen auch dringende Geschäftsunterlagen bearbeiten. Sie können Ihren Computer im Hotel an das Telefonnetz anschließen und die Daten per Fernübertragung an das Terminal Ihrer Sekretärin oder eine Wartestation übermitteln.

Viele Reisende nutzen auch die Zeit unterwegs, um beim Lesen der Fachlektüre aufzuholen. Die Reisezeit läßt sich auch einfach zum Nachdenken nutzen – selbst ein Kurzflug kann Ihnen die ungestörte Zeit verschaffen, die Sie zum Lösen eines Problems benötigen.

Während Ihrer Abwesenheit

Selbst wenn Ihre Mitarbeiter große Stücke auf Sie halten, bedeutet das nicht, daß Sie nicht froh darüber sind, wenn Sie sich auf den Weg zum Flughafen machen. Es ist nur menschlich, den Wunsch zu haben, während der Abwesenheit des Vorgesetzten die Arbeit ein wenig langsamer anzugehen. Sie können das Parkinsonsche Gesetz (Arbeit füllt immer die gesamte zur Verfügung stehende Zeit aus) umgehen, indem Sie Ihren Mitarbeitern vor Ihrer Abreise folgende Frage stellen: „Was werden Sie bis zu meiner Rückkehr erledigt haben?“ Ihre Antworten stellen gleichzeitig ein Ziel und eine Verpflichtung dar, und da sie Sie wahrscheinlich beeindrucken wollen, werden sie die Ziele hoch stecken. Erörtern Sie möglicherweise auftretende Probleme mit ihnen und informieren Sie Ihre Mitarbeiter über das Ausmaß ihrer Befugnisse während der Dauer Ihrer Abwesenheit. Sagen Sie ihnen, zu welchen Entscheidungen sie befugt sind und welche Ihrer Genehmigung bedürfen.

Sind Sie längere Zeit abwesend, beauftragen Sie Ihre Sekretärin, die Post für Sie durchzugehen und zusammenzufassen und die wichtigsten Punkte zu markieren. Sie sollte sie Ihnen dann per Telefax oder Computer nachschicken. Steht beides nicht zur Verfügung, sollten Sie Ihre Bemerkungen jeweils am Rand notieren und die Unterlagen in vorfrankierten Umschlägen zurückschicken, wobei Sie jeweils die Vollmacht zur Abfassung und Unterzeichnung vollständiger Antworten beifügen sollten. Bei Ihrer Rückkehr wird Sie dann ein wunderbar leerer Postkorb erwarten.

Vereinbaren Sie, daß Sie jeden Tag zur gleichen Zeit im Büro anrufen werden. Bei Problemen werden Ihre Mitarbeiter wissen, daß Sie im Verlauf des Tages für Fragen und Ratschläge zur Verfügung stehen werden.

Bei Ihrer Rückkehr

Bringen Sie die notwendige Selbstdisziplin auf, sich unmittelbar nach Ihrer Rückkehr mit den Notizen zur Konferenz, der Reisekostenabrechnung und den Gedanken, die Ihnen auf der Reise gekommen sind, zu befassen. Nötigenfalls sollten Sie sich den ersten Tag in ein „Versteck“ zurückziehen – einen leeren Konferenzraum, ein unbesetztes Büro. Wollen Sie bummeln und denken: „Ich werde das einfach morgen erledigen“, werden Sie es wahrscheinlich nicht nur um einen, sondern gleich um mehrere Tage aufschieben. Bis Sie jedoch endlich dazu kommen, haben Sie bereits viele Einzelheiten vergessen, und dadurch ist auch der Nutzen der Reise schon beeinträchtigt.

Nur für Pendler

Wer mit dem Zug, Bus oder Auto zur Arbeit fährt, kann auch diese Zeit gut nutzen. Viele Jahre lang fuhr ich täglich mit einem Pendlerzug in die Stadt zur Arbeit. Die Fahrzeit betrug jeweils eine Stunde. In all den Jahren habe ich immer darüber gestaunt, wie viele Menschen die Zeit mit Zeitungslesen, Kartenspielen oder einem Nickerchen verbrachten. Diejenigen, die die Pendelzeit produktiv nutzten – mit dem Lesen von Fachlektüre, dem Erstellen von Berichten oder der Beantwortung der Korrespondenz –, waren klar in der Minderheit, häufig sogar kaum vorhanden.

Ein Autotelefon kann eine vernünftige Investition sein, wenn Sie mehrere Stunden täglich im Auto verbringen. So können Sie sogar arbeiten, während Sie in einem Verkehrsstau stecken. Auf dem Weg zur Arbeit und dem Rückweg vom Büro können Sie Geschäftspartner in anderen Zeitzonen anrufen, bei denen gerade „Bürozeit" ist. Sie können die Zeit auch dazu nutzen, Kassetten über Ihr Fachgebiet oder über allgemeine Wirtschaftsthemen anzuhören. Nehmen Sie ein kleines Taschendiktiergerät mit, um Notizen aufsprechen zu können, wenn der Verkehr zum Erliegen kommt. Selbst in der U-Bahn können Sie die Fahrzeit mit Hilfe Ihres Diktiergeräts noch sinnvoll nutzen.

Prüfen Sie sich selbst

Wie erfolgreich sind Sie beim Management von Dienstreisen? Stufen Sie sich mit Hilfe der folgenden Skala ein und wiederholen Sie dieses Verfahren in drei Monaten.

Fast nie	=	0
Manchmal	=	1
Die Hälfte der Zeit	=	2
Meistens	=	3
Fast immer	=	4

Punkte

1. Wenn eine Geschäftsreise ansteht, prüfe ich alle Alternativen, z. B. Telefongespräche, eine Telefonkonferenz (wenn es sich um eine Besprechung handelt), Schriftverkehr oder eine Einladung an die Gegenseite, mich zu besuchen. ______

2. Bei der Reiseplanung prüfe ich sorgfältig den Zweck der Reise und notiere alle für die Erfüllung dieses Zwecks notwendigen Unterlagen. ________
3. Ich verstaue Unterlagen, die ich unterwegs bearbeiten will, so in meinen Aktenkoffer, daß sie leicht zugänglich sind. ________
4. Mein Reiseverzeichnis umfaßt sämtliche Zielorte, die Namen wichtiger Geschäftspartner mit Telefonnummern (für den Fall einer Verspätung), Uhrzeiten der vereinbarten Besprechungen, Orte und Zweck der Besprechungen. ________
5. Vor meiner Abfahrt frage ich die Mitglieder meines Teams, was jeder einzelne bis zu meiner Rückkehr erledigt haben will. ________

Gesamt ________

Teil III

Zeitnutzung für besseres Leben und Arbeiten – Ihr Maßnahmenplan

Ein Zeit-Tagebuch zeigt, wie Sie mit Ihrer Zeit umgehen. Ein Maßnahmenplan zeigt, wie Sie die notwendigen Veränderungen durchführen wollen. Wie bei Glühbirne und Lampe ist die Effektivität beider Bestandteile jeweils vom anderen abhängig. Beide Elemente sind unverzichtbar. Im folgenden Abschnitt können Sie die Zeitprobleme auswählen, auf die Sie Ihre Aufmerksamkeit in besonderem Maße richten wollen. Sie können entscheiden, welche Ursachen Ihnen jeweils für Ihre eigene Situation besonders zutreffend erscheinen, und Sie können eine Korrekturstrategie entwerfen, die auch die notwendigen Folgemaßnahmen umfaßt.

Ein systematischer Ansatz

Bei der ersten Konfrontation mit Zeitmanagement-Techniken stürzen sich manche Menschen auf eine oder zwei spezielle Techniken und beginnen sofort mit ihrer Umsetzung, ohne sich Gedanken über die Gesamtzusammenhänge oder die Auswirkungen ihres Verhaltens auf andere zu machen. Vielleicht kommt ihnen beim Lesen oder in einem Gespräch mit einem Kollegen eine Idee für solch eine Technik, die sie sich rasch notieren. Wenn sich die Situation ergibt, erinnern sie sich an die Technik – oder auch nicht. Wenn sie sich daran erinnern, erzielen sie möglicherweise gute Ergebnisse – oder auch nicht. Dementsprechend werden sie es ein zweites Mal versuchen – oder auch nicht.

Nur wenige Menschen unterziehen sich von sich aus der Mühe, die Ursachen ihrer Schwierigkeiten beim Zeitmanagement zu analysieren oder die grundlegenden Prinzipien zu begreifen. Statt dessen stürzen sie sich auf Schlußfolgerungen über einfache und rasche Lösungen – und fragen sich dann, weshalb die Kur nicht „angeschlagen" hat. Nach wenigen Wochen ist wieder alles beim alten.

Menschen, deren einziger Gedanke ist: „Wird mir diese Maßnahme helfen, Zeit zu sparen?", ohne den Versuch zu unternehmen, die grundlegenden Prinzipien zu verstehen, werden sich Zeitfallen nie völlig entziehen. Möglicherweise sparen sie Zeit durch die Anwendung einer Technik – und verlieren sie dann wieder durch sechs andere Zeitverschwender. Ein planloser Ansatz – „oh, das ist eine gute Idee – versuchen wir's mal damit" – wird Sie nicht weit bringen. Langfristiger Erfolg erfordert einen koordinierten Ansatz, um allgemeine Verhaltensmuster erkennen und einen systematischen Plan zur Verbesserung entwerfen und systematisch durchführen zu können.

Sie sollten sich also nicht auf einige wenige Fragen nach dem „Was“ beschränken. Sie sollten danach streben, das „Warum“ zu verstehen. Erst dann sollten Sie entscheiden, welches „Was“ zu welchem „Warum“ gehört. Dies ist der Weg zum Erfolg.

Den Boden für strategisches Handeln bereiten

Ihr erster Schritt besteht in der Entscheidung, an welchen Zeitproblemen Sie arbeiten wollen. Die Grundlage dafür bilden die Erkenntnisse, die Sie mit Hilfe Ihres Zeit-Tagebuchs gewinnen (vgl. Kap. 4), und die zwanzig Selbstbilanzen in Teil II Schritt 1: Entwickeln Sie Ihre persönliche Aufstellung der zehn angepeilten Problembereiche.

Sie werden sich vielleicht daran erinnern, daß die Selbstbilanzen eine positive Bewertungsstruktur aufweisen. Das heißt, je höher Sie sich in der Bilanz einschätzen, desto besser waren Ihre Zeitpraktiken in dem jeweiligen Bereich. Blättern Sie also nochmals Teil II durch und listen Sie die zehn Bilanzen auf, bei denen Sie die niedrigste Bewertung vorgenommen haben. Bringen Sie sie in eine Reihenfolge, bei der Sie die niedrigste Bewertung an erste Stelle setzen. Damit liegen nun Ihre zehn größten Zeitprobleme vor Ihnen.

Jetzt sollten anhand Ihrer Liste der „Top 10“ Ihr Zeit-Tagebuch prüfen. Stellen Sie fest, was es Ihnen über Ihre Verhaltensmuster verrät, und wenden Sie dieses Wissen über sich selbst auf die zwanzig Zeitprobleme an. Möglicherweise haben Sie Fragen zur Zuordnung eines bestimmten Zeitverschwenders zu einer im Zeit-Tagebuch festgehaltenen Maßnahme. Nehmen wir an, Sie erkennen, daß Sie an einem bestimmten Tag Zeit verloren haben, weil Sie an einem Projekt arbeiteten, das Sie gar nicht erst hätten übernehmen sollen. Geht es hier um mangelnde Delegation, das Unvermögen, Unterbrechungen abzublocken, oder vielleicht um fehlende Prioritäten? Zermartern Sie sich darüber nicht den Kopf. Denken Sie daran, daß es ein beträchtliches Maß an Wechselwirkungen und auch Überschneidungen zwischen den Zeitverschwendern gibt. Die aus den Selbstbilanzen abgeleitete Liste sollte den Erkenntnissen aus dem Zeit-Tagebuch einigermaßen entsprechen.

Arbeitsblatt zum Maßnahmenplan - Teil 1

Zeitbarriere	Ursache	Lösung
1. Delegation	*Ich denke, ich kann es selbst besser erledigen.*	*Runter von dem Ego-Trip! Erkennen, wie wichtig es ist, andere zu qualifizieren.*
2. Unangemeldete Besucher	*Politik der offenen Tür*	*Die Bedeutung von „offen" neu definieren. Stille Stunden festlegen.*
3. Besprechungen	*Ich nehme an Besprechungen teil, die ich nicht besuchen sollte.*	*WT darum bitten, mich bei Besprechungen zu entschuldigen, die keinen Bezug zu meiner Arbeit haben.*

Es ist jedoch nicht von entscheidender Bedeutung, daß beide völlig übereinstimmen.

Vorgehensweise organisieren

Der nächste Schritt besteht darin festzulegen, in welcher Reihenfolge Sie Ihre zehn größten Zeitprobleme angehen wollen. Welches Zeitproblem sollten Sie als erstes lösen? Manche Menschen ziehen es vor, mit ihrem wichtigsten Problem anzufangen, weil sie glauben, daß sie daraus den größten Nutzen ziehen werden. Andere hingegen, die sich der Gefahr bewußt sind, bei diesen Problemen Rückschläge hinnehmen zu müssen, beginnen lieber mit dem Bereich, der ihrer Meinung nach am leichtesten zu beherrschen sein wird, um eines unmittelbaren Erfolgserlebnisses sicher sein zu können. Die Wahl bleibt wirklich jedem selbst überlassen, je nach seiner eigenen Psychologie und seinem persönlichen Arbeitsstil.

Entscheiden Sie dann, wie Sie Ihren Plan strukturieren wollen. Die beiden folgenden Möglichkeiten scheinen bei den meisten Menschen am besten zu funktionieren:

1. Der „Wochenplan", bei dem Sie sich auf einen Zeitverschwender pro Woche konzentrieren. Dieses Programm erstreckt sich über zehn Wochen.
2. Der „Drei-Monats-Plan", bei dem Sie sich in jedem Monat mit drei oder vier Zeitproblemen befassen: in den ersten beiden Monaten mit jeweils drei, im letzten Monat mit vier.

Im ersten Fall widmen Sie einem Zeitproblem über die ganze Woche Ihre volle Aufmerksamkeit und konzentrieren Ihre Bemühungen darauf, in diesem einen Bereich Ihre Gewohnheiten zu ändern. Dann wechseln Sie zum nächsten über. Im zweiten Fall befassen Sie sich gleichzeitig mit drei Zeitproblemen und wechseln dann im nächsten nächsten Monat zu drei (oder vier) anderen über. Menschen, die den unmittelbaren Erfolgsfaktor von Nahzielen schätzen, bevorzugen im allgemeinen den ersten Ansatz. Die zweite Methode hingegen funktioniert gut bei Menschen, die bei ihren Zeitproblemen bestimmte Verbindungen festgestellt haben und daher leicht an mehreren gleichzeitig arbeiten können.

Ungeachtet dessen, für welche Methode Sie sich entscheiden, sollten Sie als erstes Ihre zehn Zeitprobleme auf einem Arbeitsblatt für den Maßnahmenplan auflisten, wie auf Seite 240 dargestellt.

Das Beispiel geht davon aus, daß die von Ihnen zuerst angegangenen Probleme ineffektive Delegation, unangemeldete Besucher und Besprechungen sind.

Den Dingen auf den Grund gehen

Beginnen Sie als nächstes mit der Integration der Informationen aus Teil 2. Prüfen Sie nochmals die Beschreibungen, die dort für Ihre wichtigsten Zeitverschwender gegeben werden. Erkennen Sie sich in einer der dargestellten Situation wieder? Läßt sich eine Beziehung zu der Diskussion der grundlegenden Ursachen herstellen? Die Feststellung der wahren Ursachen Ihrer größten Zeitverschwender ist der nächste wichtige Schritt.

Die Selbstbilanzen für die einzelnen Zeitverschwender können Ihnen dazu verhelfen, die Ursachen einzugrenzen. Sehen Sie sich die einzelnen Fragen nochmals an und markieren Sie diejenigen, bei denen Sie die niedrigste Punktzahl erzielten, mit einem roten Sternchen. Es signalisiert, worauf Sie sich konzentrieren müssen.

Veränderungen durchführen

Als nächstes stehen Sie vor der aufregenden Herausforderung, Lösungen entwickeln zu müssen. Machen Sie sich auf eine willkommene Überraschung gefaßt – nahezu jede Ursache legt eine bestimmte Lösung nahe. Mangelnde Planung gehört beispielsweise zu den häufigsten Ursachen für Zeitprobleme. Ihre Lösung – keine große Überraschung – liegt in der Planung. Natürlich sind darüber hinaus noch weitere Einzelheiten notwendig, damit diese Lösung für Ihre spezielle Situation auch sinnvoll ist.

Behalten Sie diese grundlegenden, einfachen Lösungen vor Augen, während Sie die Hilfen durchgehen, die die zahlreichen Ideen in Teil 2 und im Anhang Ihnen bieten. Notieren Sie die Lösungen für die wichtigsten Ursachen Ihrer Probleme. In vielen Fällen sind die dort vorgeschlagenen Lösungen allgemeiner Art. Es liegt an Ihnen selbst, sie in spezifische Handlungsanweisungen für Ihr eigenes Leben zu verwandeln. Genießen Sie es ein wenig – träumen Sie. Wenn Sie die perfekte Arbeitsumgebung schaffen könnten, in der Zeitverschwender aus Mangel an Nährstoffen verdorren und eingehen würden – was würden Sie dann unternehmen? Selbst banal erscheinende Ideen haben ihren Wert, wenn sie weitere, kreative Lösungen hervorbringen. Ein Warnhinweis sei jedoch ausgesprochen: Sie sollten sicherstellen, daß Sie an Dinge denken, die Sie selbst erledigen können, und nicht Ihre Probleme einfach auf jemand anderen abladen.

Im folgenden sei ein Überblick über den bisherigen Verlauf der Dinge anhand eines Beispiels gegeben:

1. Einen Zeitverschwender aussuchen, an dem man arbeiten will: unangemeldete Besucher.
2. Eine Ursache feststellen: Politik der offenen Tür.
3. Lösung für diese Ursache: Neudefinition des Konzepts der „offenen Tür".
4. Brainstorming über mögliche Maßnahmen, selbst wenn sie lächerlich klingen:
   - Mit RER sprechen. Läßt sich die offizielle Politik umformulieren?
   - Die Tür rot anstreichen, damit es jedem auffällt, wenn sie geschlossen ist.
   - Jedem, der trotzdem zu unterbrechen wagt, wenn die Tür geschlossen ist, zwei Mark Gebühr abknöpfen.
   - Den Schreibtisch der Sekretärin umstellen, damit Besucher darüber hinwegklettern müssen.
   - Meinen Schreibtisch mit Blickrichtung auf das Fenster statt auf den Flur stellen.
   - Stille Stunde in der ganzen Abteilung einführen.

Von allen Ideen sollten Sie dann diejenigen auswählen, die am ehesten durchführbar sind, und sie in Teil 2 Ihres Arbeitsblattes für den Maßnahmenplan als Aktionsschritte eintragen (vgl. Beispiel auf Seite 244). Legen Sie dann das Datum fest, an dem Sie mit den einzelnen Veränderungen beginnen werden. Dann gilt es, mit der Umsetzung anzufangen.

Neue Gewohnheiten erlernen

Es ist relativ einfach, sich vorzunehmen, bestimmte Dinge von nun an auf andere Weise zu erledigen. Wirklich dabeizubleiben, ist jedoch nicht so einfach. Sie werden sich vielleicht daran erinnern, daß wir in Kapitel 1 über die bemerkenswerte Kraft gesprochen haben, die man Gewohnheit nennt. Nun, da Sie eine neue Art von Selbst- und Zeitmanagement in Angriff nehmen, werden

Arbeitsblatt zum Maßnahmenplan - Teil 2

Lösung	Aktionsschritte	Anfangs-datum
Wert der Qualifizierung anderer erkennen	*1. Claire beibringen, alle routinemäßigen Preisanfragen zu beantworten - das nie wieder selbst machen!*	*1. 10.*
	2. Verantwortung für Zusammenstellung der Umsatzzahlen an Michael übertragen; monatlich prüfen	*3. 10.*
	3. Elise die Zuständigkeit für das Sortiment von Gymnastikanzügen übertragen; sie mit ins Studio nehmen	*3. 10.*
„Offene Tür“ neu definieren – soll heißen „erreichbar“	*1. Von 9 – 10 Uhr eine stille Stunde einführen; sie Claire und den anderen in der Abteilung erklären*	*12. 10.*
	2. Mit RER über Umformulierung der Politik für das gesamte Unternehmen sprechen	*8. 10.*
	3. Schreibtisch umstellen, so daß ich mit dem Rücken zum Flur sitze	*3. 10.*
Besprechungen, die keinen Bezug zu meiner Arbeit haben, auslassen	*1. Angewöhnen, MEK nach Verkäuferbesprechung zu fragen*	*1. 10.*
	2. Immer nach Tagesordnung fragen; wenn keine vorliegt, prüfen, zu welcher Zeit ich teilnehmen sollte	*1. 10.*
	3. Danach fragen, ob ich statt dessen Ideen schriftlich unterbreiten kann.	*4. 10.*

Sie zweifellos feststellen, daß Ihnen immer wieder einige alte Gewohnheiten in die Quere kommen werden. Gewohnheiten sind in der Tat sehr stark und zudem sehr hartnäckig – das sind *Sie* jedoch auch.

Um Ihre neuen Verhaltensweisen zu verankern, sollten Sie folgende Ideen nutzen. Sie wurden von dem amerikanischen Psychologen *William James* im neunzehnten Jahrhundert formuliert:

1. In großem Maßstab denken und planen. Geben Sie Ihren neuen Gewohnheiten jede nur mögliche Erfolgschance, indem Sie sie auf breiter Basis einführen. Stellen Sie eine neue Routine auf, die Ihrer alten zuwiderläuft. Verwenden Sie alles an Gedächtnisstützen oder visuellen Merkhilfen, was Ihnen gefällt. Teilen Sie Ihre neuen Pläne möglichst vielen Menschen mit. Diese öffentliche Bekanntmachung wird Sie dazu motivieren, nicht vom Kurs abzuweichen. Treffen Sie eine Absprache mit einem Kollegen – Sie vereinbaren, einander regelmäßig zu treffen, um die Fortschritte Ihres „Kumpels“ zu prüfen. Sie sollten Ihren Beschluß auf möglichst viele Arten untermauern. Das gibt Ihnen die Energie, der Versuchung zu widerstehen, und nicht wieder in Ihre alten Gewohnheiten abzugleiten.

2. Die neue Gewohnheit oft praktizieren. Ergreifen Sie die erstmögliche Gelegenheit, um Ihre neuen Methoden anzuwenden. Gute Vorsätze teilen dem Gehirn eine neue „Abfolge“ mit – allerdings nicht, wenn sie formuliert werden, sondern wenn sie motorische Effekte auslösen. Durch Wiederholungen läßt sich das neue Verhalten verankern – durch reines Nachdenken darüber jedoch nicht.

3. Keine Ausnahmen zulassen. Sich einen Ausrutscher zu erlauben, ist wie mit dem Auto ins Schleudern zu geraten. Es erfordert erheblich mehr Mühe, die Kontrolle wiederzuerlangen, als sie von Anfang an zu behalten. Ein Rückschlag kann die Energie für alle zukünftigen Bemühungen vermindern. Sobald Sie sagen: „Ich werde nur dieses eine Mal eine Ausnahme machen“, wird Ihr sorgfältig erarbeiteter Plan ins Wanken geraten.

Wenn andere beteiligt sind

Wenn Sie einen Teil der Zeit zurückgewinnen wollen, den Sie gegenwärtig durch Bummelei verschwenden, können Sie beträchtliche Fortschritte erzielen, indem Sie sich selbst feste Fristen setzen.

Bei dieser Lösung liegen Erfolg oder Mißerfolg ausschließlich bei Ihnen. Sollten Sie jedoch planen, den wöchentlichen Umsatzbericht auf Donnerstag abend zu verschieben, damit Sie zu Beginn der Woche Projekte mit höherer Priorität erledigen können, müssen Sie all diejenigen darüber informieren, die daran gewöhnt sind, den Bericht bereits mittwochs zu erhalten.

Sie sind für Ihre Zeit verantwortlich. Ihr Handeln und Ihre Entscheidungen können jedoch andere betreffen. Eine Teilnehmerin eines Zeitmanagement-Seminars lernte das Konzept der stillen Stunde kennen und begann gleich am nächsten Tag, diese Idee in die Praxis umzusetzen – ohne jemandem zu erklären, weshalb sie jeden Morgen eine Stunde lang für niemanden zu sprechen war. Ihr Vorgesetzter war verärgert, Ihre Sekretärin war verwirrt und frustriert, und das traf auch auf andere zu, die daran gewöhnt waren, durch die geöffnete Tür einzutreten. Die Lektion, die man daraus ziehen sollte, ist einfach: Wenn Sie eine Veränderung vornehmen, von der auch andere betroffen sind, sollten Sie sie darüber informieren.

Das Problem ist erheblich komplexer, wenn es auf dem Handeln anderer beruht. Als Teil Ihres Maßnahmenplans sollten Sie feststellen, ob Ihre besonderen Zeitverschwender ausschließlich von Ihnen selbst verursacht werden – und daher durch Ihre eigenen Bemühungen gelöst werden können. Sind andere daran beteiligt, werden Sie einen Ansatz für das ganze Team finden müssen.

Zeit und Teams

Keine andere Ressource ist so teamorientiert wie Zeit. Eine Besprechung, die niemals hätte einberufen werden sollen, verschwendet die Zeit aller, die darin festgehalten werden. Ein unorganisierter Mensch, der nicht dazu imstande ist, angeforderte Informationen rechtzeitig zu übermitteln, beeinträchtigt direkt die Arbeit der auf die Informationen angewiesenen Mitarbeiter – ganz zu schweigen von anderen, die weiter hinten in der Kommunikationskette stehen. Vorgesetzte, die nicht delegieren, beeinträchtigen praktisch die Produktivität – und die Arbeitsmoral – aller. Ein „Team"-Ansatz für Zeitprobleme ist in derartigen Situationen erforderlich. Die Ursache der Schwierigkeiten geht auf andere im Unternehmen zurück. Das Problem ist daher durch die Änderung des eigenen Verhaltens nicht vollständig zu lösen.

Team-Profil der Zeitprobleme

Anweisungen:

1. Stellen Sie Ihre zehn wichtigsten Zeitverschwender fest, indem Sie ihnen in der Reihenfolge abnehmender Bedeutung eine Gewichtung zuweisen. Ihr größter Zeitverschwender erhält die Gewichtung 10, der nächstgroße 9, etc.

Ihr Rang		Gewichtung	Ihr Rang		Gewichtung
1	=	10	6	=	5
2	=	9	7	=	4
3	=	8	8	=	3
4	=	7	9	=	2
5	=	6	10	=	1

Notieren Sie die Gewichtungen in Spalte A.

2. Notieren Sie die Gewichtungen der Zeitverschwender für die einzelnen Teammitglieder in Spalten B bis D.

3. Addieren Sie die Gewichtungen der einzelnen Zeitverschwender in Spalte G.

4. Legen Sie die Rangordnung nach den Gewichtungen in Spalte R fest. Die größte Gewichtung erhält Rangnummer 1, etc. So erhalten Sie Ihr Team-Profil.

Rang meiner Zeitverschwender	Zeitverschwender	A	B	C	D	W	R
2	1. Krisenmanagement	*9*	*8*	*4*		*21*	*2*
6	2. Unterbrechungen durch das Telefon	*5*	*10*	*9*		*24*	*1*
	3. Unzureichende Planung						
1	4. Der Versuch, zuviel auf einmal zu erledigen	*10*		*3*		*13*	*6*
	5. Unangemeldete Besucher		*5*	*10*		*15*	*4*
5	6. Ineffektive Delegation	*6*	*7*	*5*		*18*	*3*
3	7. Mangelnde Selbstorganisation	*8*	*6*			*14*	*5*
	8. Mangelnde Selbstdisziplin		*2*	*7*		*9*	*10*
	9. Die Unfähigkeit, nein zu sagen		*3*	*2*		*5*	*12*
	10. Bummelei		*4*	*6*		*10*	*9*
7	11. Besprechungen	*4*		*8*		*12*	*7*
10	12. Papierkrieg	*1*	*9*	*1*		*11*	*8*
	13. Nichtvollendung von Aufgaben						
4	14. Personaldefizite	*7*				*7*	*11*
	15. Pflege persönlicher Beziehungen		*1*			*1*	*15*
	16. Unklare Abgrenzung von Zuständigkeitsbereichen						
9	17. Mangelhafte Kommunikation	*2*				*2*	*14*
	18. Unzureichende Kontrollen						
8	19. Unzureichende Informationen	*3*				*3*	*13*
	20. Reisen						

Führungskräfte und Vorgesetzte müssen in diesem Zusammenhang äußerst wachsam sein. Wenn eine ineffektive Zeitnutzung lediglich Ihre eigene Arbeit betrifft, ist das zwar schlimm genug, jedoch im wesentlichen Ihre Sache. Sollte sie jedoch andere in ihrer Arbeit behindern, ist der Schaden für Ihr Unternehmen erheblich größer.

Ein soeben beförderter Abteilungsleiter in einem Großunternehmen in der Kommunikationsbranche berief häufig Besprechungen für seine wichtigsten Mitarbeiter ein, weil er sich in der neuen Position unsicher fühlte. In zahlreichen Besprechungen löcherte er das gesamte Team – manchmal stundenlang –, um Informationen zu erhalten, die ihm bei der Durchführung seiner Arbeit helfen sollten. Eine einzige Person vernichtete die Produktivität einer ganzen Gruppe.

In einem solchen Fall sind koordinierte Bemühungen erforderlich. Im Idealfall kann jeder Mitarbeiter eine Ausbildung im Zeitmanagement in der Gruppe erhalten. Sind alle Mitglieder des Teams mit denselben Konzepten und Techniken vertraut, bestärken sie einander, wodurch die Endergebnisse beträchtlich verbessert werden. Erfahrene Ausbilder schätzen, daß sich die Endergebnisse dadurch verzehnfachen lassen.

Ist ein Seminar mit einem externen Berater nicht möglich, muß ein starkes Teammitglied die Verantwortung übernehmen. Versuchen Sie, die Gruppe zu versammeln und ein Brainstorming zu dem jeweiligen Problem zu veranstalten. Von der gesamten Gruppe sollten bestimmte Verhaltensweisen aufgedeckt, die ihnen zugrundeliegenden Ursachen identifiziert und Korrekturstrategien entwickelt werden. Außerdem sollte ein Datum für den Start dieser Strategien festgelegt werden.

Sollte es – was recht wahrscheinlich ist – mehrere Probleme geben, können Sie die Gruppe zu teamorientierten Zeitmanagement-Lösungen führen. Versammeln Sie das Team, lassen Sie jedes Mitglied seine persönlichen Zeitverschwender auflisten und in eine Reihenfolge bringen; weisen Sie dann jedem eine Gewichtung zu und führen Sie alle Listen zusammen, um das Team-Profil festzustellen. (Das Musterbeispiel eines Team-Profils der Zeitprobleme veranschaulicht das Verfahren.) Unter Verwendung der gleichen Schritte, die bereits für Einzelpersonen beschrieben wurden, müssen Sie dann – diesmal jedoch als Team – grundlegende Lösungen definieren und daraufhin spezifische Aktionsschritte mit jeweils einer Zeitkurve entwickeln.

Plan einhalten

Wir alle kennen die anfängliche Begeisterung für neue Ideen und das Gefühl der Frustration und Enttäuschung, wenn die Entschlossenheit Schritt für Schritt abnimmt. Folgende drei Grundregeln sind zu beachten, wenn alles nach Plan verlaufen soll und Sie Ihre guten Absichten unversehrt erhalten wollen:

1. Engagement für konkrete Maßnahmen. Solange Sie keine spezifischen und konkreten Pläne haben, wird es schwierig sein, sie in die Realität umzusetzen. Allgemeine Vorstellungen neigen dazu, keine konkrete Form anzunehmen. Außerdem wird nichts geschehen, solange Sie nicht fest entschlossen sind, Ihre Pläne zu verwirklichen. Wie bei allen Gewohnheiten besteht der erste Schritt darin, klare und eindeutige Maßnahmen zu ihrer Einführung zu ergreifen.

2. Anhaltende, konsequente Bemühungen. Eine neue Gewohnheit muß praktiziert werden. Keinerlei Ausnahme darf zugelassen werden. In regelmäßigen Zeitabständen müssen Sie Ihre Fortschritte bewerten, Rückschläge zur Kenntnis nehmen und Korrekturmaßnahmen einleiten. Ein Mindestzeitraum von drei Monaten ist für eine gute Evaluierung erforderlich.

3. Gemeinschaftliches Vorgehen. Viele Ihrer Fehlschläge sind Folge des Drucks, den andere (Kunden, Kollegen, etc.) auf Sie ausüben, weil sie erwarten, daß Sie wie früher reagieren werden. Der beste Schritt zum Bruch mit dieser Gewohnheit besteht darin, sich bei wichtigen Projekten des Engagements der ganzen Gruppe zu versichern. Informieren Sie immer alle, die von Ihren Plänen betroffen sein werden, und versuchen Sie, ihre Zustimmung zur Respektierung dieser Veränderungen zu erlangen.

Folgemaßnahmen und Verstärkung

- *Nach einem Monat.* Prüfen Sie die Fortschritte, die Sie im ersten Monat erzielt haben. Wo waren Sie erfolgreich? Wo haben Sie Fehlschläge erlitten? Analysieren Sie, was schiefgelaufen ist. Befassen Sie sich nochmals mit den drei Schritten zum Ablegen alter Gewohnheiten. Entscheiden Sie, wo zusätzliche Bemühungen erforderlich sind. Notieren Sie die Maßnahmen, die Sie ergreifen werden. Gehen Sie dann zu Ihrer nächsten Gruppe von Zeitverschwendern über.

- *Nach drei Monaten.* Ob Sie sich nun für das Vorgehen entschieden haben, einen Zeitverschwender pro Woche anzugehen, oder für das Verfahren, drei im Monat in Angriff zu nehmen – nach Ablauf von drei Monaten sollten Sie Ihren Maßnahmeplan für Ihre zehn wichtigsten Problembereiche abgeschlossen haben. Wie ist es Ihnen ergangen? Führen Sie nochmals drei Tage lang ein Zeit-Tagebuch. Messen Sie die eingesparte Zeit und die Verbesserung der Ergebnisse.

- *Langfristige Folgemaßnahmen.* Um der Gefahr eines Zurückgleitens in alte Gewohnheiten zu entgehen, empfehle ich Ihnen, alle drei Monate vorübergehend ein Zeit-Tagebuch zu führen, um zu prüfen, wie erfolgreich Sie sind. Manche Menschen führen ständig ein Zeit-Tagebuch, um von seiner Eigenschaft als Instrument zur Selbstkorrektur zu profitieren.

Sollten Sie bei einem dieser Kontrollpunkte feststellen, daß sich ein bestimmter Zeitverschwender als besonders hartnäckig erweist und Sie einfach nicht in der Lage sind, ihn unter Kontrolle zu bringen, müssen Sie möglicherweise Ihre Bemühungen auf diesen Bereich konzentrieren. Beginnen Sie damit, über mehrere Tage gezielt Zeit-Tagebuch zu führen. Sobald dieses spezifische Problem auftritt, sollten Sie es notieren und dann analysieren, wie es dazu gekommen ist und welche Korrekturmaßnahmen Sie ergreifen können.

Zur Veranschaulichung sei auf Chris' gezieltes Zeit-Tagebuch für unangemeldete Besucher verwiesen. Diese Form von Zeit-Tagebuch funktioniert bei jeder Art von Unterbrechungen – bei Krisen, Besuchern, Telefongesprächen, Papierkrieg, unerwarteten Besprechungen –, denn diese stellen gewöhnlich die enervierendsten Probleme dar.

Chris' gezieltes Zeit-Tagebuch Datum: *20. 12.*

Zeitverschwender-Ziel: *Unangemeldete Besucher*

Ziel: *Unterbrechungen durch Dinge zu reduzieren, die geringere Priorität als vorliegende Aufgabe haben*

Priorität: 1 – Äußerst wichtig, 2 – Weniger wichtig, 3 – Routine, Detailarbeit, 4 – Belangloses

Analyse: Darauf achten zu notieren, wieviel Zeit bei der Wiedererlangung der Konzentration nach einer Unterbrechung verloren geht.

Zeit	Anruf	Wer/was	Verw. Zeit	Priorität	Unterbrochene Tätigkeit	Priorität	Analyse
10:37		*Chef: Urlaubsplan*	*15*	*4*	*Verkaufsbericht*	*1*	*Möglichkeit finden, kurz zu halten*
11:15		*Chef: Umsatzbericht*	*15*	*1*	*Papierkram*	*5*	*Chef hat Fehler entdeckt*
11:45		*Sicherheitsdienst – Rotes Kreuz*	*1*	*4*	*Sammeln von Daten für Besprechung*	*2*	*Hätten Liste zu Rate ziehen können*
14:30		*Verband-Ballspiele diskutieren*	*2*	*4*	*Vorber. f. Bespr. wg. Spielen*	*1*	*Kaffee vorgeschl. – akzeptiert*
15:45		*Besprechung wg. Betriebssicherheit*	*45*	*4*	*Vorber. f. Einführung neuer Produkte*	*2*	*Hätte mich entschuldigen sollen – nicht m. Gebiet*

Lassen Sie die Zeit für sich und für Ihr Unternehmen arbeiten

Aus einer Zeitfalle zu entkommen, stellt gleichzeitig eine Herausforderung und eine stimmulierende Erfahrung dar. Während Sie Ihre ersten Fortschritte bei der Beseitigung einiger Zeitbarrieren erzielen, werden Sie eine Steigerung Ihres gesamten Wohlbefindens feststellen können. Es werden Veränderungen eintreten, die teilweise sehr stark, zum Teil auch weniger stark ausgeprägt sind. Eines Tages jedoch werden Sie feststellen, daß Sie nicht mehr jeden Morgen um 11 Uhr in einem Chaos untergehen und daß Sie bei Büroschluß nicht mehr völlig erschöpft sind. Es wird nicht allzu lange dauern, bis Sie pünktlich nach Hause gehen und das Büro in dem Gefühl verlassen, wirklich effektive Arbeit geleistet zu haben, statt lediglich zu rotieren. Und Sie werden keine Akten mehr mit nach Hause nehmen.

Sie haben gelernt, Ihre Zeitnutzung besser zu steuern. Damit haben Sie

- Ihr Streßniveau verringert,
- Ihr Produktivitätsniveau verbessert,
- Fortschritte bei der Erreichung Ihrer Ziele gemacht,
- ein gesundes Gleichgewicht zwischen Privat- und Berufsleben geschaffen.

Für den Fall, daß jemand daran zweifeln sollte, sei außerdem darauf hingewiesen, daß ein geschicktes Zeitmanagement auch von herausragender Bedeutung für die Bilanz Ihres Unternehmens ist. Eine Gruppe von 124 Führungskräften in einem der weltgrößten Chemieunternehmen sparte bereits im ersten Monat der Anwendung neuer Zeitpraktiken das Jahresäquivalent von mehr als einer Million Dollar an Zeit ein. Diesen Zahlen liegt folgende Berechnung zugrunde:

Durch das Zeitmanagement-Training sparten diese Führungskräfte durchschnittlich eineinviertel Stunden pro Tag. Bei einem Jahresgehalt von 50000 Dollar (plus Zulagen) entsprechen die Einsparungen für das Unternehmen einer Summe von 1 259 375 Dollar.

Stunden pro Person und Tag		1,25
Arbeitstage jährlich	×	250
Stunden pro Person und Jahr		312,5
Durchschnittsgehalt pro Stunde	×	$ 32,50
Jahreswert der pro Person eingesparten Zeit		$ 10 156,25
Teilnehmer	×	124
Jahreswert der gesamten eingesparten Zeit		$ 1 259 375,00

Meine über viele Jahre durchgeführten Untersuchungen belegen, daß Menschen durch bessere Zeitpraktiken im Durchschnitt zwei Stunden täglich einsparen können. Das ergibt zehn Stunden wöchentlich oder fünfhundert Stunden jährlich. Stellen Sie sich nur einmal vor, jedem Mitarbeiter Ihres Unternehmens würden auf wundersame Weise fünfhundert Extra-Stunden im Jahr geschenkt – wieviel erfolgreicher könnte das Unternehmen sein?

Während Sie sich – zur Abwechslung einmal zu einer vernünftigen Zeit – auf den Nachhauseweg begeben, sollten Sie darüber nachdenken. Denken Sie dabei auch daran, wie sehr Sie sich darauf freuen, nach Hause zu kommen und die Wärme und Unterstützung zu verspüren, die Ihr Zuhause Ihnen jetzt gibt, da Sie nicht mehr so gestreßt sind wie früher. Erfolg im Privatleben, Erfolg im Berufsleben – für beides haben Sie jetzt Zeit.

Anhang

Der Zeitfalle entkommen – Zusammenfassung der zwanzig größten Zeitverschwender, ihrer Ursachen und Lösungen

Ursachen	Lösungen

Besprechungen

1. Fehlen eines spezifischen Zwecks	Keine Besprechung ohne Zweck; möglichst schriftlich formulieren.
2. Fehlende Tagesordnung	Keine Besprechung ohne Tagesordnung. Schriftliche Tagesordnung für geplante Besprechungen; mündliche Tagesordnung für nicht geplante Besprechungen, um sicherzustellen, daß die Teilnehmer sich vorbereiten.
3. Falscher Teilnehmerkreis/zuviele/zuwenig Teilnehmer	Teilnehmerkreis sollte nur Personen umfassen, deren Teilnahme notwendig ist.
4. Fehlende Planung	Angemessene Planung für möglichst effektive Besprechungen vorsehen und einplanen.
5. Zuwenig/zuviele Besprechungen	Notwendigkeit regelmäßiger Besprechungen prüfen. Gelegentlich eine Besprechung ausfallen lassen und feststellen, was passiert. Alternative: Zeit für gewöhnlich langwierige Besprechungen halbieren. Notwendigkeit der Teilnahme, Information und Koordination einschätzen. Entsprechenden Zeitplan aufstellen.
6. Unpünktlicher Beginn/Abschluß	Pünktlich beginnen und schließen. Durch das Warten auf Zuspätkommer werden die Pünktlichen bestraft und die Unpünktlichen belohnt. Bei Überziehungen kommt es zu Konflikten mit der weiteren Tagesplanung der Teilnehmer – oder dazu, daß ein Teil der Teilnehmer die Besprechung verläßt.
7. Zulassung von Unterbrechungen	Entsprechende Politik einführen und allen mitteilen. Außer in wirklichen Notfällen möglichst keine Unterbrechungen zulassen. Nachrichten bei langen Besprechungen bis zur Pause, bei kürzeren bis zum Schluß zurückhalten.
8. Abschweifen von der Tagesordnung	Einhalten der Tagesordnung erwarten und verlangen. Dem Trick einer „verborgenen Tagesordnung“ widerstehen.

Ursachen	Lösungen
9. Unvermögen, Schlußfolgerungen zusammenfassen	Schlußfolgerungen zusammenfassen, um Zustimmung zu gewährleisten und Teilnehmer an Aufgabenzuweisungen zu erinnern.
10. Unvermögen, Folgemaßnahmen durchzuführen	Effektive Folgemaßnahmen zu allen im Protokoll verzeichneten Entscheidungen sicherstellen. Unerledigte Aufgaben als Tagesordnungspunkt „Unabgeschlossenes" an die erste Stelle der Tagesordnung für die nächste Besprechung setzen. Statusberichte vorlegen lassen, bis Aufgaben abgeschlossen sind.

Bummelei

1. Unfähigkeit, sie zu identifizieren	Bummelei bedeutet, Dinge ohne wirklichen Grund aufzuschieben oder zu verzögern. Andere darum bitten, das Auftreten dieses Problems zu identifizieren.
2. Egotrip (Schaffung von Krisen)	Tendenz erkennen, eine Krise sich so weit entwickeln zu lassen, daß man die Rolle des „Helden" übernehmen kann, der sie löst. Kosten des Druck-/Krisen-Syndroms vorhersehen.
3. Der Glaube, unter Druck „am besten" zu arbeiten	Erkennen, daß diese Vermutung eine reine Rechtfertigung ist. Priorität Nr. 1 zuerst erledigen!
4. Gewohnheit, Leichtes oder Banales zuerst zu erledigen und Schwieriges aufzuschieben	Die große Gefahr erkennen, daß das Wichtigste womöglich nicht erledigt wird und meistens zu Druck und Krisen führt. Nr. 1 zuerst erledigen.
5. Unrealistische Einschätzung des Zeitbedarfs	Erkennen, daß alles länger dauert, als man glaubt (*Murphys* Zweites Gesetz). Bei allen wichtigen Aufgaben ein Zeitpolster von 20 – 50% einbauen. 20% des Tages nicht verplanen (keine Termine), um zu gering veranschlagten Zeitbedarf ausgleichen zu können.

Ursachen	Lösungen
6. Versuch, zuviel auf einmal zu erledigen	Dadurch werden manche Dinge garantiert nicht erledigt. Ziele in die Rangfolge ihrer Prioritäten bringen, um die wichtigsten Dinge zuerst zu erledigen.
7. Fehlen einer regelmäßigen Überwachung der Fortschritte	Dieses Verhalten fördert es, Aufgaben bis zur letzten Minute aufzuschieben, und ist damit praktisch ein Garant für Krisen. Rasches Feedback zu Fortschritten liefert Motivation für Verbesserungen und zeigt Abweichungen vom Zeitplan an. Sekretärin/Assistentin damit beauftragen, Fortschritte in regelmäßigen Abständen an Fristen zu messen.
8. Mangelnde Selbstdisziplin	Alle verfügbaren Techniken nutzen: Alle Ziele und Prioritäten mit Fristen versehen; sie anderen mitteilen; um Hilfe bei der Überwachung der Fortschritte bitten; regelmäßige Statusberichte vorlegen (auch unaufgefordert); Gedächtnisstützen verwenden (Liste, Eieruhr, Alarmanzeige der Armbanduhr); sich selbst belohnen.
9. Nichtvollendung von Aufgaben	Der Abschluß einer Aufgabe erfordert gewöhnlich weniger Zeit und Mühe, als die Wiederaufnahme einer Aufgabe, wenn die Einzelheiten bereits unklar sind. Aufgaben sofort abschließen, um zu verhindern, daß Bummelei zu einem Problem wird.
10. Fehlende Fristen	Erkennen, daß Fristen eines der wertvollsten Instrumente sind. Sie vermitteln ein Gefühl der Dringlichkeit und stellen ein Mittel zum Messen der Fortschritte dar. Jede wichtige Aufgabe mit einer Frist versehen.

Delegation, ineffektive

Ursachen	Lösungen
1. Unsicherheit, Versagensängste	Erkennen. Risiko als gegeben akzeptieren, aus ihnen lernen.
2. Mangelndes Vertrauen in Mitarbeiter	Ausbilden, qualifizieren, vertrauen. Fortschrittsberichte für Kontrollzwecke verwenden.
3. Erteilung unklarer, unvollständiger oder widersprüchlicher Anweisungen	Klare, vollständige, eindeutige Anweisungen geben und von den Mitarbeitern wiederholen lassen, um Verständnis sicherzustellen.
4. Das Gefühl, alles selbst besser und schneller erledigen zu können	Normen auf ein akzeptables Niveau herunterschrauben; nicht das eigene Leistungsniveau anlegen. Perfektionismus vermeiden.
5. Größeres Gefühl der Sicherheit beim „Ausführen“ als beim „Führen“	Erkennen, daß Übung zum Erfolg und Erfolg wiederum zu Wohlbefinden führt. Nicht vergessen, daß die Aufgabe eines Managers im Führen, nicht im Ausführen liegt.
6. Erwartung, daß jeder sämtliche Einzelheiten kennt	Erkennen, daß diese Erwartung unangebracht ist, wenn die Verantwortung für die Erledigung einer Aufgabe delegiert wurde.
7. Unvermögen, angemessene Kontrollen einzuführen	Pläne, detaillierte Zeitplanung, Statusberichte und Überwachung der Fristen einführen.
8. Übermäßige Kontrolle	Entspannen. Akzent von Methoden und Verfahren auf Erreichung der Ziele verschieben. Ergebnisse, nicht Handlungen messen.
9. Unzureichende Folgemaßnahmen	Fortschritte immer rechtzeitig prüfen, um Korrekturmaßnahmen einleiten zu können.
10. Personalmangel/ überlastete Mitarbeiter	Erwartungen einschränken und akzeptierte Zuständigkeiten reduzieren.

Informationen, unzureichende

Ursachen	Lösungen
1. Mangelndes Problembewußtsein	Problem erkennen und Prioritäten setzen.
2. Fehlendes System	Festlegen, welche Informationen für Planung, Entscheidungsbildung und Feedback für die Ergebnisse erforderlich sind. Daraufhin Verfügbarkeit, Zuverlässigkeit und pünktlichen Eingang der Informationen sicherstellen.
3. Schwierigkeit zu erkennen, welche Informationen notwendig sind	Diskutieren und entscheiden
4. Unvermögen, die Zuverlässigkeit der Informationen zu prüfen	Keine Vermutungen anstellen. Zu wichtig. Regelmäßig prüfen.
5. Übermittlung nicht benötigter oder nicht angeforderter Informationen	Unnötige Kommunikation vermeiden. Konzentration auf Wesentliches. Überfütterung mit Informationen vermeiden.
6. Unvermögen, Priorität oder Dringlichkeit der angeforderten Informationen einzuschätzen	Einschätzung vornehmen und Zeit entsprechend kalkulieren. Standardklassifikationen für Prioritäten von Informationen einführen.
7. Unvermögen, wahrscheinliche Verzögerungen bei der Informationsbeschaffung vorauszusehen	Verzögerungen einkalkulieren. Entsprechend planen. Zeitpolster zum Ausgleich einbauen. Möglichst alternative Informationsquellen feststellen.
8. Fehlende Befugnis zum Einholen benötigter Informationen	Befugnisse abklären. Antwortfristen setzen. Bei erfolglosem Versuch Vorgesetzten mit Problem befassen.

Ursachen	Lösungen
9. Unentschlossenheit oder Verzögerungen seitens anderer bei der Übermittlung benötigter Informationen	„Sofern ich nicht ...“-Mitteilung. Besprechung ansetzen, um Bedeutung der Informationen zu erklären.
10. Fehlende Informiertheit der Mitarbeiter	Regelmäßige Besprechungen mit Führungskräften planen. Darum bitten, an Mitarbeiterbesprechungen zu Informationszwecken teilnehmen zu können.

Krisenmanagement

1. Mangelndes Problembewußtsein	Zeit-Tagebuch zu Krisen führen. Quellen, Ursachen, Schwere, kontrollierbare Faktoren analysieren.
2. Unfähigkeit, Probleme vorherzusehen und Eventualpläne zu erstellen	Unerwartetes einkalkulieren. Fragen, was schieflaufen kann (*Murphys* Drittes Gesetz: Was schiefgehen kann, geht auch schief). Potentielle Probleme auflisten. Nach Schwere und Wahrscheinlichkeit ordnen; Schritte entwikkeln, um sie möglichst zu verhindern oder wenigstens ihre Folgen zu begrenzen.
3. Überreaktion (Probleme als Krisen behandeln)	Reaktion durch folgende Schritte eingrenzen: a) Probleme, die ignoriert werden können, ignorieren; b) alle Probleme delegieren, mit denen sich andere befassen können; c) sich nur mit Problemen befassen, um die sich kein anderer kümmern kann.
4. Brandbekämpfung	Erkennen, daß es wichtiger ist, neue Brände zu verhüten, als die gesamte Zeit auf das Löschen alter Brände zu verwenden. Vorbeugen ist besser als heilen.
5. Bummelei	Gefahren erkennen, die das Aufschieben wichtiger Handlungen birgt: Dies führt zu Termindruck und häufig zu einer Beeinträchtigung des Urteilsvermögens unter Streß.

Ursachen	Lösungen
6. Unrealistische Einschätzung des Zeitbedarfs	Erkennen, daß alles länger dauert, als man glaubt (*Murphys* Zweites Gesetz). Charakteristische Unterschätzungen des Zeitbedarfs analysieren; dann bei allen wichtigen Zeiteinschätzungen entsprechendes Polster – mindestens 20% – einkalkulieren.
7. Technische Panne/ menschliches Versagen	Vorhersehen. (Menschliche und andere) Ressourcen so organisieren, daß sie sich rasch anpassen können, um möglichst effektiv Ausgleich schaffen zu können.
8. Abneigung der Mitarbeiter gegen das Überbringen schlechter Nachrichten	Fehlerphilosophie entwickeln (Lernprozeß). Diskutieren; betonen, daß rasche Mitteilung schlechter Nachrichten Krisen verhindern wird.
9. Überreaktion als Folge von Anfragen durch VIPs	Feststellen, um was es wirklich geht, wer etwas wann benötigt und wie es verwendet werden soll. Gibt es Alternativen?
10. Unvermögen, Kontrollen einzuführen	Alle größeren Projekte mit einer Zeitkurve versehen. Regelmäßige Kontrolltermine einplanen, um sicherzugehen, daß Ziele eingehalten werden.

Kommunikation, mangelhafte

1. Mangelndes Problembewußtsein	Bedeutung des Problems erkennen. Entsprechende Abschnitte dieses Buchs lesen und Selbstbilanz ziehen.
2. Zeitmangel	Sich die Zeit nehmen. Prioritäten sind eine Rechtfertigung dafür.
3. Nicht-Zuhören, Unaufmerksamkeit	Zuhörfähigkeiten entwickeln und praktizieren.
4. Unklare Ziele	Abklären.
5. Verwendung des falschen Kommunikationskanals	Optimalen Kanal wählen (Telefon, Brief, Aktennotiz, Konferenz).

Ursachen	Lösungen
6. Wahl eines ungünstigen Zeitpunkts	Geeignete Zeit wählen.
7. Mangelhafte Kommunikation	Legitime Informationsbedürfnisse einschätzen. Durch Mitarbeiterbesprechungen, Unternehmensveröffentlichungen, Mitteilungen Bedarf erfüllen.
8. Mangelhafte Aufnahmebereitschaft	Aufnahmebereitschaft testen: „Sind Sie bereit, über ... zu sprechen?“
9. Unterschiedliche Wertsysteme	Erkennen, daß Erfahrung, Ausbildung und Umfeld unterschiedliche Hintergründe für die Auslegung von Mitteilungen schaffen.
10. Mangelndes Feedback	Sich Feedback geben lassen, um Verständnis sicherzustellen. Korrekturmaßnahmen ergreifen.

Nichtvollendung von Aufgaben

1. Mangelndes Problembewußtsein	Zeit-Tagebuch führen. Folgen der Nichterledigung von Aufgaben einschätzen (Zahl, Länge der Unterbrechung, Bedeutung der unabgeschlossen liegengelassenen Aufgabe).
2. Mangel an Zielen, Prioritäten und Fristen	Ziele setzen und in der Rangfolge ihrer Bedeutung ordnen, um festzustellen, was zuerst erledigt werden muß. Alle wichtigen Aufgaben mit Fristen versehen, um einen Anreiz zum Abschließen dieser Aufgaben zu schaffen.
3. Unvermögen, sich selbst zu belohnen	Sich selbst mit einer Liste von Punkten, die abgehakt werden können, oder durch das Aufschieben angenehmer Ablenkungen bis nach Abschluß bestimmter Aufgaben belohnen.
4. Reaktion auf Dringendes	Erkennen, daß dringende Angelegenheiten selten so wichtig sind, wie sie erscheinen. Der Tendenz zur Überreaktion und dadurch bedingten Unterbrechung anderer Aufgaben widerstehen. Prioritäten sichtbar vor Augen behalten, um jederzeit eine Rechtfertigung für die Ablehnung von Unterbrechungen zu haben.

Ursachen	Lösungen
5. Überhäufter Schreibtisch/ Mangel an Selbstorganisation	Sich organisieren, um effektive Kontrolle der Aufgaben zu ermöglichen. Informationen systematisch bearbeiten. Erkennen, daß vernünftige Organisation Zeit beim Zugriff auf Informationen, bei der Entscheidungsfindung und beim Abschluß von Aufgaben spart.
6. Fehlende Entschlossenheit, Aufgaben abzuschließen (mangelnde Selbstdisziplin, Faulheit)	Sich selbst Fristen setzen und sie anderen mitteilen (öffentlich bekanntgeben). Sich helfen lassen (sich z. B. durch die Sekretärin daran erinnern lassen, daß eine Aufgabe abzuschließen ist). Fortschritte überwachen.
7. Unfähigkeit zur Delegation	Durchführung von Aufgaben an andere delegieren.
8. Zulassen von Unterbrechungen	Sich gegen Unterbrechungen abschirmen lassen. Stille Stunde für die Erledigung von Aufgaben einführen.
9. Verlagerung von Prioritäten	Prioritäten auf dem neuesten Stand halten (Neufestlegung von Prioritäten). Relative Bedeutung neuer Aufgaben an derzeitigen Prioritäten messen. Unnötigen Veränderungen und daraus entstehendem Zeitverlust durch Liegenlassen und spätere Wiederaufnahme von Aufgaben widerstehen.
10. Blockade der Arbeit durch unvollständige oder unzuverlässige Informationen	Notwendigkeit angemessener Informationen erkennen und sicherstellen, daß sie zur Verfügung stehen, bevor die Aufgabe in Angriff genommen wird.

Ursachen	Lösungen

Papierkrieg

Ursachen	Lösungen
1. Unentschlossenheit	Unterlagen nur einmal lesen und sofort bearbeiten.
2. Bummelei	Dinge sofort erledigen. 80% der täglichen Eingänge können sofort bearbeitet werden. Der durchschnittliche Manager erledigt nur 20% davon.
3. Mangelnde Delegation	Nicht selbst tun, was sich delegieren läßt. Sich von Einzelheiten und Routineangelegenheiten trennen. Darauf achten, daß mit der Zuständigkeit auch der dazugehörige Papierkrieg delegiert wird.
4. Perfektionismus	Die Norm sollte sein: „Reicht es?" (nicht: „Ist es perfekt?").
5. Horten von Unterlagen	Unterlagen weitergeben, in Bewegung halten.
6. Zuviel ablegen	Code zur Dauer der Ablage diktieren: A = Archiv, M = mittelfristig, V = vorübergehend. Antwort auf Original schreiben, sofern eine Kopie nicht wesentlich ist. Ist Ablage wichtig, Rückseite des Originals für die Kopie der Antwort verwenden.
7. Aufgaben unabgeschlossen liegenlassen	Aufgaben abschließen, bevor sie weggelegt werden.
8. Versuch, zuviel auf einmal zu erledigen	Realistisch sein.
9. Fehlendes System	System zur Vereinfachung des Papierkriegs entwickeln: weniger kopieren; Formulare vereinheitlichen; Länge und Zahl von Berichten möglichst reduzieren; Lesestoff selektieren; delegieren; selektiv ablegen: alphabetisch, mit Querverweisen; Aufbewahrung von Unterlagen überwachen.
10. Langsames Lesen	Kritisch aussieben und auswählen. Auf Wesentliches durchgehen. Schnellesekurs belegen. Inhalt durch Sekretärin zusammenfassen lassen.

Ursachen	Lösungen

Personaldefizite

1. Mangelndes Problem-bewußtsein	Erkennen, daß effektive Delegation ohne kompetente, qualifizierte Mitarbeiter unmöglich ist. Der Mitarbeiterqualifizierung eine angemessene Priorität zuweisen.
2. Mangelnde Beteiligung bzw. Unterstützung der Aus- und Weiterbildung	Erkennen, daß diese beiden Mängel von anderen als Signal für eine geringe Priorität des Fortbildungsprogramms betrachtet werden. Die Beteiligung einer Führungskraft an der Fortbildung sollte sich auf zwei tieferliegende Ebenen der Hierarchie erstrecken, um Team-Mitglieder besser ersetzen zu können.
3. Mangelhafte Auswahlverfahren	Feststellen, was andere tun. Artikel über Einstellungs- und Aussiebverfahren durcharbeiten.
4. Keine richtige Bedarfs-einschätzung	Die Ziele und letztlich auch der Erfolg eines Fortbildungsprogramms werden davon abhängen, wie klar die Bedürfnisse der Fortzubildenden und der Bedarf des Unternehmens eingeschätzt worden sind.
5. Mangel an Folgemaßnahmen	Werden keine Folgemaßnahmen zu Aus- und Fortbildungsprogrammen durchgeführt, läßt sich der erzielte Nutzen nicht bestimmen. Erforderlich sind nicht nur meßbare Ziele, sondern darüber hinaus auch eine Bewertung der geänderten Verhaltensweisen und Einstellungen in regelmäßigen Abständen nach Abschluß der jeweiligen Programme.
6. Beschränkte finanzielle Mittel	Anhand eines Zeit-Tagebuchs eine Kosten-Nutzen-Analyse für die Einstellung zusätzlicher Mitarbeiter durchführen. Aufzeigen, welche Aufgaben zusätzlich eingestellte Mitarbeiter zu welchen Kosten erledigen würden und was die dadurch entlasteten Mitarbeiter in der frei werdenden Zeit erledigen können.
7. Schlechte Zeitnutzung des bestehenden Mitarbeiterstabs	Zeitmanagement-Programm durchführen, das darauf abzielt, täglich zwei Stunden pro Person einzusparen. Programm weiterverfolgen und verstärken, um Vorteile zu maximieren. Eingesparte Zeit neuen Aufgaben widmen.

Ursachen	Lösungen
8. Nichtbearbeitung von Projekten mit höchster Priorität	Problem mit Vorgesetzten erörtern und Aufstockung des Mitarbeiterstabs beantragen. Bei Ablehnung neue Prioritäten für Projekte festlegen, um aufzuzeigen, was sich mit dem begrenzten Mitarbeiterstab erledigen läßt und was nicht.

Pflege persönlicher Beziehungen

1. Bedürfnis nach einer vorübergehenden Veränderung des Arbeitstempos oder der Arbeitsumgebung	Den Drang unter Kontrolle bringen; beim Nachgeben Rücksicht auf andere nehmen. Andere nicht unterbrechen. Pausen verbringen, wo niemand arbeitet, z. B. in der Cafeteria.
2. Geselligkeit/ Freude an der Pflege sozialer Beziehungen	Erkennen und in angemessene Zeitblöcke wie Kaffeepausen kanalisieren. Prioritäten einhalten.
3. Neugier	Erkennen und unter Kontrolle bringen.
4. Wunsch, auf dem laufenden zu bleiben	Planung zur systematischen Versorgung mit Informationen.
5. Angst, andere zu kränken	Offen sein. Sich entschuldigen. Treffen in der Kaffee- oder Mittagspause vorschlagen.
6. Unfähigkeit, eine Unterhaltung zu beenden	Techniken entwickeln.
7. Unfähigkeit, nein zu sagen	Diese Fähigkeit entwickeln. Offen und diplomatisch sein. Gegebenfalls entschuldigen.
8. Glaube, die Pflege persönlicher Beziehungen sei wichtig fürs Geschäft	Zwischen Offenhaltung der Kommunikationskanäle und sinnloser Geselligkeit unterscheiden. Auch andere haben viel zu tun. Berücksichtigen, daß sie womöglich glauben, es für einen selbst zu tun.

Ursachen	Lösungen
9. Vorgesetzter, hartnäckige Freunde	Subtile Techniken entwickeln. Den Vorgesetzten an etwas erinnern, das man für ihn zu erledigen hat. Dem Chef deutlich vermitteln, daß er einen unterbricht. Seine Freunde zum Arbeiten bringen. Offen sein. Auf Prioritäten verweisen.
10. Ungünstige Lage, stark frequentierter Ort; exponiert, keine Tür, kein eigenes Büro	Möglichst ändern. Einen Ort zum Zurückziehen finden. Zeit-Tagebuch führen, um dem Vorgesetzten zu zeigen, wieviel Zeit durch die ungünstige Lage verlorengeht.

Planung, unzureichende

1. Mangelndes Problembewußtsein	Erkennen, daß jede Stunde effektiver Planung drei bis vier Stunden bei der Ausführung einspart und bessere Ergebnisse hervorbringt.
2. Fehlendes System	Entwickeln; Planungsbögen, Tagesziele, Prioritäten und Fristen aufnehmen. Ein integriertes System verwenden – handschriftlich oder per Computer.
3. Mangel an Zeit für Planung	Sich die Zeit nehmen. Der Planung die ihr gebührende Priorität einräumen. Erkennen, daß Planung anfangs Zeit kostet, sich jedoch lohnt, da sie zu besseren Ergebnissen in weniger Zeit führt.
4. Krisenorientierung (Annahme, daß Krisen unvermeidlich sind)	Irrtum erkennen. Außer in Fällen höherer Gewalt sind die meisten Krisen relativ vorhersehbar. Mehr Zeit einplanen. Eventualplanung betreiben.
5. Mangelnde Selbstdisziplin	Sich selbst Fristen setzen. Versuchen, einen Monat lang Ziele, Prioritäten und Tagespläne einzuhalten. Sich von Kollegen unterstützen lassen. Fortschritte überwachen. Ergebnisse bewerten.
6. Angst, sich zu verpflichten	Erkennen, daß Ziele zwar eine Verpflichtung darstellen, gleichzeitig jedoch auch erkennen lassen, wann man Erfolg hat.

Ursachen	Lösungen
7. Fehlen einer Aufgabenbeschreibung	Erkennen, daß Ziele leichter zu entwickeln sind, wenn wichtige Ergebnisbereiche klar herausgearbeitet sind.
8. Schwierigkeit, Aufgaben Prioritäten zuzuweisen	Keine einfache Aufgabe, jedoch eine der produktivsten in einer Führungstätigkeit. Sie bestimmt, wo Bemühungen konzentriert werden sollten. Drei Kriterien für Prioritäten identifizieren (langfristige Bedeutung, kurzfristige Dringlichkeit, Wachstumstendenz). Ziele auflisten und nach diesen Kriterien ordnen.
9. Vermutung, daß Planung sinnlos ist, da es wenige „typische" Tage gibt, oder daß Notfälle ohnehin alle Pläne wieder zunichte machen werden	Erkennen, daß die meisten Führungskräfte jeden Tag auf gleiche oder ähnliche Weise Zeit verschwenden. Ebenfalls erkennen, daß Notfälle zwar einen Tag stören können, daß sich der Schaden jedoch weitgehend begrenzen läßt, wenn der Tag durchgeplant war und die wichtigsten Aufgaben vor dem Notfall abgeschlossen oder danach weiter bearbeitet werden.
10. Fehlende Erkenntnis der Bedeutung eines schriftlichen Plans	Erkennen, daß niemandes Gedächtnis unfehlbar ist und daß keine „Zu erledigen"-Liste vollständig ist, ehe Prioritäten und Fristen festgesetzt sind.

Reisen

1. Unklarer Zweck	Zweck und Ziele abklären
2. Nichterwägung von Alternativen	Alternativen zur Geschäftsreise untersuchen: Einladung an die Gegenseite, Telefongespräch, Telefonkonferenz, Brief, Aufschub oder Kombination mit späterer Geschäftsreise. Reise delegieren (Vertreter entsenden).
3. Vergessen, wichtige Dinge mitzunehmen	Checkliste mitzunehmender Dinge für Reisen erstellen. Auflisten, was immer mitzunehmen ist; spezifische Punkte hinzufügen, die für bestimmte Reisen notwendig sind. Liste so aufbewahren, daß sie immer vor Augen ist und leicht ergänzt werden kann.

Ursachen	Lösungen
4. Schlechte Nutzung der Reisezeit	Ordner mit den Bezeichnungen „Lesen", „Korrespondenz" oder „Diskussion" führen (für öffentliche Verkehrsmittel). Listen mit den Bezeichnungen „Nachdenken", „Planung", „Diktat" oder „Kassetten zum Anhören" führen (für Autofahrten).
5. Schlechte Reiseplanung	Reiseplanung auf optimale Ergebnisse ausrichten. Folgendes berücksichtigen: a) Zeitplanung (Besuchspotential, Erreichbarkeit, Bereitschaft), b) Hindernisse (Wetter, Verkehr, Geschwindigkeitsbeschränkungen), c) Reisestrecke (geographische Anordnung, Standorte anderer Kunden).
6. Überhäufter Schreibtisch bei der Rückkehr	Mit Mitarbeitern Plan für ihre Arbeit während der Abwesenheit erstellen. Umfang der Zuständigkeiten und Befugnisse, die delegiert werden können, bestimmen. Sekretärin könnte Liste oder Kopien der Korrespondenz nachsenden/telefonisch durchgeben; Anweisungen für Beantwortung lassen sich telefonisch durchgeben oder auf Band diktieren. Mit Hilfe eines Laptop-Computers lassen sich Informationen regelmäßig ans Büro übermitteln.
7. Termin- oder Programmänderungen	Sämtliche Termine bestätigen lassen, bevor Reisevorbereitungen getroffen werden. Hilfe eines Reisebüros in Anspruch nehmen.

Selbstdisziplin, mangelnde

1. Fehlende Ziele oder Normen	In wichtigen Ergebnisbereichen – im privaten und im beruflichen Bereich – Ziele setzen. Für Routineaufgaben Normen entwickeln (Bedingungen, die existieren werden, wenn die Aufgabe gut erledigt wird).
2. Fehlende Planung und fehlende Prioritäten	Prioritäten setzen, um Bemühungen auf die produktivsten Bereiche zu konzentrieren. Dadurch wird sichergestellt, daß die erledigten Aufgaben die wichtigsten – und die unerledigten die unwichtigsten sind. Pläne zur Erreichung der Prioritäten entwickeln.

Ursachen	Lösungen
3. Nichtsetzen von Fristen	Realistische, jedoch feste Fristen für alle wichtigen Aufgaben setzen. Sie von anderen erwarten.
4. Fehlende Folgemaßnahmen	Erkennen, daß Mitarbeiter erledigen, was kontrolliert wird – nicht das, was von ihnen erwartet wird. Das gleiche gilt auch für einen selbst. Deshalb Ergebnisse am Plan messen. Verlaufen die Fortschritte planmäßig? Fortschritte von Sekretärin oder Kollegen überwachen lassen.
5. Nichtanwendung verfügbarer Instrumente oder Techniken	Hilfen wie schriftlichen Tagesplan, Fristen, Netzpläne, Statusberichte, Projektkontrollformulare und wöchentliche Planungsbögen bewerten und nutzen.
6. Mangelndes Interesse	Arbeitseinstellung erneut überprüfen. Erkennen, daß Gleichgültigkeit Selbstdisziplin erschwert. Anspruchsvolle Ziele setzen, um Interesse und Motivation zu wecken.
7. Aufgaben unabgeschlossen liegenlassen	Erkennen, daß eine Unterbrechung und Wiederaufnahme von Aufgaben eine Verschwendung von Bemühungen darstellt. Wirtschaftlichkeit des Einsatzes der Ressourcen erfordert es, Aufgaben abzuschließen, bevor sie weggelegt werden. Sich nur einmal mit einer Aufgabe befassen. Sie sofort bei der ersten Bearbeitung erledigen.
8. Tagträumerei	Die Kunst der Konzentration lernen und praktizieren. Ablenkungen und selbstbedingte Unterbrechungen vermeiden.
9. Bummelei	Identifizieren, wo Aufgaben und Entscheidungen von Bummelei beeinträchtigt werden. Realistische Fristen setzen. Sie anderen mitteilen. Fortschritte mit Hilfe der Sekretärin überwachen lassen. Sich bei Erfolgen selbst belohnen.

Ursachen	Lösungen
10. Schlechte Gewohnheiten	Schlechte Gewohnheiten durch gute ersetzen. Möglichst viele nützliche Handlungen automatisieren und zur Gewohnheit machen. Dadurch bleibt der Kopf für kreativere Aufgaben frei. Eine neue Gewohnheit so massiv wie möglich praktizieren, um sie zu verankern. Sie anderen mitteilen, um zu verhindern, daß man wieder in alte Gewohnheiten zurückfällt. Keine Ausnahme zulassen, ehe die Gewohnheit fest verankert ist. Die erstmögliche Chance zum Handeln gemäß dem guten Vorsatz ergreifen.

Selbstorganisation, mangelnde

1. Mangelndes Problembewußtsein	Erkennen, daß überhäufter Schreibtisch wichtige Störquelle und Ursache verlorener Unterlagen ist (Zugriffzeit). Zeit-Tagebuch führen, um festzustellen, wieviel Zeit für Zugriff erforderlich ist.
2. Fehlendes System	Organisationssystem verwenden, um Dinge zu notieren, die nicht vergessen werden dürfen, damit die Unterlagen abgelegt werden können.
3. Das eigene Ich (für einige Symbol des Beschäftigtseins, der Wichtigkeit und Unentbehrlichkeit)	Erkennen, daß ein Übermaß an Papierkrieg auch Mangel an Selbstorganisation, Unentschlossenheit, Bummelei, Unsicherheit, Unklarheit über Prioritäten symbolisieren kann. Bessere Kontrollmöglichkeiten entwickeln, um nicht sämtliche Unterlagen auf dem Schreibtisch behalten zu müssen.
4. Angst, die Kontrolle zu verlieren	Projektplanungsbögen verwenden, um bessere Kontrolle zu behalten. Dies ist besser als das Aufbewahren sämtlicher Unterlagen auf dem Schreibtisch.
5. Angst, etwas zu vergessen	Richtige Verwendung von Terminkalender und Kontakt-Tagebuch ist ein ausgezeichneter Ersatz für das Gedächtnis. Was notiert ist, braucht nicht im Gedächtnis gespeichert zu werden.

Ursachen	Lösungen
6. Zulassen von Unterbrechungen	Abschirmen lassen; „Zeitbanken“ für Zeiten geplanter Unerreichbarkeit zum Abschließen von Aufgaben vorsehen. Versuchen, selbst wichtige Unterbrechungen lange genug hinauszuzögern, um die soeben bearbeitete Aufgabe abschließen zu können.
7. Bummelei/ Unentschlossenheit	Schwierigste Aufgaben mit höchster Priorität zuerst angehen. Sich selbst Fristen setzen und belohnen. 80% sämtlicher eingehenden Aufgaben können sofort abgeschlossen werden. Diese Aufgaben sofort erledigen.
8. Fehlende Ziele, Prioritäten; kein Tagesplan	Erkennen, daß unzureichende Planung zu Unentschlossenheit, Prioritätsverschiebungen und zur Nichtvollendung von Aufgaben führt. Arbeit planen. Plan einhalten.
9. Unfähigkeit zur Delegation	Nichts selbst erledigen, was delegiert werden kann. Sonst überlastet man sich nicht nur mit der Arbeit anderer und verwehrt ihnen die Erfahrung.
10. Unfähigkeit, sich abblocken zu lassen	Mitarbeiter sortieren Papierkorbpost aus; leiten Anfragen weiter, die von anderen bearbeitet werden können; bereiten Antworten zur Unterzeichnung vor.

Statusberichte, unzureichende Kontrollen und

1. Mangelndes Problembewußtsein	Erkennen, daß Kontrollen – wie Thermostate – Fortschritte überwachen und Abweichungen korrigieren und somit befriedigende Leistungen garantieren.
2. Fehlende Vertrautheit mit den Instrumenten	Zeitkurve und Projektplanungsbögen erneut betrachten.
3. Glaube, daß sich vernünftige Pläne irgendwie von selbst verwirklichen	Erkennen, daß auch die „perfektesten Pläne“ lediglich Pläne sind.

Ursachen	Lösungen
4. Mangelnde Durchsetzung der eingeführten Kontrollen und Statusberichte	Erkennen, daß das bedeutet, daß man ebensogut ganz auf sie verzichten könnte.

Unangemeldete Besucher

1. Fehlen eines Plans für den Umgang mit ihnen	Plan zum Abschirmen entwickeln. Termine vereinbaren.
2. Das eigene Ich, das Gefühl, wichtig zu sein	Sich des Problems bewußt werden. Bedeutung der eigenen Erreichbarkeit für andere nicht überschätzen. Besuche zur Pflege sozialer Kontakte für Mittags- und Kaffeepause planen.
3. Der Wunsch, erreichbar zu sein	Erreichbarkeit für geschäftliche Zwecke von der für soziale Kontakte unterscheiden.
4. Keine Zeiten der geplanten Nichterreichbarkeit	Modifizierte Politik der offenen Tür; stille Stunde; Abschirmen; Raum zum Zurückziehen suchen.
5. Angst, andere zu kränken	Nicht übersensibel sein.
6. Politik der offenen Tür	Erkennen, daß „offene Tür" nicht eine tatsächlich geöffnete Tür, sondern Erreichbarkeit für diejenigen, die Hilfe benötigen, bedeutet. Politik der offenen Tür durch regelmäßiges Schließen für Phasen ungestörter Konzentration modifizieren. „Offen" in „erreichbar" umdefinieren. Möglichst eine stille Stunde einführen.
7. Anweisung oder Erwartung, daß Mitarbeiter sich allzu häufig zur Beschreibung des Projektstatus melden	Management durch das Ausnahmeprinzip. Nur Informationen über Abweichungen vom Plan bitten. Regelmäßige Tages- oder Wochenbesprechungen planen, um alle zwischen den Besprechungen auftretenden Themen zu erörtern.

Ursachen	Lösungen
8. Unfähigkeit, Besuche zu beenden	In das Büro des Gesprächspartners gehen. Beim Hereinkommen des anderen ins eigene Büro aufstehen und stehenbleiben. Besuchszeit im voraus begrenzen. Ende andeuten („Ist noch etwas zu besprechen, ehe ich gehe?"). Unterbrechung durch die Sekretärin, die an dringende Angelegenheit erinnert. Offen sein („Tut mir leid, ich muß mich jetzt wieder um andere Dinge kümmern"). Aufstehen und zur Tür gehen.
9. Vorgesetzter, hartnäckige Freunde	Subtile Techniken entwickeln. Vorgesetzten an etwas erinnern, das man für ihn zu erledigen hat. Zeigen, daß man beschäftigt ist. Offen sein.
10. Ungünstige Lage, stark frequentierter Ort; exponierte Lage, keine Tür, kein eigenes Büro	Möglichst ändern. Sofern unmöglich, konzentrieren. Blickkontakte vermeiden. Tagebuch führen, um der Unternehmensführung zu zeigen, was die Unterbrechungen kosten. Ungestörten Ort für eine stille Stunde finden.

Unfähigkeit, nein zu sagen

1. Wunsch, Zustimmung und Akzeptanz zu erlangen	Mögliche Zeitfalle erkennen. Werden die Wunschergebnisse nicht erreicht, kann die Achtung ab-, statt zunehmen und sich ein Gefühl des Ärgers einstellen.
2. Angst, andere zu kränken	Wahre Freunde lassen sich durch ehrliche Erklärungen nicht verletzen. Techniken entwickeln, wie man nein sagt, ohne andere zu kränken. Beispiele: „Vielen Dank für das Kompliment, aber ich muß leider ablehnen." „Tut mir leid, daß ich es nicht erledigen kann, aber lassen Sie mich einen Vorschlag machen . . ."
3. Besitz begehrter Fähigkeiten	Erkennen, daß diese Qualifikation es noch entscheidender macht, nein sagen zu können. Ablehnen, alles anzunehmen. Bemühungen konzentrieren.

Ursachen	Lösungen
4. Falsches Pflichtbewußtsein	Häufigkeit dieser Ursache erkennen. Ursachen für dieses Gefühl untersuchen. Mit Familie, Freunden, Kollegen diskutieren. Unter Kontrolle bringen.
5. Nicht wissen, wie man ablehnen soll	Das Anliegen anhören. Wenn angebracht, sofort nein sagen. Gründe anführen. Alternativen aufzeigen.
6. Mangel an Entschuldigungen	Nicht übersensibel sein. Manchmal ist es besser, keine Entschuldigung zu haben, als eine schlechte Ausrede vorzubringen. Die eigenen Prioritäten sind die beste Entschuldigung. Sie auf dem Tagesplan sichtbar vor Augen behalten.
7. Keine Zeit zum Nachdenken über eine Antwort oder Entschuldigung	Vor dem Jasagen bis zehn zählen. Sich selbst die Zeit nehmen. Antwort hinauszögern.
8. Mangel an Zielen und Prioritäten	Falls man keine eigenen Prioritäten hat, bestimmen andere die Prioritäten.
9. Automatische Annahme anderer, daß man ja sagen wird	Erkennen, daß man selbst diese Annahme wahrscheinlich dadurch gefördert hat, daß man nie nein gesagt hat. Lernen, nein zu sagen, vor allem bei unangemessenen oder gedankenlosen Anfragen oder Bitten, bei denen man ein schlechtes Gefühl haben wird, wenn man ja sagt.
10. Unvermögen, dem Vorgesetzten gegenüber mit nein zu antworten	Unter Verweis auf die Liste vereinbarter Prioritäten nein sagen. Einwilligen, wenn der Vorgesetzte darauf besteht, dabei jedoch auf Dinge verweisen, die voraussichtlich unerledigt bleiben müssen.

Ursachen	Lösungen

Unklare Abgrenzung von Verantwortungsbereichen oder Befugnissen

1. Fehlende Abklärung genauer Zuständigkeiten mit dem Vorgesetzten	Liste mit Zuständigkeiten erarbeiten, um sie vom Vorgesetzten genehmigen zu lassen.
2. Fehlende Stellenbeschreibung	Stellenbeschreibung verfassen. Mit Vorgesetztem diskutieren. Zustimmung dazu einholen. Sowohl Verantwortungsbereiche als auch Befugnisse aufnehmen.
3. Überlappung der Stellenbeschreibung mit der anderer	Überlappungsbereiche feststellen. Beseitigen.
4. Aneignung von Befugnissen durch andere	Bereiche identifizieren. Mit Vorgesetzten diskutieren. Darauf bestehen, daß auch der Verantwortungsbereich entsprechend eingeschränkt werden muß, wenn Befugnisse unklar sind.
5. Verantwortung ohne Befugnis	Auf (dem Verantwortungsbereich) entsprechenden Befugnissen bestehen. Die Vollmacht (Befugnis) zur Erledigung der Pflichten (Zuständigkeit) ist unerläßlich.
6. Unzureichend beschreibende Titel	Mit Titeln werden in der Arbeitswelt bestimmte Befugnisse verbunden. Sie müssen wirkliche Befugnisse beschreiben, um Verwirrung zu vermeiden.
7. Unklare oder nicht vorhandene Organigramme	Organigramme liefern das Gerüst für Unterstellungsverhältnisse und sind für die Abgrenzung von Verantwortungsbereichen und Befugnissen im Unternehmen wesentlich.
8. Allgemeine Stellenbeschreibungen	Spezifische, detaillierte Stellenbeschreibung erarbeiten, um Verantwortungsbereiche jedes einzelnen abzustecken.

Ursachen	Lösungen
9. Fehlende Betonung der Übernahme von Verantwortung und Eigeninitiative	Durch Verantwortlichkeit für die Ergebnisse, Anerkennung und Belohnung, Lob, Berücksichtigung bei Leistungs- und Gehaltsüberprüfung, Beförderung, etc. diesen Aspekten Bedeutung verleihen.
10. Mangelnde Bereitschaft zur Übernahme von Verantwortung seitens der Mitarbeiter	Sorgfältige Auswahl der Mitarbeiter durch das Management. Aus- und Fortbildung und Belohnung.

Unterbrechungen durch das Telefon

1. Fehlen eines Plans zur Lösung des Problems	Plan zum Abschirmen, Delegieren, Zusammenschluß mit Kollegen entwickeln.
2. Fehlen einer Strategie zur geplanten Nichterreichbarkeit	Stille Stunde; Abschirmen; Reservierung eines Zeitblocks für die Annahme von Telefongesprächen
3. Mangelnde Delegation	Mehr delegieren. Anrufer an entsprechende Mitarbeiter verweisen. Telefongespräche planen. Zu erörternde Punkte zuvor auflisten.
4. Unfähigkeit, Gespräche zu beenden	Techniken erlernen und praktizieren: im voraus Zeitlimit festlegen („Ja, ich habe ein paar Minuten Zeit für das Gespräch."). Ende andeuten („Ann, bevor wir auflegen . . ."). Offen sein („Tut mir leid, Joe, ich muß jetzt Schluß machen.").
5. Ineffektives Abschirmen	Problem analysieren. Plan entwickeln. Mit Kollegen diskutieren, um Überraschung und Ärger zu vermeiden. Mit Mitarbeitern erörtern, um Verständnis und Vertrauen zu gewährleisten. Plan durchführen. Mitarbeiter unterstützen!

Ursachen	Lösungen
6. Mangel an Mitarbeitern	Fehlt eine Ganz- oder Halbtagssekretärin, Machbarkeitsstudie durchführen, um Bedarf nachzuweisen. Bei Vorhandensein einer Sekretärin versuchen, sie stärker einzubeziehen, anstatt eine Aufstockung des Personalbestands zu beantragen. Ist das unmöglich, Techniken entwickeln, um zu bestimmten Zeiten Nachrichten entgegennehmen zu lassen. Einen Ort zum Zurückziehen suchen. Unterbrecherschalter verwenden. Anrufbeantworter einschalten.
7. Politik des „Selbst-Beantwortens“ von Telefongesprächen	Erkennen, daß es eine Verschwendung von Zeit und Talent ist. Politik überprüfen oder abschaffen.
8. Schlechtes Telefonsystem	Untersuchen und auf den neuesten Stand bringen.
9. Fehlen einer Person zur Annahme der Telefonate	Anrufbeantworter einsetzen. Betriebswirtschaftsstudenten anstellen. Fragen, wer ans Telefon geht, wenn man selbst nicht da ist.
10. Pflege sozialer Kontakte zur Vermeidung unangenehmer Aufgaben	Tagesziele setzen, um sich selbst zu motivieren. Kreativ nach Herausforderungen suchen.

Versuch, zuviel auf einmal zu erledigen

1. Mangelndes Problembewußtsein	Drei Tage lang Zeit-Tagebuch führen. Tendenz, Dinge anzunehmen, die das Team oder andere erledigen könnten, analysieren. Mehr delegieren. Nein sagen, wo es angebracht ist.
2. Mangel an Prioritäten und Planung	Ziele, Prioritäten, Fristen in vier entscheidende Zeitrahmen setzen (Tag, Woche, Monat, Jahr). Auf höchste Prioritäten konzentrieren und die zahlreichen Handlungen ignorieren, die keinen Beitrag zur Verwirklichung Ihrer Ziele leisten.

Ursachen	Lösungen
3. Unrealistische Einschätzung des Zeitbedarfs	Erkennen, daß alles länger dauert, als man denkt (*Murphys* zweites Gesetz). Charakteristische Zeitunterschätzungen analysieren, dann bei allen wesentlichen Zeitbedarfsschätzungen ein entsprechendes Polster einkalkulieren (20 – 50 %).
4. Reaktion auf Dringendes	Dringendes von wirklich Wichtigem unterscheiden lernen. Gegen Nahziele abwägen. Vor jeder Reaktion fragen: „Was kann schlimmstenfalls passieren?"
5. Überreaktion	Reaktion auf die wahren Erfordernisse der Situation einschränken lernen. Nicht eingreifen, wenn andere etwas erledigen können. Delegieren, wenn Mitarbeiter die Angelegenheit regeln können.
6. Übertriebener Ehrgeiz und übersteigertes Leistungsbedürfnis	Ehrgeiz den Fähigkeiten und der Situation anpassen. Fragen, was man sich selbst zu beweisen versucht. Realistisch sein, Perspektive bewahren. Schluß mit der Arbeitsüberlastung.
7. Der Wunsch, den Vorgesetzten zu beeindrucken	Diskutieren, was der Vorgesetzte wirklich will. Erkennen, daß langfristiger Erfolg für Vorgesetzte wichtiger ist als kurzfristiger Eindruck.
8. Übersteigerter Wunsch, kooperativ zu erscheinen	Schluß mit dem Jasagen, nur um geschätzt zu werden. Unterschied zwischen Kooperation und dem Erledigen der Arbeit anderer erkennen. Lernen, nein zu sagen, ohne andere zu kränken. Eigene Prioritäten als Begründungen anführen und gegebenenfalls Alternativen aufzeigen.
9. Personalmangel	Personal mit Zeitmanagement-Techniken vertraut machen und darauf hinarbeiten, pro Person täglich zwei Stunden einzusparen. Anhand eines Zeit-Tagebuchs eine Machbarkeitsstudie durchführen, um zu beweisen, daß sich die Kosten für zusätzliche Kräfte lohnen würden.
10. Perfektionismus	Normen auf ein vernünftiges Maß hinunterschrauben. Zeitrahmen enger setzen.

Sachregister